힐링 팩터

비타민 C는 어떻게 생명을 지키고 질병을 치유하는가

힐링 팩터

THE HEALING FACTOR

| 어윈 스톤 지음 | 하병근 외 옮김 |

Pegasus
페가수스

The Healing Factor "Vitamin C" Against Disease

Copyright © 1972 by Irwin Stone All right reserved.

Korean Translation Copyright © 2014 by Pegasus Publishing Company.

힐링팩터

초 판 1쇄 인쇄 2014년 12월 10일
      1쇄 발행 2014년 12월 15일

지은이 어윈 스톤
펴낸이 박경수
펴낸곳 페가수스

등록번호 제2011-000050호
등록일자 2008년 1월 17일
주   소 서울시 노원구 화랑로 421 한일휴니스빌 1606호
전   화 070-8774-7933
팩   스 02-6442-7933
이 메 일 editor@pegasusbooks.co.kr

ISBN 978-89-94651-08-8 03510

※잘못된 책은 바꾸어 드립니다.
※책값은 뒤표지에 있습니다.

이 책을 내 아내 바바라에게 바칩니다
그녀의 오랜 인내와 도움으로 이 책이 나올 수 있었습니다

추천사

라이너스 폴링

노벨평화상 · 노벨화학상 수상자

이 책은 중요한 책이다. 의사나 과학자는 물론 일반인에게도 매우 중요하다. 인류가 필요한 양에 비해 적은 양의 아스코르빈산을 섭취하고 있다는 논의를 불러일으킨 어윈 스톤은 인류 대부분이 아스코르빈산 섭취 부족으로 인해 '저아스코르빈산혈증hypoascorbemia'을 앓고 있다고 주장한다. 이 질병은 지금으로부터 수백만 년 전 인류의 진화과정 중 일어난 사고의 결과로 보인다.

인류의 조상은, 그리고 현 세기 인류의 가까운 친척뻘 되는 다른 영장류는 아스코르빈산을 함유한 먹이가 풍부한 곳에 거주했다. 당시 섭취했던 아스코르빈산의 양은 오늘날 우리가 섭취하는 양이나 의료계 및 영양학 관계자들이 권장하는 양보다 훨씬 많았다. 그런데 외부 섭취 말고도 몸에서 스스로 아스코르빈산을 생성하는 능력을 가지고 있었던 이들 영장류 중 일부에서 유전자 변이가 일어나 이 능력을 잃게 된다. 그리고 뒤이어 이러한 변이를 겪은 이들이 여전히 아스코르빈산 생성기제라는 짐을 진 이들보다 진화상 유리한 상황이 찾아온다. 결과적으로 아스코르빈산 생성기제를 가진 이들은 서서히 죽어 사라지고, 유전자가 변이되어 아스코르빈산 공급을 음식에 의존한 이들만 살아남았다.

이후 인구가 증가하고 인류가 지구 전역으로 삶의 영역을 넓히면서 음식을 통한 아스코르빈산 공급은 줄어들었다. 아마도 인류 대다수는 최상의 건강 상태 유지를 위해 필요한 아스코르빈산의 1~2%만을 섭취하고 있을 것이다. 그리고 그 결과 나타난 '저아스코르빈산혈증'이 인류가 앓는 수많은 질병의 근원일지도 모른다.

어윈 스톤은 이 책을 통해 그 증거를 정리했다. 어윈 스톤의 논문 그리고 이 책의 출판이 세계 전역에서 건강을 증진하고 질병에 의한 고통을 줄이는 데 크게 기여하리라 믿는다.

얼베르트 센트죄르지

노벨의학상 수상자

아스코르빈산에 대한 나의 주 관심사는 식물의 호흡과 방어 메커니즘에서의 역할이었다. 그럼에도 불구하고 나는 항상 아스코르빈산이 인간의 건강에 도움이 될 만큼 충분히 사용되고 있지 않다는 생각을 가지고 있었다. 그 이유는 상당히 복잡했다. 의학계는 매우 좁고 잘못된 시각을 가지고 있었다. 아스코르빈산 결핍이 괴혈병을 일으키기 때문에 괴혈병이 없다면 아스코르빈산의 결핍도 없다는 주장보다 분명한 것은 없어 보였다. 하지만 여기에는 한 가지 문제점이 간과되어 있다. 바로 괴혈병이 아스코르빈산 결핍의 첫 증상이 아니고 마지막 붕괴증상, 즉 죽기 직전에 나타나는 증상이라는 사실이다.

완전한 건강상태와 괴혈병 사이에는 넓은 간극이 있다. 그러나 어느 누구도 완전한 건강상태가 무엇인지는 알지 못한다. 완전한 건강상태가 무엇인지 대규모 통계 연구를 통해 밝혀낼 수도 있겠지만, 그런 연구를 진행할 능력과 의지가 있는 조직은 아직까지 없다. 사회는 수십 억에서 수 조에 이르는 돈을 죽이고 파괴하는 데 사용하지만, 마땅히 관심을 가져야 할 최고의 이익인 건강을 얻는 데에는 상대적으로 적은 금액도 사용하지 않고 있다.

나는 완전한 건강상태란 우리 자신이 최고라고 느끼는 상태, 질병에 대한 최상의 저항력을 가지고 있는 상태라고 생각한다. 이 건강상태가 무엇인지 알기 위해서는 통계 연구가 필수적이고, 그 일을 수행할 조직이 필요하다. 하지만 이 같은 조직의 문제에 앞서 개인 수준의 문제가 존재한다. 예를 들어 어떤 사람에게 아스코르빈산 공급이 충분하지 않아 감기에 걸리고 그것이 폐렴으로까지 발전하면, 누구도 이를 폐렴으로 진단하지 아스코르빈산 결핍으로 진단하지 않는다.

나는 이러한 문제에 대한 논의를 지속해오며 라이너스 폴링의 관심을 이끌어낸 어윈 스톤에게 인류 전체가 감사해야 한다고 생각한다.

나는 최근에 스웨덴을 방문하고 아스코르빈산이 인체에 무해하다는 결정적인 증거를 찾았다는 소식을 전해 들었다. 엄청난 양의 아스코르빈산을 상당 기간 동안 섭취하고도 건강에 별 문제가 없었던 사례가 나온 것이다. 이처럼 아스코르빈산은 아주 특별한 경우를 제외하고는 인체에 해롭지 않다. 또한 나무에 살포할 정도로 가격도 저렴하다.

나는 사람에 따라 아스코르빈산의 필요량 편차가 매우 크다는 폴링 박사의 주장에 전적으로 동의한다. 어떤 사람에게는 상당히 고용량이 필요하고, 어떤 사람에게는 그보다 적은 용량으로도 효과를 나타낸다. 그러나 문제는 자신이 어느 그룹에 속해 있는지 알지 못한다는 점이다.

아스코르빈산 결핍 시 나타나는 증상도 사람마다 상당히 다를 수 있다. 일전에 한 교사가 다루기 힘든 문제 학생에게 아스코르빈산을 복용하게 했더니 그 학생의 성격이 누그러졌다는 편지를 보내온 것을 기억한다. 한편 돈이 많거나 좋은 음식을 섭취한다고 해서 아스코르빈산 결핍으로부터 보호되는 것도 아니다. 유럽의 한 왕가에 건강이 좋지 않는 어린 왕자가 있어 연락을 해왔다. 그에게 고열이 계속되어 아스코르빈산을 주사했더니 여러 증상이 말끔히 사라지기도 했다.

　이 책의 출간에 커다란 기쁨을 느끼며 이 책이 전하고자 하는 메시지가 독자들에게 이해되기를 진심으로 바란다.

"인생은 짧고 예술(의술)은 길다"

히포크라테스의 잠언집 1장 1절에 나오는 구절입니다. 의학은 의과학과 의술로 이루어져 있다고 합니다. 의과학 지식만으로는 실제 의료 현장에서 온전한 의술을 행하기 힘들다는 것을 깨닫는 요즘, 위의 구절을 되새기곤 합니다.

제게 비타민 C 치료를 처음 소개해주신 분은 제 할아버지, 고 윤규옥 의학박사이십니다. 신종 인플루엔자로 여러 사람이 고통 받았던 2009년 겨울, 타미플루는 힘겹게 공급받는 귀한 약이었음에도 불구하고 효과의 한계가 분명했고, 그간 절대적 신뢰의 대상이었던 첨단의학은 수많은 피해자를 맥없이 방출했습니다. 그때 할아버지께서는 고용량 비타민 C 주사치료로 신종인플루엔자 환자들을 치료하시며 그 분명한 효과를 확인하셨습니다.

이를 계기로 '왜 의학도들은 비타민 C 치료에 대해 전혀 배우지 않고 있는 걸까?' '왜 더 많은 의사들이 이를 임상에 적용해보지 않는 걸까?' 하는 의문을 품게 된 저는 비타민 C 관련 문헌들을 찾아보며 놀라운 사실을 알게 되었습니다. 고용량 비타민 C 치료효과에 대한 과학적 근거가 충분한데도 이를 임상에 적용한 연구논문을 찾아보기는 힘들다는 사실이었습니다.

이 책《힐링팩터》는 기존의 잘못 이루어진 연구들이 비타민 C의 효과를 드러내는 데 장애물이 되어 많은 이들의 그릇된 인식을 형성하기까지의 과정을 생생히 다루고 있습니다. 또한 과거 선배 의학자들이 이를 여러 임상 질환에 적용한 예를 자세히 이야기 해 주고 있습니다. 위대한 발견으로 세상에 변화를 일으킨 역사적 선례는 '모든 사람이 보는 것을 보는 동시에 아무도 생각지 못한 것을 생각한' 뛰어난 사람의 발견과 그것을 알아보는 통찰력 있는 협력자들의 지지를 통해 이루어졌습니다. 어윈 스톤의 위대한 발견은 이미 통찰력 있는 석학 라이너스 폴링과 얼베르트 센트죄르지를 비롯한 여러 의학자들의 지지를 받았습니다.

　충분한 과학적 근거, 극히 드문 부작용, 높은 경제성, 효능을 드러낸 과거 사례들에도 불구하고 비타민 C 치료가 충분한 관심을 받지 못하고 있는 것은 한 번 자리 잡은 잘못된 인식의 여파가 얼마나 큰 지를 느끼게 해줍니다. 이제 잘못된 연구로 형성된 제한적인 의·과학적 고정관념에서 벗어나 보다 온전한 의술을 위해 과거의 실수를 되짚어볼 때라고 생각합니다. 어윈 스톤의 역작《힐링팩터》의 번역이 비타민 C 치료에 대한 그릇된 인식의 전환에 출발점이 되었으면 하는 바람입니다.

　함께 번역에 동참해주신 어해용 선생님을 비롯한 여러 선배 선생님들과 이 귀중한 공동작업을 이끌어주신 고 하병근 박사님께 진심으로 감사드립니다. 제 글을 보다 이해하기 쉽게 고쳐준 소중한 벗 김보경에게도 감사의 마음을 전합니다. 제게 참 의사의 모습을 보여주시고 비타민 C 치료를 소개해주신 할아버지께 이 번역서를 바치고 싶습니다. 마지막으로 인간에게 비타민 C의 중요성을 인지할 지적 능력을 주시고 생산과 섭취가 가능하도록 허락하신 하나님께 깊은 감사를 드립니다.

윤 찬 | 서울대학교병원 정형외과 전공의

알려진 것과 진실은 다릅니다.

질병으로 고통 받는 이들은 올바른 치료법을 찾아 많은 노력을 기울입니다. 그러나 모든 것이 공개된 것처럼 보이는 인터넷의 시대에도 진정한 치료에 접근하는 일은 생각만큼 쉽지 않습니다.

이 책은 비타민 C 의학에 관한 고전이며, 진정한 치료에 대한 연구자들의 증언입니다. '대한 비타민 C 암연구회'와 서울대학교병원 윤찬 선생님 등 여러분의 도움으로 이 책을 번역할 수 있었습니다.

비타민 C 치료법을 연구하고 보급하는 일에 평생을 바친 고 하병근 박사께 이 책을 바칩니다.

어해용 │ 전문의, 강남 힐락의원 원장, 대한 비타민 C 암연구회 부회장

인디아나 주립대학교 병원의 교수였고 '비타민 C 월드'의 설립자였던 고 하병근 박사는 한국에 비타민 C 의학을 심은 주인공입니다. 그는 생전에 "힐링팩터는 내가 비타민 C 연구를 시작하게 만든 귀중한 책이다. 한국에 이 책을 꼭 소개하고 싶다."는 말씀을 하셨습니다. 하병근 박사와 비타민 C 월드 네트워크 의사선생님들이 이 책의 번역을 위해 몇 해 동안 고생을 하셨는데, 이렇게 결실을 맺게 되니 진심으로 감사한 마음입니다.

평생을 비타민 C 연구에 헌신하고 자신의 연구를 한국의 의학자들에게 전한 하병근 박사의 공로 덕분에, 이제 한국은 비타민 C 치료 분야의 선도자가 되어가고 있습니다. 암과 난치병으로 고생하시던 분들이 비타민 C 치료에 기초한 하병근 의학론에 힘입어 새로운 삶을 살아가고 계십니다. 《힐링팩터》의 출간을 계기로 한국의 비타민 C 의학이 더욱 발전하기를 기원하며, 다시 한 번 하병근 박사의 숭고한 사랑과 봉사정신을 기립니다.

유승종 | 비타민 C 월드 대표

차 례

CHAPTER 2

아스코르빈산과 질병 그리고 의학

나는 1912년 당시 아스코르빈산이라는 물질의 정체가 정확히 밝혀지기도 전에 이를 비타민 C라는 미량영양소로 지정해버린 오류를 바로잡기 위해 이 책을 썼다. 나는 비타민 C라는 명칭보다 아스코르빈산이라는 명칭을 선호하지만, 이 책에서는 비타민 C와 아스코르빈산을 동일한 용어로 사용하려고 한다.

1912년에는 괴혈병scurvy을 전적으로 영양소 섭취 부족에 의한 질환으로 여겼고, 이 가설은 별 의심이나 이견 없이 60여 년 동안 학계에서 통용되었다. 겉으로 증상이 드러나는 임상괴혈병clinical scurvy이 소량의 비타민 C 섭취만으로 치료되자 이 현상을 설명하기 위한 근거로 "괴혈병은 영양소 섭취 부족에 의한 질병으로, 소량의 비타민 C 섭취로 치료된다"는 비타민 C 가설이 세워졌던 것이다. 오늘날 선진국에서는 일상에서 먹는 식품을 통해 비타민 C를 섭취할 수 있기 때문에 임상괴혈병은 이제 드문 질환이 되었다. 하지만 임상괴혈병이 사라진 자리에는 진행이 느리고 증상이 확연하게 드러나지 않아 간과되고 있는 불현성 괴혈병subclinical scurvy이 여전히 자리 잡고 있다. 이를 해결하기 위해서는 평소 음식을 통해 섭취하는 것 이상으로 추가적인 비식품성 비타민 C가 필요하다. 불현성 괴혈병은 인간을 괴롭히는 수많은 질병의 원인이 되고 있다.

빗나간 가설 하나를 무비판적으로 수용한 대가는 컸다. 이후 괴혈병 외에 다른 질병 치료에 아스코르빈산이 갖는 효과를 알아보는 임상 연구들이 있었으나, 이것이 잘못된 방식으로 수행되었던 것이다. 유전병에 대한 의학유전학 연구로 수행되어야 할 것이 영양학적 문제 해결을 위한 연구로 수행되었다. 이 책의 목적 중 하나는 아스코르빈산을 영양학이라는 막다른 길에서 끄집어내어, 이것이 실제로 있어야 마땅한 의학유전학의 영역으로 되돌려 놓는 것이다. 이미 탄수화물 대사과정에 대한 그릇된 이해에서 비롯된 오류를 바로잡아 예방 및 치료에 큰 발전을 일으킨 바 있는 의학유전학의 영역으로 말이다.

지난 60년 간 비타민 C를 괴혈병 이외의 질병에 사용하여 얻은 효과에 대하여 방대한 자료가 축적되었지만, 앞서 언급한 잘못으로 인해 실용적인 치료 정보는 거의 형성되지 않았다. (잠깐 설명하자면, 382436이라는 숫자가 자료라면 38-24-36과 같은 신체지수는 정보다.) 괴혈병 이외의 질병에 대한 아스코르빈산의 치료 정보가 드문 이유는 비타민 C에 관심을 가진 연구자들이 소량의 비타민을 사용해서 '섭취 부족'을 개선하려고 했을 뿐, 치료 효과를 보일 만큼 '약리학적으로 효과적인 양'을 사용하지 않았기 때문이다. 이 책에서 이야기하는 비타민 C에 대한 새로운 유전학적 개념은 '약리학적으로 효과적인 양'에 대한 논리적인 근거를 제시함으로써 "소량의 비타민 C 섭취가 요구된다"는 낡고 분명한 오류를 수정하게 될 것이다.

이 책에 담긴 연구 제안이 올바르게 지켜진다면, 미래의 의료사학자들에게 이 책이 20세기 후반 의학의 주요 돌파구로 여겨지리라는 것이 바로 저자의 생각이자 바람이다.

그동안 의과학 분야의 여러 글들이 발표되었지만, 1970년 말에 출판된 라이너스 폴링 박사의 책《비타민 C와 감기Vitamin C and the Common Cold》야말로 분자 교정 의학orthomolecular medicine의 세부 학문인 '고용량 아스코르빈산을 이용한 예방과 치료' 분야의 최초의 책이다. 폴링 박사가 이 책을 위한 길을 미리 닦아 놓은 것이다.

통상 사용 단위	미터법 단위	
	mg	g
1 온스	28,350	28.35
1/2 티스푼 *	1,500~2,000	1.5~2.0
20 IU *	1	0.001

* 티스푼 크기는 다양함.
* IU:international units(국제단위)

이후에 논의될 아스코르빈산 일일 섭취량에 대한 개념은 너무나 중요하기 때문에 독자는 20쪽의 등가표를 참조하기 바란다. 복용량은 미터법에 따라 대개 밀리그램mg 또는 그램g으로 표기했다.

발견이란 모든 사람이 보는 것을 보되
아무도 생각하지 못한 것을 생각하는 것으로부터 출발한다

얼베르트 센트죄르지

CHAPTER 1

인류가 물려받은
치명적인 유산

1
생명의 시작

이 책의 전반부는 과학추리소설이라고 할 수 있다. 이 추리소설에서 범죄의 주체는 하나의 화학 분자다. 사건의 증거를 수집하기 위해 우리는 수십억 년의 시간을 다루어야 하고, 개구리 신장과 염소 간 같은 이상한 곳까지도 뒤져야 한다. 하지만 이 수사는 매우 중요한 분자를 이해하는 데에 기여할 것이기에 충분히 가치가 있다. 우리가 찾아낼 증거는 이 분자의 결핍이 인류 역사상 그 어떤 것보다도 죽음과 질병 그리고 고통에 크게 영향을 끼쳤다는 것을 보여줄 것이다. 그리고 마침내 이 분자가 발견되어 제자리를 찾아 그 잠재력이 온전히 알려질 때, 넘치는 건강, 질병으로부터의 자유, 수명 연장이라는 꿈에 그리던 미래가 열릴 것이다.

지금부터 타임머신을 타고 25~30억 년 전으로 돌아가 여행의 첫 걸음을 시작하려 한다. 그때의 대기는 지금과 큰 차이가 있었기 때문에 타임머신의 틈새를 밀봉하고 산소를 충분히 준비해야 한다. 대기는 뜨겁고 습하며, 산소는 거의 포함하고 있지 않은 반면에 수증기를 비롯하여 이산화탄소, 메탄, 암모니아와 같은 기체를 다량 포함하고 있을 것이다. 바다는 뜨겁고, 자연이 수백만 년 동안 수행해온 화학 실험의 산물을 그 안에 담고 있을 것이다. 운이 좋으면 자연이 진행한 가장 복잡하고 조직적인 실험, 바로 생명체 생성 준비현장을 목격할 수도 있다. 또 바다 샘플을 채취해 초고배율 전자현미경으로 검사할 수 있다면, 우리는 그 뿌연 물속에서 장기간 이루어진 화학 실험의 최종 산물, 즉 자가 복제가 가능한 거대 분자를 찾을 수 있을지도 모른다. 여기서 거대 분자란 작은 단위 분자의 집적으로 형성된 좀 더 큰 분자를 의미한다. 작은 단위 분자로부터 거대 분자를 형성하는 과정을 '중합polymerization'이라고 하는데, 이는 마치 벽돌로 벽을 만드는 것과 유사하다. 이 단위 분자를 서로 붙여주는 시멘트 역할은 여러 화학 물질과 다양한 세기의 물리적 인력이 담당하고 있다.

이 거대 분자는 오늘날의 바이러스 중 일부와 유사하다고 할 수 있다. 하지만 박테리아 같은 초기 생명체 형태와 유사해지기 위해서는 유전, 효소 형성, 에너지 보존, 보호를 위한 외피 형성 그리고 단세포, 다세포 생명체 탄생과 같은 여러 중요한 생화학적, 생물리학적 과제가 해결되어야 했다. 자연은 매우 긴 시간에 걸쳐 이 실험을 수행했고, 결국 이러한 과제를 성공적으로 해결해냈다.

먼저 유전이라는 과제는 초기의 자가 복제 가능한 거대 분자에 의해 성공적으로 해결되었다. 덕분에 현재 유전의 기초인 DNA라는 거대 분자는 그 초기 형태에서 거의 변형되지 않았을 것으로 추정된다.

효소는 생명 과정의 가장 기본 단계에 사용되기 때문에, 효소 형성은 여러 과제 중에서도 생명체의 발전을 위해 서둘러 해결되어야 했다. 효소란 살아 있는 생명체에서 이루어지는 특정 화학반응의 속도를 빠르게 하는 물질이다. 수 년의 시간이 소요되는 화학 변화를 한 순간에 이루어질 수 있게 하는 것이 바로 효소다. 음식을 소화시키기 위해, 에너지를 변환하기 위해, 조직을 생성하기 위해 그리고 거의 모든 생화학반응을 수행하기 위해 모든 생명체는 효소를 사용한다. 인간의 몸 역시 수천 가지 효소를 가지고 있다.

에너지 보존과 활용이라는 과제는 광합성의 발달로 일부 초기 생명체에서 깔끔하게 해결되었다. 광합성은 태양광 에너지를 사용해 이산화탄소와 물을 탄수화물로 변형시키는 효소 공정으로, 그 산물인 탄수화물이 생존을 위한 연료이자 성장을 위한 구조물로 이용된다. 덕분에 이 초기 생명체들은 수많은 식물 종species으로 진화하게 된다.

생명체 발전 초기의 어느 시점에서 특정 원시 생명체에게 나타난 한 효소는 생존과 관련한 여러 생물학적 문제를 해결할 독특한 물질인 아스코르빈산을 만들어낸다. 아스코르빈산은 생명체가 만들어내는 여러 크고 복잡한 분자에 비해 단순한 물질이다. 그러나 다소 불안정한 특성 때문에 이후 인류는 이 물질을 파악하는 데 어려움을 겪게 된다.

아스코르빈산은 〈그림 1〉과 같이 여섯 개의 탄소 원자, 여섯 개의 산소 원자, 여덟 개의 수소 원자를 포함하는 탄수화물 유도체, 즉 포도당

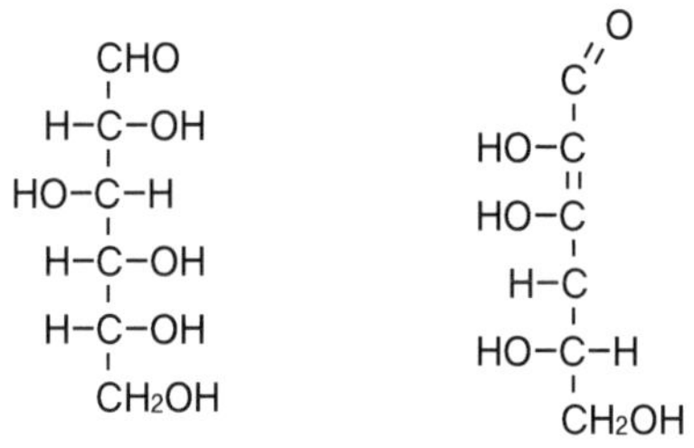

그림 1 포도당과 아스코르빈산

이라는 당과 밀접한 관련이 있다. 포도당은 에너지의 주 원천으로, 거의 모든 생명체에 존재한다. 아스코르빈산은 효소 작용에 의해 이런 포도당으로부터 생성된다.

아스코르빈산 생성 능력이 현존하는 거의 모든 생명체에 넓게 분포되어 있다는 사실을 보면, 이것이 생명체 발달 과정 가운데 초기의 성과임을 짐작할 수 있다. 단순한 식물과 복잡한 식물, 원시 동물 종으로부터 고도로 조직화된 동물 종에 이르기까지 대다수의 생명체가 비교적 많은 양의 아스코르빈산을 자체 생성한다. 우리는 대부분의 동식물이 아스코르빈산 생성 능력을 가지고 있다는 사실에서, 생명체가 동식물로 나뉘기 전에 이미 이 능력이 형성되었음을 추측할 수 있다. 아스코르빈산을 생성하지 못하는 일부 미생물과 동물은 대부분 생존을 위해 아스코르빈산을 따로 섭취해야만 한다. 아스코르빈산 없이는 생명이 존재할 수 없기 때문이다.

산소가 희박한 환경에서 당시 원시 생명체가 가진 전자electron 포획의 필요성 때문에 아스코르빈산을 생성하는 메커니즘이 구축된 것으로 추정된다. 이는 생명체가 생존하고 고등 생명체로 진화하는 중요한 계기가 되었다. 이 과정에서 나타난 광합성이 식물이 발달하는 데에 큰 역할을 했고, 그 결과 식물이 근 10억 년에 걸쳐 어마어마하게 번성하면서 대기의 화학 조성을 완전히 바꿔놓았다. 식물은 태양광 에너지를 이용해 대기에서 이산화탄소를 제거하고 산소를 배출했다. 어떤 동물도 살 수 없었던 대기를 생명의 근원인 산소 공급처로 바꿔놓은 것이다.

대기의 산소 함량 증가는 또 다른 중요한 변화를 일으켰다. 산소는 대기 상류층에서 태양광에 의해 오존이라는 활성화된 형태로 변형되는데, 이 오존층은 태양광으로부터 오는 치명적인 자외선을 제거하는 필터 역할을 하여, 결과적으로 대지에서 생명체가 살아갈 수 있는 환경을 만들어냈다. 화석 기록으로 볼 때, 이 일련의 사건은 복잡한 다세포 생명체의 발달에 훨씬 앞서, 최소 6억 년 전에 이루어진 것으로 보인다. 캄브리아기 이전의 생명체 형태에서 크게 진화하지 않은 채 오늘날까지 생존하고 있는 유일한 생명체는 박테리아 같은 원시 단세포 생명체다. 이들은 아스코르빈산을 만들지 않으며, 그 생명 유지 과정에 아스코르빈산을 필요로 하지 않을 것이라 추정된다. 그러나 다세포 형태로 진화된 모든 동식물은 아스코르빈산을 만들어내거나 이를 필요로 한다. 그렇다면 아스코르빈산이 다세포 생명체로의 진화에 촉진제 역할을 한 것일까? 그것은 알 수 없지만 촉진제까지는 아니라 하더라도 생명체가 살기 부적합하고 변화가 큰 환경에서 생존을 위해 필요한 생화학적 적응 능력을 향상시키는 역할을 했을 것이란 사실은 분명하다.

아스코르빈산 생성 과정이 생명체 발달의 아주 초기에 형성되었음을 뒷받침하는 또다른 증거는 발생학의 영역에서 얻을 수 있다. 배아는 태아가 발달하는 짧은 과정 동안 선대에서 오랜 시간에 걸쳐 밟아온 여러 진화 단계를 압축적으로 거친다. 19세기 발생학자들은 이를 "개체 발생은 계통 발생을 반복한다ontogeny recapitulates phylogeny"라는 문장으로 설명했다. 아스코르빈산은 태아 발달 과정에서 배아가 형체 없는 세포 덩어리 상태인 극 초기부터 감지된다. 병아리의 배아 발달을 예로 들자면, 막 낳은 달걀에는 아스코르빈산이 없지만 성장하는 배아의 초기 배반엽 단계에서부터는 이것이 감지되기 시작한다. 이 단계의 배아는 어떤 기관도 나타나지 않은 세포 덩어리에 불과하다. 이는 화석과 현존하는 생명체를 통틀어 우리가 아는 가장 원시적인 다세포 생명체와 유사하다. 식물에서도 마찬가지다. 씨앗에는 아스코르빈산이 없지만 식물의 배아가 발달을 시작하면서 아스코르빈산 생성도 시작된다. 이와 같이 모든 증거가 아스코르빈산의 생성이 지구의 시작과 함께 했을 정도로 그 역사가 유구하다는 사실을 뒷받침하고 있다.

2
생명의 진화-어류에서 포유류까지

타임머신의 시간을 다시 4억 5천만 년 전으로 돌려보자. 우리는 어쩌면 자연이 행하는 또 하나의 주목할 만한 실험 현장을 목격할 수 있을지도 모른다. 심해 한 가운데서 포유류 및 인간으로 진화할 척추동물의 시작이 이루어지는 현장 말이다. 이들은 정도의 차이는 있지만 단단한 척추를 가지고 있고, 또한 정교하고 복잡하게 조직화된 근육신경계를 가지고 있다. 게다가 진화의 과정에서 한계점에 도달하게 되는 무척추동물과 달리, 이들은 환경에 효율적으로 대처하는 능력도 가지고 있다. 자연은 이렇게 척추동물의 탄생이라는 또 하나의 혁신적인 실험에 착수할 준비가 되어 있었다.

모든 변화는 이들의 생존 가능성을 높이는 방향으로 이루어졌다. 원시 척추동물인 어류는 발달된 신경계와 빠르게 작동하는 근육계를 가지고 있어, 먹이를 잡고 적을 비롯한 위험으로부터 피하는 능력이 뛰어났다. 이 같은 근신경계의 발달을 위해서는 다양한 생화학 과정이 이루어질 수 있는 복합적이고 특화된 기관계organ system의 발달이 선행되어야만 했다. 또한 그에 따라 활동량이 증가하면서 아스코르빈산 필요량 역시 엄청나게 증가했다. 무척추동물의 단순한 기관은 활동적이고 민첩한 척추동물의 필요를 충족시킬 수 없었기에 많은 변화가 필요했던 것이다.

성공적인 진화의 산물이었던 어류는 이후 1억 년 가까운 시간 동안 수중세계를 지배한다. 그리고 그제야 자연은 생명체로 붐비는 바다에서 육지로 동물을 이동시킬 또 다른 실험을 수행한다. 사실 이때 자연은 이미 식물을 바다에서 꺼내 육지로 정착시켜 토지를 식물로 뒤덮이게 만든 경험이 있었다. 이번 실험은 두 개의 선 상에서 동시에 시도되었다. 하나의 선 상에서는 어류가 물 밖에서도 존재할 수 있도록 구조를 변화시키는 작업이 이루어졌고, 다른 선 상에서는 총체적인 개조작업이 이루어졌다. 어류의 부레와 지느러미를 변화시키는 것으로 진행되었던 첫 번째 작업은 폐어lung fish라는 결과물을 내며 더 이상 발전하지 못한다. 반면에 야심차게 진행된 총체적 개조작업은 완벽한 생화학적 변화, 생활사의 변화를 일으켜 양서류라는 성공적인 결과물을 낳았다. 양서류는 생의 전반부를 물속에서 보낸 후 육지에서 살 수 있는 형태로 탈바꿈한다. 현존하는 양서류 생물로는 개구리와 도롱뇽이 있다.

진화의 다음 단계는 온전히 육지에서 서식하는 동물인 파충류를 만드는 것이었다. 파충류는 피부가 비늘로 덮여 있고, 기거나 걷거나 달리며, 어떤 녀석들은 엄청난 크기로 자라기도 했다. 이들 중 일부는 물속에서 생활하는 것을 선호해 다시 수중으로 돌아갔고, 다른 일부는 하늘로 나아가 온혈동물인 조류로 진화했다. 조류는 비슷한 진화 단계에서 등장한 원시 포유류와 같은 방식으로 아스코르빈산 문제를 해결했다는 점에서 우리의 관심 대상이라 할 수 있다.

이렇게 대략적으로 진화의 흐름을 다룬 것은 원시동물의 흔적을 따라가면 아스코르빈산의 역사를 추적할 수 있기 때문이다. 현존하는 양서류, 파충류, 조류, 포유류의 대표 동물이 자신의 먼 시조와 같은 생화학적 구조를 가진다고 가정하면, 우리는 이 아스코르빈산이라는 불가사의한 분자에 대해 수사를 더 진행해볼 수 있다. 척추동물은 모두 특정 역할을 수행하는 명확한 기관계를 가지고 있다. 보통 하나의 신체기관은 하나의 주된 생물학적 기능과 부수적이지만 중요한 여러 생화학적 역할을 가진다. 예를 들어, 신장의 주된 기능은 선택적 여과 및 배출이지만, 신체가 필요로 하는 주요 화학물질을 생성하는 효소 저장소 역할도 한다. 신체에서 가장 큰 기관인 간 또한 해독, 담즙 생성, 잉여 탄수화물 저장이라는 주된 기능을 가지고 있지만, 또 다른 여러 부수적인 역할을 수행한다.

현존하는 어류, 양서류, 파충류를 조사하면 그들의 신장에서 아스코르빈산이 생성된다는 것을 알 수 있다. 하지만 이들보다 더 고등 척추동물인 포유류를 조사하면 신장이 아니라 간에서 아스코르빈산 생성이 이루어지는 것을 보게 된다. 진화 과정 속에서 생화학반응으로 복잡한 신장에서 더 충분한 공간을 가진 간으로 아스코르빈산을 합성하는 효소가 옮겨간 것이다. 이러한 이동은 고등생물로 갈수록 증가되는 아스코르빈산의 필요에 대해 진화가 제시한 해답인 셈이다.

조류는 이러한 이동을 명확하게 보여준다. 오래된 조류 종인 닭, 비둘기, 부엉이는 신장에서 아스코르빈산 생성이 이루어지는 반면, 이후에 진화된 종인 구관조나 명금은 신장과 간 모두에서, 나머지 다른 종은 간에서만 아스코르빈산 생성이 이루어진다. 조류의 경우 수백만 년 동안 그들의 생리 안에 고정되어 진화가 이루어져 왔기 때문에 그 이동 과정을 마치 한 장의 파노라마 사진처럼 볼 수 있는 것이다.

신장에서 간으로의 아스코르빈산 생성 장소 이동은 온도 조절 메커니즘이 생겨 냉혈 척추동물에서 온혈 척추동물로의 발달이 나타나던 시점에 이루어졌다. 냉혈 척추동물인 양서류와 파충류는 그들의 작은 신장에서 생성된 아스코르빈산만으로도 필요한 양을 충족할 수 있었다. 하지만 온도 조절 메커니즘의 발달로 생겨난 포유류라는 매우 활동적인 온혈 척추동물은 사정이 달랐다. 여러 생화학반응으로 붐비는 그들의 신장은 더 이상 충분한 양의 아스코르빈산을 생성할 수 없었다. 결국 같은 시기에 나타난 척추동물인 조류와 포유류는 모두 아스코르빈산 생성 장소를 간으로 이동하는 해결책을 도모하게 된 것이다.

3
인류의 조상-영장류

타임머신의 시간을 약 6천 5백만 년에서 5천 5백만 년 전으로 돌려보자. 온혈 척추동물은 이 시기의 지배적인 동물로 자리매김하고 있다. 그리고 이들은 이제 우리에게 익숙한 모습으로의 진화를 앞두고 있을 것이다. 생명체는 아스코르빈산 합성 방법을 개발하고 아주 긴 시간을 거쳐 이 시기에 도달했다. 여러 조류와 함께 현 영장류의 오랜 조상들이 무성한 온대 지역의 숲을 공유하기에 이르기까지 말이다.

이 즈음, 영장류의 조상에게 유전자 변이라는 아주 중대한 일이 벌어진다. 이 유전자 변이는 이들을 이루는 생화학적 구성에서 중요한 효소 하나를 제거해버렸다. 이 효소의 결핍은 종의 생존에 치명적인 결과를 일으키기에 충분했고, 만약 그렇게 되었다면 우리가 지금 이렇게 글을 읽고 있지 못했을 것이다. 하지만 다행히도 뜻밖의 상황이 조합되면서 인류는 이 재앙을 비켜간다.

이야기를 계속 진행하기에 앞서 잠시 이 주제에서 벗어나 포유류의 생화학에 대해 간단히 설명해보려 한다. 이는 치명적인 유전자 변이와 관계된 부분으로, 이 책의 논지를 이해하는 데 도움이 될 것이다.

우리가 잘 아는 동물들은 모두 수십억 개의 세포로 이루어져 있다. 세포 덩어리들은 각기 다른 조직을 이루고, 조직이 모여 기관을, 기관이 모여 하나의 완전한 동물 개체를 이룬다. 즉, 세포는 생명체의 가장 기본이 되는 단위다. 각 세포는 스스로를 인접한 다른 세포로부터 분리하고 생명 물질 덩어리를 감싸는 세포막을 가지고 있다. 그리고 세포핵이 이 생명 물질 덩어리 안에서 세포 안의 작은 세포처럼 존재하고 있다.

세포핵은 자가 복제가 가능한 거대 분자인 DNA를 가지고 있다. DNA는 유전의 생화학적 기초로, 그 세포가 증식해 결국 나무가 될지 물고기가 될지 사람이 될지 혹은 다른 그 무엇이 될지를 결정한다. DNA는 네 가지 기본 단위 분자의 배열로 이루어진 길고 가느다란 이중나선 형태를 갖는다. 이 나선에 배열된 네 가지 분자의 순서를 유전 코드genetic code라고 하는데, 이 유전 코드가 개체의 청사진을 결정한다. 세포가 분열을 통해 증식할 때 이 이중나선은 두 개의 단일 가닥으로 분리되고, 각각의 딸세포가 이 중 한 가닥씩을 받게 된다. 딸세포는 그 한 가닥을 복제하여 다시 이중나선을 만들고, 결과적으로 하나의 딸세포가 한 쌍의 개체 유전 코드 사본을 갖게 되는 것이다.

기다란 실 형태의 분자인 DNA는 세포핵 내에서 규칙적으로 꼬인 염색체라는 구조를 이루고 있다. 학자들이 이 구조를 염색체라고 이름 붙인 것은 이것이 염색약을 닥치는 대로 흡수해 현미경 표본에서 쉽게 보였기 때문이다. 초기 학자들은 염색체가 유전 과정과 연관이 있을 것이라고 생각했지만, 정확히 어떻게 연관되는지는 알지 못했다.

긴 나선형의 DNA는 유전자gene라고 하는 특정 구역으로 이루어진다. 하나의 염색체는 수천 개의 유전자를 가지고 있다. 유전자는 특정 효소를 생성하는 등 하나의 기능을 지시하거나 조절하는 역할을 하는 DNA의 기능적 단위다. 한 유전자를 이루는 네 가지 기본 단위 분자의 순서가 이 유전자에 의해 생성되는 효소의 단백질 구조를 결정한다. 한 유전자를 이루는 수천 개의 단위 분자 중 하나라도 제자리에 있지 않거나 자리를 바꿀 경우, 효소의 단백질 구조가 변형되어 그 기능이 변화되거나 소멸될 수 있다. 이와 같은 DNA 내의 단위 분자 서열의 변화가 바로 유전자 변이mutation or genetic mutation다.

유전자 변이는 엑스선, 자외선, 감마선과 같은 방사선이나 여러 화학물질을 이용해 실험적으로 만들어낼 수 있다. 자연은 개체의 진화에 필요한 변화를 주기 위한 방법으로 유전자 변이를 택했다. 그리고 이를 위해 자연에 존재하는 강력한 우주광선을 사용했다. 유전자 변이가 동식물의 생존에 도움을 주는 변화를 일으키면 그 변이는 후손에게 전해져 내려갔다. 하지만 이것이 자손을 갖기 전에 개체의 죽음을 유발할 경우, 그 변이는 개체의 죽음과 함께 소멸되었다. 이렇게 소멸된 유전자 변이를 치사 돌연변이lethal mutation라고 한다. 반면 충분히 치명적이지만 그 유전자 변이를 가진 개체가 생존하여 자손을 번식함으로써 변이 자체가 소멸되지 않는 경우가 있었다. 이런 경우를 조건부 치사 돌연변이라고 한다. 약 6천 5백만 년에서 5천 5백만 년 전, 인간을 비롯한 현 영장류 공동의 조상인 원시 영장류에게 일어났던 유전자 변이가 바로 조건부 치사 돌연변이였다.

포유류에 해당하는 거의 모든 동물은 간에서 아스코르빈산을 만들어 낸다. 이 변환 과정은 각기 다른 효소에 의해 조절되는 여러 단계의 화학반응으로 이루어져 있다. 원시 영장류에게 일어났던 유전자 변이 때문에 이 변환 과정의 마지막 단계를 조절하는 효소인 L-굴로노락톤 산화효소L-gulonolactone oxidase의 생성 능력이 상실된다. 간에서 아스코르빈산을 만드는 능력을 잃게 된 것이다. 또한 생명체의 여러 생화학작용을 위해 필요한 아스코르빈산이 결핍되자 원시 영장류는 괴혈병이라는 치명적인 질병을 앓게 된다. 그로부터 수백만 년이 지난 오늘날까지 인간을 비롯한 원시 영장류의 자손들은 간에서 일어나는 아스코르빈산 생성 과정 마지막 단계를 조절하는 효소를 가지고 있지 않다. 이것이 인간이 아스코르빈산을 생성하지 못하는 이유다.

아스코르빈산 없이는 생명체가 오래 생존할 수 없기에, 이러한 유전자 변이는 매우 치명적인 것이었다. 그러나 의외의 상황 덕분에 그들은 살아남았다. 첫 번째는 그들이 아스코르빈산을 풍부하게 함유한 식물과 곤충, 작은 동물을 1년 내내 섭취할 수 있는 열대 또는 아열대의 환경에서 살았다는 것이다. 두 번째는 생존 자체만을 위해 필요한 아스코르빈산의 양은 많지 않았기 때문에 먹이를 섭취하는 것으로 일정 부분 충족할 수 있었다는 점이다. 먹이로부터 얻을 수 있었던 아스코르빈산의 양은 유전자 변이가 있기 전에 자체 생산했던 양에는 미치지 못했지만 임상괴혈병으로 죽는 것은 피할 수 있었다. 이러한 여러 상황이 조합되면서 이 유전자 변이가 당장 그들의 생존을 위협하지는 않았다. 하지만 그들의 후손인 우리가 에덴동산과도 같은 이상적인 환경으로부터 벗어나 '문명화'를 거치게 되면서부터 유전자 변이가 심각한 문제로 대두되기 시작한다.

원시 영장류에게 나타난 치명적인 유전자 변이는 수백만 년에 걸쳐 오늘날까지 이어져 내려온 인간을 비롯한 일부 영장류의 독특한 특성이다. 이들을 제외한 대부분의 포유동물은 그들의 생리적 요구를 충족시킬 만큼의 아스코르빈산을 간에서 생성한다. 아스코르빈산 생성 능력은 그들이 생존하는 데 있어 매우 유리하게 작용했다. 야생에서는 한정된 먹거리를 두고 경쟁할 수밖에 없고, 동시에 다른 포식자의 먹잇감이 되지 않기 위한 노력도 기울여야 한다. 이러한 상황에서 비롯된 스트레스로 인해 체내에 일어나는 생화학적 변화에 대해 아스코르빈산을 평소보다 훨씬 다량으로 만들어냄으로써 대처할 수 있었던 것이다.

비 영장류 포유류 중 두 종만이 이와 비슷한 유전자 변이를 겪었고 오늘날까지 생존했다고 알려져 있다. 이 중 하나가 기니피그다. 기니피그는 아스코르빈산이 풍부한 식물을 쉽게 섭취할 수 있는 따뜻한 뉴기니 섬의 무성한 숲에서 살아남았다. 또 다른 하나는 인도의 과일 먹는 박쥐Pteropus medius다. 포유류가 아닌 척추동물 중에서 이 결함유전자를 가지고 있다고 알려진 녀석들은 특정 참새 목order에 속해 있는 새들밖에 없다.

사람을 비롯한 영장류, 기니피그, 과일 먹는 박쥐는 이 유전자의 소실 혹은 결함 때문에 외부에서 아스코르빈산을 공급받지 못하면 괴혈병으로 죽게 된다. 기니피그는 아스코르빈산 섭취를 완전히 제한하면 2주 내에 죽음을 맞는다. 단 2주 만에 말이다.

4
인간으로의 진화

앞에서 우리는 원시 영장류에게 아스코르빈산 생성 능력을 잃게 한 조건부 치사 돌연변이가 일어났을 것이라고 추정했다. 사실 정확히 어느 시점에 이 변이가 발생했고, 정확히 어떤 영장류의 조상이 이 변이로 고통받았는지는 알지 못한다. 이 글을 쓰는 지금까지도 이와 관련한 정보를 얻기 위한 시도 자체가 거의 없었기 때문이다. 현존하는 증거들은 인간과 유인원을 비롯한 현 영장류 아목suborder의 구성원들이 여전히 이 유전자 결함을 가지고 있다는 것을 보여줄 뿐이다. 하지만 앞으로 다룰 주제에 있어서 이 유전적 결함이 언제, 누구에게 발생했는지를 정확히 아는 것은 그리 중요하지 않다. 지금의 인간이 존재하기 전에 일어난 일이라는 것을 알고 있는 것만으로 충분하다.

이 유전적 결함이 종을 멸종으로 이끌지는 않았다 해도 대단히 불리한 상황에 처하게 한 것만은 틀림없다. 자체적으로 아스코르빈산을 생성할 수 있는 동물은 스트레스 정도에 따라 아스코르빈산의 양을 달리 생성한다. 심한 스트레스 상황에서는 평소보다 많은 양의 아스코르빈산이 필요하기 때문에 피드백 메커니즘을 통해 더 많이 생성하도록 조절하는 것이다. 호락호락하지 않은 야생 환경에서 살아가며 그들이 받았던 스트레스는 상당했다. 포식자들을 피해 먹이를 찾아나서야 했고, 새끼를 낳고 돌봐야 했다. 자연이 주는 더위, 추위, 비, 눈과 같은 스트레스뿐만 아니라 기생충, 박테리아, 바이러스, 곰팡이에 의한 질병이 주는 스트레스도 겪어야 했다. 자체적으로 최적 용량의 아스코르빈산을 생성하여 스트레스에 대응할 수 있었던 동물은 그렇지 않은 동물보다 극한의 더위나 추위를 더 잘 견딜 수 있었고, 감염과 질병, 물리적인 외상에 더 잘 대비하고 회복할 수 있었다. 아스코르빈산 생성 효소는 그들에게 엄청난 생존 능력을 부여했다.

아마도 유전자 변이를 지닌 인간의 조상은 그들이 받는 스트레스에 완벽히 대응할 수 있을 만큼의 아스코르빈산을 섭취하지 못했을 것이다. 하지만 자손을 낳고 기를 수 있을 정도의 수명을 유지하기에 충분한 정도는 섭취할 수 있었다. 유전적 결함이 생존을 위협할 만큼 심각한 약점이었다는 사실은 틀림없지만, 결과적으로는 살아남은 것이다.

영장류의 진화 과정을 따라가다보면 오늘날 우리가 화석을 통해 알고 있는 동물에까지 도달하게 된다. 그 중 프로플리오피테쿠스Propliopithecus, 프로콘술Proconsul, 오레오피테쿠스Oreopithecus, 라마피테쿠스Ramapithecus 정도가 고등 영장류의 조상으로 보인다. 이들은 인간으로 진화하는 과정에 있기는 했지만 인간보다는 유인원에 가까웠다. 보다 최근인 약 백만 년 전의 남아프리카에서 우리는 오스트랄로피테쿠스Australopithecus를 발견할 수 있다. 이들은 더 이상 나무 위에 살거나 나뭇가지에 매달려 이동하지 않고 땅으로 내려와 넓게 트인 초원에서 생활했다. 외형은 여전히 침팬지를 닮았지만 머리를 앞으로 내미는 대신 똑바로 세웠고, 대부분의 시간을 직립 보행할 수 있는 신체구조를 가지고 있었다. 이들의 손가락은 땅을 짚고 걷기에는 너무 가늘었고, 턱은 침팬지보다는 인간의 것에 가까웠다.

　최근 백만 년 동안의 진화는 확실한 인간 형태로의 발전 과정이었다. 영장류는 하이델베르크인Heidelberg man, 우리가 자바인이라고 더 잘 알고 있는 피테칸트로푸스Pithecanthropus, 시난트로푸스Sinanthropus, 스완즈컴인Swanscombe man을 거쳐 약 십만 년 전까지 이르게 되고, 그 후예인 네안데르탈인Neanderthal man이 근동 지역과 유럽 지역에, 로디지아인Rhodesian man이 남아프리카 지역에 퍼져 나타나게 된다. 근대의 인류가 유럽, 아시아, 남아프리카 그리고 아메리카 대륙에 분포되어 나타난 것은 2만 년에서 4만 년 전에 이르러서다. 약 5만 년에서 7만 년 전 존재했던 네안데르탈인은 주로 털 코뿔소나 매머드와 같이 크고 사나운 동물을 사냥하는 뛰어난 사냥꾼이었다. 이 원시 사냥꾼들이 활동하던 시대에 이르러서야 나무 위에 서식하며 먹던 채소, 과일, 견과류, 곤충에서 붉은 생고기로 식욕과 식이의 진화가 이루어진 것이다. 유럽 전 지역을 덮었던 빙하에서 살아남기 위해 이들에겐 많은 양의 아스코르빈산이 필요했고, 신선한 생고기는 괜찮은 아스코르빈산 공급원이었다. 약

반 세기전 프랑스에서 발견된 네안데르탈인의 뼈대에 대한 당시의 연구에서, 이들은 곧게 서서 걷지 않고 무릎을 굽힌 채로 불안정하게 발끝을 끌며 걸었다고 결론 내렸었다. 하지만 이후 연구에서 그 뼈대는 아주 심한 관절염으로 인해 변형된 결과물로 밝혀진다. 이 관절염은 생고기로 섭취한 아스코르빈산이 빙하기의 추위와 감염이라는 극심한 스트레스를 극복하기에는 충분치 않았음을 증거하는 것으로 보인다.

신경계의 진화, 뇌와 지능의 눈부신 발전은 새로운 아스코르빈산 원천을 찾는 것으로 아스코르빈산을 자체적으로 생성하지 못하는 생화학적 결함을 어느 정도 보완했다. 초식을 하고 곤충을 먹던 종이 붉은 생고기와 물고기를 먹는 사냥꾼이 되고, 더 나아가 직접 가축을 기르게 된 것이다. 식이의 변화는 인간의 조상이 널리 퍼져 살아가게 했다. 더 이상 일 년 내내 아스코르빈산이 풍부한 식물이나 곤충이 존재하는 열대나 아열대 지역에 제한되어 살아갈 이유가 없어진 것이다. 지구 전역에 널리 분포되어 사는 인간과 아직까지 아스코르빈산 공급원과 가까운 나무에 매달려 사는 원숭이와 유인원을 비교하면 이러한 식이 변화의 거대한 영향력을 쉽게 가늠할 수 있다.

생화학적으로 적응되지 않은 지역으로 퍼지는 일은 쉽지 않았다. 원시 인간들은 사망률 증가, 수명 단축, 육체적 고통이라는 큰 대가를 치러야만 했다. 이런 호의적이지 않은 환경에서 인간의 생존은 그들의 뛰어난 지적 능력과 어떤 대가라도 감수하고자 하는 배짱의 결과물이라고 할 수 있다. 자연은 처음으로 비호의적인 환경과 싸워 이겨낸 생명체를 경험하게 된 것이다. 하지만 인간의 승리는 아주 조건적인 승리에 불과했다. 우리 주변에 여전히 질병으로 고통 받는 사람들에게서 볼 수 있듯이 말이다.

온대 지역에서 사는 석기시대인과 그 후손에게 추위는 지속적으로 생존을 위협하는 대상이었다. 고대 매장지에서 발견된 유해에 대한 연구는 당시 그들이 겪은 궁핍의 원인을 일부 밝히고 있다. 그들은 수많은 질병, 영양 결핍, 일상적인 굶주림을 겪었고, 유아와 아동 사망률이 엄청났으며, 십대까지 살아남은 자들의 수명도 대부분 30~35세를 넘지 못했다. 이들의 팔 다리 화석을 보면 지속적인 아스코르빈산 섭취 부족에서 기인할 수 있는 기형이 존재했다. 이에 대해서는 고 병리학 연구를 통해 더 많은 사실을 밝혀내야 할 것이다.

고대 인류의 아스코르빈산 영양 상태를 평가하기 위한 또 다른 방법은 현존하는 원시사회에서 문명화를 접하기 전에 어떤 음식으로 이를 섭취했으며, 이를 어떻게 준비하고 보관했는지를 알아보는 것이다. 오스트레일리아 원주민, 아프리카의 토착부족, 아메리카 대륙의 인디언, 에스키모 등이 가장 비호의적인 환경에서 살아남는 법을 터득한 현존하는 원시사회 구성원이다.

원시사회 구성원들의 식이를 조사해보면 먼저 그 다양성에 놀라게 된다. 이 지구와 동물계의 거의 모든 것들이 예외 없이 이들에게 한때 먹이였다고 볼 수 있다. 오래 조리하거나 건조하면 아스코르빈산이 파괴되기 십상이다. 따라서 음식을 더 신선하게, 날것으로 먹은 쪽이 아스코르빈산을 더 많이 섭취할 가능성이 높았다. 당시 개인의 영양에 가장 중요한 요인은 음식의 유용성이었을 것으로 보이고, 부족에서 특정한 금기사항이 없다면 어떤 음식을 먹는 것에 있어서도 심미적인 거리낌이 없었을 것이다. 물어뜯어 먹는 달콤한 날 거미의 복부, 바비큐처럼 먹을 수 있는 즙 많은 구운 메뚜기, 코코넛 즙에 적시거나 구운 쇠똥구리 애벌레는 모두 좋은 아스코르빈산 공급원이었다. 또한 생선, 해초, 달팽이, 여러 종류의 해양 연체동물들 역시 바닷가에 사는 사람들에게 맛있는 간식거리가 되어주었다.

에스키모라는 이름은 '날고기를 먹는 사람'이라는 의미의 크리Cree 인디언 단어, 우스키푸uskipoo에서 유래되었다. 긴 겨울 동안 에스키모들은 생선, 갓 잡은 싱싱한 바다표범 그리고 그 핏속에 존재하는 아스코르빈산에 의존해 살아왔다. 아마 그들 중 누군가가 음식을 요리해서 아스코르빈산 함량을 줄였다면, 그는 새로운 조리법을 전수해줄 만큼 오래 살아남지 못했을 것이다. 하지만 아무리 날로 먹는 섭취가 잘 이루어져도 유전자 결함이 생기기 전에 간에서 직접 생성되었을 양에는 미치지 못했다. 음식에서 섭취할 수 있는 아스코르빈산의 양은 최상의 건강과 장수를 위해서는 한참 모자랐고, 많은 스트레스에 노출된 환경에서는 더욱 그랬다. 그런 이유로 북부 그린란드 에스키모의 평균 수명은 겨우 25세에 불과한 것으로 추정된다.

농업과 양축, 이 두 행위는 인류 초기 역사의 위대한 발전이었다. 온대지역의 농업은 저장해도 쉽게 상하지 않아 긴 겨울 동안 사용할 수 있는 곡물류를 비롯한 여러 종자 작물의 재배에 집중되었다. 이 농작물들은 칼로리는 공급해주었지만 아스코르빈산 함량이 현저히 낮아 이것을 주식으로 먹는 사람들에게 곧 괴혈병이 발생했다. 과일이나 채소 역시 건조 저장하면 아스코르빈산이 파괴되어 겨울 동안 괴혈병을 막는 역할을 제대로 수행하지 못했다.

괴혈병을 막는 성분을 종자 작물에게 첨가하는 방법이 개발되었지만 이는 곧 잊혀졌다. 그리고 1912년에 이르러서야 독일에서 콩과 같은 종자 작물의 일부를 떼어 물에 담가 싹의 틔우는 방법이 다시 개발되었고, 마침내 아시아 사람들에 의해 이 방법이 보존되었다. 발아한 씨앗을 섭취하는 것이 생명을 구하는 간단한 방법이었던 것이다. 아스코르빈산은 식물의 성장에 필수적인 것으로, 배아 영양 공급을 위해 씨앗에서 가장 먼저 생성되는 물질이다. 싹이 난 콩은 싹이 나지 않은 콩에는 없는 불가사의한 분자를 지닌다. 지난 수천 년 동안, 그리고 지금도 싹튼 콩은 중국 요리에서 자주 쓰이는 재료이기도 하다.

음식 문화의 기초를 양축에 둔 초기의 인류는 오히려 그 후에 나타난 농업에 기반한 인류보다 겨울을 더 잘 버텼을 것이다. 그들은 신선한 우유, 신선한 고기와 혈액이라는 지속적인 아스코르빈산 공급원을 가지고 있었다. 이 음식을 신선하게 먹었다면 그들은 안전했을 것이다. 하지만 긴 시간 보관하려 했다면 이들 음식은 항 괴혈병 성질을 잃고 잠재적인 독으로 작용했을 것이다.

이처럼 생존을 위해 필요한 소량의 아스코르빈산을 얻는 것조차도 인류에게는 지독히 어려운 일이었다.

5
선사시대에서 18세기까지

이제 우리는 역사 초기부터 인간이 아스코르빈산을 합성하지 못하는 유전자 결함으로 인해 얼마나 큰 고통을 받았는지 살펴보려 한다. 인류의 거대한 재앙을 본격적으로 다루기에 앞서, 이로 인해 발생하는 질병에 대해 먼저 알아보자. 새끼손톱 위에 올릴 수 있을 만큼 적은 양의 아스코르빈산만으로 그 증상을 예방할 수 있다는 것이 도저히 믿기지 않을 만큼, 임상괴혈병은 극심한 고통을 수반하는 치명적인 질병이다.

괴혈병이라는 질병에 대해 이야기하기 위해 먼저 급성괴혈병과 만성괴혈병을 구분할 필요가 있다. 고대부터 있어온 것으로 알려진 '고전적'인 괴혈병인 급성괴혈병은 임상 증상을 보이는 임상괴혈병으로, 주로 심한 스트레스 상황에서 아스코르빈산이 장기적으로 결핍되었을 때 발병한다. 반면에 만성괴혈병은 생화학적 괴혈병이라고도 부르는데, 이는 아스코르빈산이 충분하지 않아 체내의 정상 생화학반응이 최적 수준으로 이루어지지 못하는 상태를 의미한다. 만성괴혈병은 정도는 달라도 거의 모든 사람이 앓고 있는 질병으로, 매일 섭취하는 아스코르빈산의 양에 따라 그저 컨디션이 좋지 않은 정도부터 저항력이 떨어져 질병, 스트레스, 외상 등으로 고통 받기 쉬운 정도까지 다양한 단계로 나타날 수 있다. 만성괴혈병은 급성괴혈병과 달리 임상 증상을 보이지 않기 때문에, 특별한 생화학적 검사를 하지 않는 이상 찾아내거나 진단하기 어렵다.

성인 급성괴혈병의 첫 번째 증상은 안색의 변화인데, 얼굴색이 누르스름하거나 진흙색으로 변한다. 동반되는 증상으로는 기력이 소진되고 몸이 나른해지며 빨리 피곤해지고, 숨이 가빠지거나 몸을 움직이기 싫어지고 수면 욕구가 증가하는 경향이 있다. 각종 관절 및 팔다리, 특히 다리에 통증이 짧게 나타나기도 한다. 곧이어 잇몸이 아프고 쉽게 피가 나며 울혈이 되어 스펀지처럼 약해진다. 피부에는 출혈로 인한 작은 붉은 반점이 나타나는데, 특히 하지의 모낭이 있는 위치에 생긴다. 때때로 코피가 나거나 눈꺼풀이 보랏빛으로 붓거나 소변에 혈액이 섞여 나오기도 한다. 안색은 점점 거무칙칙한 갈색이 되고 더욱 무기력해지며, 가벼운 운동만으로도 가슴이 두근거리고 숨이 가빠지는 등의 증상이 지속적으로 진행된다. 잇몸은 더욱 약해지고 피가 나며, 치아가 느슨해져서 뽑힐 수도 있다. 턱뼈가 썩기 시작하고 입에서 심한 악취도 나게 된다. 신체의 어느 부분에서라도 출혈이 나타날 수 있다. 새로 생긴 상처나 궤양은 회복될 기미를 보이지 않게 되고, 심지어 오래 전에 다 나은 상처나 흉터가 다시 벌어질 수도 있다. 팔다리의 통증이 견딜 수 없는 지경에 이르게 되고, 잇몸은 심하게 부어 치아를 덮고 입 밖으로 나오기도 한다. 뼈가 너무 약해져 침대에서 살짝 움직이기만 해도 다리가 부러질 지경이 되고, 관절이 지나치게 어긋나서 움직일 때마다 삐걱대는 소리가 들리게 된다. 그리고 머지않아 조금만 운동해도 갑작스럽게 호흡 곤란이 찾아오고, 폐렴 같은 2차 감염으로 사망에 이르게 된다. 명백하게 건강한 상태에서 죽음에 이르는 과정이 겨우 몇 달 만에 이루어지는 것이다.

급성괴혈병, 즉 임상괴혈병은 아마도 역사의 시대가 오기 오래 전 고대의 의사들이 발견하여 알려졌을 것이다. 당시 추운 지역에 거주하던 사람들은 겨울이 되면 아스코르빈산이 풍부한 음식이 부족해서 곡물, 말리거나 절인 고기, 생선 같은 아스코르빈산 함량이 낮은 음식을 먹을 수밖에 없었다. 이로 인해 겨울이 가고 봄이 가까워질수록 괴혈병이 심해지고, 면역력이 약해져 세균과 바이러스에 감염되어 많은 이들이 목숨을 잃었을 것이다. 수 세기 동안 매해 반복되어 나타난 이러한 괴혈병을 완화하기 위한 시도로 '스프링 토닉 spring tonics'이라 불리는 약제가 개발되었지만 그리 효과적이지는 않았다. 매년 일어나는 이 커다란 재앙은 헤아릴 수 없을 만큼 많은 생명을 앗아갔고, 사람들에게 커다란 고통을 안겨줬다. 그러나 사람들은 반복되는 재앙에 점점 익숙해졌다. 그리고 마침내 이것이 정상적인 생명 과정이라 여기게 되었다. 내란, 전쟁, 고립 그리고 긴 항해와 같이 생명 하나도 소중하게 여겨지는 극한 상황에서나 괴혈병이 특별한 관심을 받을 수 있었다.

기원전 1500년, 에버스 파피루스에 기록된 이집트의 의료 지식은 괴혈병으로 보이는 상태를 기록한 최초의 문서다. 피가 뿜어져 나오는 입

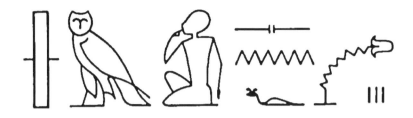

그림 2 괴혈병을 나타내는 것으로 보이는 이집트 상형문자

기록을 볼 때 아마도 3천 년 전에는 인류에게 괴혈병이라는 질병이 확실하게 인식되었을 것으로 보인다. 기원전 400년 경, '의학의 아버지' 히포크라테스도 괴혈병으로 보이는 질병에 대해 묘사했다. 기원후 23~79년, 로마의 식물학자인 플리니우스도 그의 저서 《자연의 역사Natural History》에서 로마제국 병사들에게 발병한 질병을 묘사했는데, 그 증상이 괴혈병의 증상과 같았고 어떤 식물에 의해 증상이 호전되었다고 언급했다. 1260년 《성 루이의 역사Histoire de Saint-Louis》를 쓴 연대기 작가 장 드 주앙빌 경은 성 루이의 십자군 원정을 다룬 이 기록에서 군대를 괴롭혔던 괴혈병에 대해 자세히 설명했다. 그는 질병에 의한 출혈성 반점, 균상종으로 악취가 나는 잇몸 그리고 다리의 증상에 대해 기술했다. 십자군 전쟁 동안 괴혈병은 사라센 제국의 어떤 무기보다도 십자군에게 훨씬 큰 타격을 입혔다. 결국 성 루이와 그의 기사들을 패배하게 만든 것은 괴혈병이었다.

중세의 전염병인 흑사병은 14세기 유럽에 크게 유행하여 수백만 명의 목숨을 앗아갔다. 페스트라고도 불리는 흑사병은 전염성이 높고 치명적인 세균성 질환이다. 이로 인한 폐 감염은 전신에 표재성 출혈을 일으키는 괴혈병이 동반되어 피부색을 검거나 검푸르게 만들었다. 이 질병이 당시 유럽 인구 1/4에 해당하는 2천 5백만 명의 죽음을 가져올 만큼 극도로 높은 사망률을 보인 것은 이미 괴혈병으로 철저히 약해져 있는 사람들을 공격했기 때문이다. 가벼운 병으로 넘어갈 수 있었던 것이 아스코르빈산 결핍으로 저항력이 낮아진 사람들에게 작용해 순식간에 수 천 명의 목숨을 앗아간 것이다.

16세기 이후 인쇄기가 발명되고 인쇄 문서의 보급이 손쉬워지면서, 괴혈병의 증상과 그 원인에 대해 소위 '완치법'이라며 여러 독특한 치료법을 기술한 글이 나타났다. 이미 오래 전부터 민간에서는 괴혈병이 신선한 음식을 충분히 섭취하지 못한 것과 관련이 있으며, 여러 식물이 항괴혈병 효과를 가지고 있다는 정보가 전해져 왔다. 그러나 이런 정보는 잊히고 발견되고를 반복했고, 이 과정에서 인류는 수 많은 죽음과 고통을 겪어야 했다.

조선업이 발달하면서 오랜 항해가 가능해진 것은 급성괴혈병이 급속히 발병하기에 이상적인 조건을 만들었다. 또한 괴혈병의 증상을 쉽게 관찰하고 기록할 수 있는 환경이기도 했다. 부적절한 식단, 과로, 극심한 더위와 추위, 습기, 비위생적인 선상 환경으로 인해 선원들은 빠른 속도로 괴혈병에 굴복했다. 건강해 보였던 선원들 가운데 일을 하거나 보초를 설 수 있는 사람은 극히 소수가 되었다. 항해를 시작한 지 겨우 몇 개월 만의 일이었다. 당시 항해 기록을 읽어보면 오늘날 믿기 힘들 정도로 놀라운 내용을 보여준다. 괴혈병은 해결책이 밝혀지기 전까지 해전을 비롯한 그 어떤 역사적 사건보다 더 많은 선원들의 목숨을 앗아갔다.

1497년 포르투갈의 탐험가 바스코 다 가마는 희망봉을 지나 인도로 가는 길을 찾던 중 160명의 선원 가운데 100명을 괴혈병으로 잃었다. 역시 포르투갈의 항해가인 마젤란은 1519년 다섯 척의 배로 이루어진 함대를 이끌고 역사적인 세계일주를 시작한다. 그리고 3년 후, 단 한 척의 배가 선원 18명만을 태운 채 돌아왔다. 이따금씩 선원 전체가 괴혈병으로 죽어 있는 스페인 함선이 표류하는 것이 발견되기도 했다. 16세기부터 18세기에 이르기까지 괴혈병에 대한 책도 많이 나왔는데, 이 중 일부는 실제 이 질병에 대적하는 방법을 제시했지만 일부는 당시의 의학 지식에 근거해 사실과 전혀 다른 이야기를 하기도 했다.

한편, 18세기의 항해 기록에서 배의 선장이 이 질병을 예방했다는 기록도 발견할 수 있다. 1740년 앤슨 제독은 여섯 척의 대형 선박으로 1,500명의 선원과 함께 영국을 떠났다. 그리고 4년 후, 겨우 한 척의 배에 335명의 선원만을 데리고 돌아오게 된다. 반면 1772년부터 1775년까지 이루어진 제임스 쿡 선장의 세계일주에서는 118명의 선원 중 사망자는 한 명뿐이었고 그 사망 원인도 괴혈병이 아니었다. 쿡 선장은 육지에 닿을 때마다 신선한 야채와 과일을 보급받기 위해 애썼고, 절인 양배추를 배에 다량 보유했으며, 샐러리와 스커비초scurvy grass의 효능을 알고 있었다. 성공적인 항해 후, 영국왕립학회에서 과학 분야 업적을 기리기 위해 주어지는 코플리 메달Copley medal을 쿡 선장에게 수여했는데, 이

메달은 그의 항해 및 지리적 발견을 기리기 위한 것이 아니라 괴혈병에 의한 희생자 없이 긴 항해를 이룬 점을 기리기 위한 것이었다. 당시의 과학자들은 쿡 선장이 이룬 업적의 중요성을 이해했던 것이다. 앤슨 제독의 실패와 쿡 선장의 성공 사이에는 스코틀랜드 해군의 군의관이었던 제임스 린드James Lind가 수행한 최초의 현대적 의학 실험이라는 또 하나의 중요한 사건이 있었다. 이에 대해서는 추후에 다시 다루도록 하겠다.

지금까지는 바다에서 일어난 괴혈병의 참사를 다뤘지만 사정은 육지에서도 별반 다르지 않았다. 매년 늦겨울에서 초봄에 되풀이되는 괴혈병 외에도, 전쟁과 장기간의 군사적 고립 같은 특수 상황에서 치명적인 급성괴혈병이 크게 유행했다.

16세기에서 18세기까지 일어난 전쟁 중 1625년 네덜란드의 브레다 포위작전, 1703년 프로이센의 토룬 포위작전에서 나타난 괴혈병은 대략 5,000명의 수비대와 비전투원을 죽음으로 내몰았다. 뿐만 아니라 1720년 오스트리아와 터키 전쟁에서의 러시아 군, 1759년 퀘벡을 점령한 영국 군, 1795년 봄에 알프스에 있던 프랑스 병사들 또한 괴혈병으로 인한 피해를 피할 수 없었다.

1535년 프랑스 탐험가 자크 카르티에Jaques Cartier는 뉴펀들랜드로의 항해에서 부하 110명 중 100명이 괴혈병으로 쓰러지는 일을 겪는다. 이때 오래된 의학 지식을 가지고 있는 문명국에서 온 이들을 살린 것은 인디언 원주민이 알려준 가문비나무의 윗잎을 달인 탕약이었다. 덧붙이자면 이 방법은 훗날 제2차 세계대전에서 스탈린그라드 방어군이 괴혈병을 피하기 위해 이용했던 방법이기도 하다.

괴혈병의 예방과 치료에 본격적인 진전이 나타난 것은 18세기 중반에 접어들어서였다. 이미 1593년, 영국의 해군 제독 리처드 호킨스 경은 오렌지와 레몬으로 데인티Dainty호의 선원들을 보호했고, 1600년 해군 준장 랭커스터 역시 동인도 회사로의 항해에서 괴혈병을 쉽게 예방할 수 있음을 보였다.

그러나 이를 증명하는 것은 예리한 관찰력으로 훗날 '해상 의학의 아버지'로 불리게 된 제임스 린드James Lind의 몫이었다. 제임스 린드는 H.M.S. 솔즈베리H.M.S. Salisbury호에서 선상외과 보조로 일했다. 그는 배에서 그가 치료한 여러 괴혈병 환자와 앤슨 제독이 겪은 실패에서 배운 바를 통해, 역사상 최초의 잘 통제된 치료 임상시험을 실시했다.

그는 1747년 솔즈베리 호에서 비슷한 정도의 임상을 보이는 괴혈병 환자 12명을 둘씩 여섯 그룹으로 나누어 임상시험을 진행했다. 그는 모든 환자에게 일반적인 식단을 제공했다. 그리고 추가로 각 그룹에 괴혈병에 자주 쓰이는 각기 다른 치료법을 적용한 후에 그 효과를 관찰했다. 첫 번째 그룹에게는 사과주스를 1쿼트씩 매일 줬고, 두 번째 그룹에게는 희석한 황산 25방울을 하루 세 번 줬다. 세 번째 그룹에게는 식초를 2스푼씩 하루 세 번 줬고, 네 번째 그룹에게는 바닷물 0.5파인트를 하루 세 번 마시게 했다. 다섯 번째 그룹은 마늘, 겨자씨, 고추냉이, 잇몸 몰약gum myrrh, 페루 발삼나무 혼합물을 먹게 했고, 마지막 그룹은 매일 오렌지 두 개와 레몬 한 개를 먹었다. 6일 간의 연구가 진행되는 동안 마지막 그룹의 환자 두 명은 다른 그룹 환자를 돌보는 간호사 역할을 수행할 정도로 놀라운 속도의 회복을 보였다. 반면 사과주스를 받은 첫 번째 그룹은 약간의 호전이 있었지만 나머지 그룹은 아무런 효과가 없었다. 이 실험은 감귤류 과일이 괴혈병의 치료에 확실하고 분명한 효과를 가진다는 사실을 입증했다. 린드 자신은 모르고 있었지만, 그는 이때 우리의 불가사의한 분자, 아스코르빈산의 훌륭한 천연 공급원을 발견했던 것이다.

1748년, 린드는 해군을 떠나 에든버러 대학에서 의학 학위를 취득하고 진료활동을 시작했다. 그는 이후 하슬라에 있는 왕실 해군병원에서 근무했고, 윈저에 있는 조지 3세의 왕실에서도 의사로 일했다. 그는 꾸준히 괴혈병에 대해 연구하여 1753년 의학 문헌의 고전 중 하나인 〈괴혈병에 대한 논문A Treatise of the Scurvy〉을 발표했다. 하지만 당시 린드에게는 분명했고 지금의 우리에게는 진부하기까지 한 사실을 그 시대 해군 관료들은 쉽게 받아들이지 않았다. 1인당 레몬주스를 하루 한 잔 제공하는 간단한 괴혈병 예방법이 영국의 해군 본부에 채택되는 데에는 40년이 넘는 긴 시간이 걸렸다. 이에 대해 공식적 지시가 내려진 것은 린드가 사망한 다음 해인 1795년으로, 그 지체된 42년 간 왕실 해군에서 희생된 괴혈병 환자는 무려 10만 명으로 추산된다.

린드의 간단한 식이요법은 영국 해군을 괴혈병에서 완전히 벗어나게 했고, 이는 해상에서 영국 해군의 지배력을 유지시키는 비밀병기가 되었다. 18세기와 19세기의 영국 해군에게 있어 군함의 속도, 화력, 전투복, 내항성 등의 발전보다도 레몬주스 배급이 훨씬 더 중요했다는 사실에 의심의 여지가 없다. 당시 해군 장교들은 식이요법의 효과가 해군 전력을 두 배로 증강하는 것과 같다고 표현했다. 이전에는 괴혈병을 앓는 병사들은 집으로 보내 재활시키고 같은 규모로 새로운 인원으로 함대를 구성하여 10주마다 교대하게 되어 있었지만, 더 이상 병사들을 돌려보내지 않고 프랑스 해안에서 한 번에 몇 달씩 봉쇄 임무를 시킬 수 있었다.

그럼에도 불구하고 우리의 불가사의한 분자, 아스코르빈산이 역사에 미친 영향은 단 한 번도 제대로 평가받은 적이 없다. 린드는 넬슨 제독만큼이나 나폴레옹의 세력을 무너뜨리는 데 큰 역할을 했다고 할 수 있다. 린드가 아니었다면 나폴레옹 군의 침략용 바지선이 영국 해협을 건넜을지도 모를 일이기 때문이다.

6
19세기 그리고 20세기

명백한 효과를 입증한 린드의 임상시험을 비롯하여 왕립 해군이 질병을 극복한 사례를 보면, 이후 괴혈병이 완전히 소멸되었을 것이라 짐작하게 된다. 하지만 이미 오랜 시간에 걸쳐 고착된 정설을 논리만으로 뒤집는 데는 한계가 있었다.

아무리 경직된 관료체제 아래에 있다 해도 영국 해군이 린드의 권고사항을 채택하는 데 42년이나 걸린 것은 과도하게 오래 걸린 것이 아닌가 하는 의문이 든다. 하지만 이는 다른 기관과 비교한다면 기록적으로 빠른 것이었다. 영국 무역위원회가 이와 비슷한 조치를 상인 선박에 채택할 때까지는 무려 112년이 걸렸다. 왕립 해군에 이미 레몬이 조달되기 시작했던 시점에 상인 선박의 선원들은 여전히 괴혈병으로 사망하고 있었다는 기록이 있다. 미국 역시 남북전쟁에서 3만 명 이상의 괴혈병 환자가 보고되었지만, 이들이 항괴혈병 군량을 받아들인 것은 1895년에 이르러서였다.

괴혈병 괴담은 20세기에도 계속 이어졌다. 19세기에 널리 유행한 104가지 질병이 표로 정리되었지만 20세기에도 무지로 인해 잘못된 식습관이 계속해서 이어졌고, 이는 세계대전과 맞물려 인류에게 수많은 질병을 유발했다.

19세기 후반, 당시 유아 괴혈병으로 알려져 있던 발로우병 Barlow's disease이 유행했다. 인공 분유가 유행하면서 함께 나타난 발로우병은 이 병을 발견한 의사의 이름을 딴 것이다. 사실 이 병이 처음 발견된 것은 1650년이었지만, 발로우가 확실히 구분 짓기 전에는 구루병과 혼동되고 있었다. 뮐러병 혹은 치들병으로도 알려져 있는 이 병은 모유 수유를 받은 아이들에게는 나타나지 않았지만 인공 분유(끓이거나 따뜻하게 한 우유 또는 곡류 대체물)를 먹고 자란 아기들에게는 종종 발병했다. 극심한 고통, 성장 저해 및 발달 지연을 초래하는 이 질병은 어른이 겪는 괴혈병의 예방 및 치료법, 즉 신선한 과일과 야채에 들어 있는 미량의 아스코르빈산으로 쉽게 조절된다. 하지만 과거 선원들이 겪었던 커다란 고통이 아기들까지 괴롭힌 후에야 이러한 치료법이 받아들여졌다.

인간의 오랜 역사 속에 괴혈병과 그 치료에 대한 개념은 여러 차례 부침을 겪었다. 19세기에는 신선한 과일이 괴혈병 예방에 효과가 있다는 사실을 불신하기도 했는데, 이는 불완전한 관찰과 부적절한 해석에 의한 잘못된 결론 때문이었다. 이 당시만 해도 괴혈병에 대한 지식은 전적으로 경험에 의존하고 있었다. 실험 동물에는 괴혈병이 생기지 않았기 때문에 실험에 근거한 정량적인 자료가 존재하지 않았던 것이다. 당시, 인류는 그보다 100년 전 린드가 알아낸 사실에서 조금도 더 알아낸 것이 없었다.

당시 영국인들은 레몬과 라임을 구별하지 않고 라임으로 통용했다. 그러던 중 1850년 영국 왕실 해군이 정치, 경제적 이유로 지중해산 레몬을 서인도 제도산 라임으로 교체했다. 오늘날 우리는 지중해산 레몬이 아스코르빈산의 질 좋은 공급원인 반면, 서인도 제도산 라임은 이에 미치지 않는다는 것을 알고 있다. 1875년 영국 해군 본부는 북극 발견을 위해 항해를 떠나는 조지 네이어 경 Sir George Nare의 탐험대에게 서인도제도산 라임주스를 공급했는데, 이 원정은 괴혈병이 크게 번지는 것으로 끝맺었다. 원인 조사를 위해 위원회까지 구성되었지만 1850년에 있었던 북극 탐험에서는 2년 간의 고된 원정에도 괴혈병이 없었기 때문에 조사가 몹시 복잡해졌다(이때는 라임이 아닌 레몬을 사용했던 시기다). 결국 당시에는 만족스러운 결론을 얻지 못하고 1919년에 이르러서야 그 원인이 밝혀지게 되었다. 하지만 그 사이에 항괴혈병제에 대한 무분별한 불신이 확산되었고, 그 불신은 특히 극지 탐험가들 사이에서 두드러지게 나타났다. 1894년부터 1897년까지 이루어진 잭슨 함스워드 Jackdon-Harmsworth의 탐험이 대표적인 사례다. 라임주스 대신 신선한 곰 고기를 먹은 선원은 건강을 유지한 반면, 매일 라임주스와 통조림, 절인 고기를 먹은 선원들은 괴혈병을 앓게 되자, 이를 근거로 괴혈병이 오염된 고기로 인해 발생한다는 이론이 나타났다. 결국 1913년 오염된 고기 이론을 근거로 하여 항괴혈병제 없이 떠난 극지 탐험가 스콧 선장과 그의 동료들은 비참한 죽음을 맞게 된다.

불가사의한 분자에 대한 오해로 인해 이상한 괴혈병 이론이 계속 제기되었고, 이 가운데 일부는 인류가 어리석음에서 벗어났어야 할 1910년대까지도 이어졌다. 괴혈병이 혈액의 산 중독증acid intoxication이라거나 박테리아의 자가 중독이라는 주장은 물론, 심지어 1916년에는 그 박테리아의 기원을 발견했다는 엉터리 보고도 나왔다. 아마도 최고의 넌센스는 괴혈병의 원인이 변비라는 주장일 것이다. 제1차 세계대전이 끝난 후 러시아 전쟁 포로를 돌보던 두 명의 독일 의사는 괴혈병이 해충에 의해 전염된다는 주장을 하기도 했다. 그 러시아 포로들이 해충과 괴혈병을 둘 다 지니고 있었다는 이유로 말이다.

사실, 이와 같은 어리석은 실수들을 제외하면 19세기는 과학 분야에 있어서 획기적인 발전을 이룬 시기였다. 당시의 의학 정설과는 차이가 있어 배척되었던 질병의 세균 이론이 확립되었고, 영양학 분야의 연구에 있어서도 진보가 있었다.

19세기 초에는 음식의 성분이라 알려져 있던 탄수화물, 단백질, 지방을 정제한 식품을 먹인 동물 실험이 이뤄졌다. 실험 결과, 동물이 잘 성장하지 않았을 뿐만 아니라 눈의 각막이 불투명하게 변했다(오늘날 우리는 이것이 비타민 A 결핍증이라는 것을 알고 있다). 19세기 중반에 접어들어 1857년 리빙스톤 박사는 건강이 좋지 않은 아프리카 원주민에게서 이러한 안구 질환을 발견했고, 1865년경 남아메리카 설탕 농장에서 일하는 노예에게서도 비슷한 증상을 관찰했다. 당시 이 안구 질환은 어떤 성분의 결핍보다는 식단에 포함된 어떤 독성 성분에 기인한다고 여겨졌다. 영양학 연구자 대부분은 열량 및 식이 탄수화물, 단백질, 지방의 활용에 관심을 집중했고, 이 성분들이 포함된 정제 식품이 생명을 유지하기에 충분하지 않은 이유는 오랫동안 수수께끼로 남았다.

19세기 말과 20세기 초에 이루어진 관찰이 이 수수께끼를 푸는 데 도움이 되었다. 일본 학자 타하키Tahaki는 당시 일본 제국 함대의 25~40%에 피해를 입히고 있던 각기병을 밥과 생선으로 구성된 기존의 식단에 고기와 야채, 연유를 추가하는 것으로 예방할 수 있다고 밝혔다. 하지만 그는 변화된 식단이 가지고 있는 효과가 단순히 독일 및 영국 해군의 식단에 비해 열량이 높기 때문이라고 믿었다는 면에서는 연구의 의의를 상실했다고 볼 수 있다. 1897년, 바타비아Batavia에서 연구하던 네덜란드인 에이크만Eijkman은 닭에게 도정한 쌀을 주면 각기병이 유발되고, 쌀의 겉껍질과 쌀겨 추출물을 주면 각기병을 앓는 닭을 치료할 수 있음을 관찰했다. 하지만 그 역시 도정한 쌀이 독 성분을 가지고 있는 반면 쌀겨는 그 해독 성분을 가지고 있다고 생각해 실험을 올바로 해석하지 못했다. 4년이 흐른 후에야 쌀겨에는 존재하고 도정한 쌀에는 없는 특정 필수 물질의 결핍이 인간과 조류에 발생하는 각기병의 원인이라는 올바른 해석이 발표되었다.

1905년과 1906년, 네덜란드의 페켈헤어링Pekelharing과 영국 캠브리지의 홉킨스Hopkins는 쥐에게 정제된 식품을 먹이는 실험을 다시 수행했다. 실험에 참여한 쥐들은 역시 성장하지 못하고 일찍 죽었지만 이들은 연구를 멈추지 않고 한 단계 더 진행하여 새로운 사실을 알게 되었다. 쥐가 먹는 식단 총량의 4%도 되지 않는 적은 양의 우유를 정제된 식품에 더하자 쥐들이 생명을 유지하고 성장했던 것이다. 그들은 영양을 위해 필수적인 물질이 자연 식품에 존재한다는 것을 깨달았다. 결핍 질환(deficiency disease: 식생활에 부족한 무언가로부터 질병이 기인할 수 있다는 발상)이라는 개념이 모습을 드러내기 시작한 것이다.

1907년, 노르웨이의 연구자 홀스트Holst와 프륄리히Frohlich 역시 노르웨이 어선의 선원에게 흔히 발생했던 각기병을 연구하고 있었다. 그들은 닭과 비둘기에게 각기병을 유발시킬 수 있었으나 포유류로 실험을 확대하길 원했고, 결국 기니피그를 새로운 실험 동물로 선택하게 된다. 이 선택은 영양학뿐만 아니라 인류 전체에게 다행스러운 선택이었다. 각기병을 일으키는 식품을 기니피그에게 먹인 결과, 각기병 대신 괴혈병이 급속도로 나타나는 것을 발견했기 때문이다. 이전까지 괴혈병은 인간만 걸리는 병이라고 믿어왔기 때문에 이는 매우 놀라운 발견이었다. 이 연구가 무엇보다 실용적이고 값진 기여를 했다고 볼 수 있는 이유는 정밀하게 정량적으로 진행되어야 할 모든 종류의 연구에서 사용 가능한 실험 동물을 발견했다는 점 때문이다. 또한 이 연구는 인간과 기니피그의 생리에 유사하고 독특한 연관성이 있을 수 있다는 가능성을 보여주었다. 이 연구는 1740년대 린드의 실험 이후 괴혈병 연구에 있어서 가장 큰 진전이었다고 말할 수 있다. 이 연구가 시행되기 12년 전 미국의 병리학자 시어볼드 스미스Theobald Smith가 기니피그에게 귀리만 먹이면 출혈성 질환을 일으킬 수 있다는 사실을 알아냈지만, 그는 기니피그의 출혈을 인간의 괴혈병과 연관 짓지 못했다. 그 관찰의 중요성을 좀 더 깊이 자각하지 못한 탓에 보다 일찍 이뤄질 수 있었던 발견이 12년이나 늦어진 것이다.

우리의 불가사의한 분자에 대해 오늘날까지도 현존하는 잘못된 개념을 만든 일련의 사건 중 하나의 장본인인 리스터 연구소Lister Institute의 카시미르 펑크Casimir Funk를 언급하지 않을 수 없다. 그는 각기병 치료를 위해 고농축 쌀겨 추출액을 만들고 추출액 내 존재하는 치료 효과를 가진 물질을 '비타민vitamin'이라고 명명했다. 그는 1912년과 1913년, "각기병과 괴혈병, 펠라그라Pellagra 그리고 아마도 구루병과 스프루sprue까지 모두 중요한 특정 미량 요소의 섭취 부족으로 발생하는 결핍 질환"이라는 이론을 발표했고, 이는 당시 관점에서는 꽤나 급진적인 것이었다. 그리고 후속 연구에서 이 요소들을 '비타민 A: 지용성 항안구인자antiophthalmic factor' '비타민 B: 수용성 항신경염인자antineuritic factor' '비타민 C: 수용성 항괴혈병인자antiscorbutic factor'의 세 그룹으로 나누었다.

그로부터 수 년 후까지도 각각의 비타민이 하나의 물질인지 여러 가지 물질인지 알지 못했고, 나중에서야 비타민 A와 C가 단일 물질인 반면 비타민 B는 화학적으로 서로 다른 화합물의 통칭임을 알게 되었다. 시간이 흐르면서 기존의 비타민에 알파벳이 추가되면서 종류가 늘어났다. 그리고 결국 각기 다른 비타민이 분리, 정제됨에 따라 그 화학 구조가 밝혀졌고, 마지막으로 합성까지도 가능해졌다.

20세기 초에 이르러서도 인류는 여전히 아스코르빈산에 대해 아는 바가 적었고, 이는 린드가 생전에 가지고 있던 지식과 비교해도 별 차이가 없을 정도였다. 하지만 실은 엄청난 변화가 눈앞에 기다리고 있었다.

7
불가사의한 분자를 찾아서

1907년 기니피그에게도 괴혈병이 생길 수 있다는 발견이 있은 후로, 이전까지 불가능했던 괴혈병에 대한 실험적 연구가 가능해졌다. 음식을 분석하여 각 음식이 함유하고 있는 항괴혈병 물질의 양을 밝혀냈고, 이를 추출하고 여러 화학적 처치를 가한 후 동물에게 실험함으로써 불가사의한 분자의 일반적 성질뿐만 아니라, 왜 이 분자가 찾기 힘들고 민감한지에 대해 알게 되었다.

20세기 초 괴혈병에 대한 실험의 대부분은 비타민 가설과 결핍 질환의 개념을 고안해낸 영양학자들에 의해 이뤄졌다. 그들은 괴혈병을 전형적인 식이 결핍 질환으로 보고, 이를 그들의 영역 아래에 두려고 했다. 또한 괴혈병의 원인이 되는 동시에 치료제로 활용할 수 있는 물질이 신선한 야채와 과일에 존재하는 특정 요소라는 모호한 사실만으로 그

물질을 비타민 C라고 이름붙였다.

영양학자들이 쥐, 기니피그, 비타민 이론으로 바쁘게 지내는 동안, 의학 분야에서는 중요한 사건이 일어나고 있었다. 이 사건이 아스코르빈산과 괴혈병에 미친 영향의 중요도에 대해서는 향후 자세히 다루겠지만, 일단 같은 시기에 일어난 사건이므로 간단하게 언급한다.

1908년 영국의 위대한 의사로 꼽히는 아치볼드 게로드Archibald Garrod는 유전 대사 질환에 대한 새로운 개념을 담은 여러 연구를 발표했다. 그가 '선천적 대사 이상inborn errors of metabolism'이라고 부른 이 질환군은 특정 효소의 결핍이 유전되어 발병하는 질환으로, 결핍된 효소의 종류에 따라 다양하게 나타난다. 또한 결핍된 효소가 관장하는 생화학 과정의 중요도에 따라 이 질환의 치명도 역시 결정되어 상대적으로 양성의 질환으로도, 혹은 급속히 사망에 이르는 질환으로도 발현된다. 당시 '유전적으로 물려받은 생화학적 결함에 의한 질병'이라는 개념은 가히 혁신적인 것이었다.

한편 영양학자들은 새로 얻은 실험 동물로 계속해서 연구를 진행했고, 이후 수십 년 간 우리의 불가사의한 분자에 대해 더 많은 사실을 밝혀냈다.

아스코르빈산과 같은 물질의 화학 작용을 연구하기 위해서는 이를 자연 추출물에서 농축시키고 순수한 형태로 분리하여 결정체로 만들어낸 후 다시 재결정화함으로써 분명한 하나의 화합물로 만드는 작업이 필요하다. 이와 같은 과정을 거쳐야 화학적 성질을 확인하고 분자 구조를 결정하는 것이 가능해지기 때문이다. 일단 화합물의 구조를 알고 나면, 그것을 합성하는 방법을 찾는 것은 상대적으로 쉬운 일이다. 합성을 위한 화학자의 실험과 추론이 옳았는지 아닌지 여부는 합성한 물질과 본래의 결정체를 비교하여 쉽게 알 수 있기 때문이다.

1920년대 초, 과학자들은 비타민 C 성분을 어떻게 농축할 수 있는지, 정량적 동물 실험을 이용해 여러 화학적 처치를 가할 때 비타민 C가 어떻게 반응하는지를 연구하기 시작했다. 오랜 연구를 통해 이 분자가 왜 그리도 쉽게 사라져 버렸는지 서서히 밝혀냈지만, 결정적인 결론을 얻기 위한 실험은 비타민 C가 순수한 형태로 분리되고 결정화되기까지 좀 더 미뤄두어야 했다.

비타민 C를 찾아내는 길의 막바지에서 연구의 속도는 빨라졌고, 더 많은 과학자들이 이 연구에 뛰어들었다. 영국 리스터 연구소를 비롯해 미국, 프랑스, 러시아의 연구소에서 연구가 진행되었고, 나중에는 다른 그룹도 형성되었다. 하지만 마치 역사가 장난을 부리듯 이 불가사의한 분자를 순수한 형태로 분리해내는 과정은 성공을 눈앞에 두고 번번이 실패했다. 1920년대 초, 위스콘신 대학University of Wisconsin의 학생 한 명이 귀리의 생화학을 연구하다가 천연 결정체를 분리해내는 데 성공했지만, 동물 실험에 드는 몇 백 달러의 연구비 지원을 학장에게 거절당해 이 결정체가 비타민 C임을 판명하는 연구를 진행하지 못했다. 1925년, 에지우드 아스날Edgewood Arsenal에서 일하던 두 명의 미군 연구자도 이 항괴혈병 물질의 결정체를 얻기 직전에 다른 기지로 옮기는 바람에 연구를 완성하지 못했다. 같은 해, 프랑스에 있던 러시아 연구자 비소노프Bezssonov 역시 양배추 즙으로부터 항괴혈병 물질의 결정체일 수도 있는 물질을 분리해냈지만 알 수 없는 이유로 인해 더 이상 연구를 진행 않았다.

1928년 얼베르트 센트죄르지Albert Szent-Györgyi는 영국의 캠브리지에서 비타민 C나 괴혈병과 관련이 없는 연구를 하던 중 황소의 부신으로부터 독특한 화학 성질을 가진 새로운 물질을 분리해냈다고 발표했다. 그는 당과 비슷한 구조의 그 물질을 '핵수론산hexuronic acid'이라고 불렀고 이와 비슷한 결정체를 오렌지와 양배추에서도 분리해냈다. 이 과정에서 센트죄르지는 이것이 비타민 C와 비슷하게 화학반응을 한다는 점에 주목하여, 이 결정체와 비타민 C의 연관성을 밝히기 위한 동물 실험을 준비했지만 충분한 양의 결정체를 얻기 전에 영국을 떠나게 되어 실험이 중단되었다. 1931년에 센트죄르지가 헝가리에 다시 정착한 후에야 이 연구가 재개되었고, 마침내 그는 핵수론 산이 비타민 C라는 것을 증명해냈다.

피츠버그 대학의 찰스 글랜 킹Charles Glenn King이 이끄는 '미국 비타민 C 연구자 그룹American team of vitamin C researchers'에 있던 헝가리계 학생 슈비르베이J. L. Svirbely가 그해 고국으로 돌아와 센트죄르지의 연구에 합류하였고, 1932년과 1933년에는 매우 많은 연구 수확이 있었다. 수많은 연구 논문이 미국, 헝가리, 영국 등지에서 발표되었고, 이 모든 연구는 핵수론산이 진정으로 우리가 찾던 불가사의한 분자라는 것을 말해주었다. 그리고 곧 이 물질은 '아스코르빈산ascorbic acid'이라고 다시 이름 붙여졌다.

순수한 아스코르빈산 결정을 사용할 수 있게 되면서 화학구조가 빠르게 밝혀졌고, 당에서 이를 생성하는 방법도 고안되었다. 이를 통해 저렴한 가격으로 아스코르빈산을 무제한 생산하는 것이 가능해졌고, 인류 역사의 초기부터 겪어왔던 질병과 생존의 문제에 대한 실용적인 해결책을 제시할 수 있게 되었다. 다만 인류는 아직 그 사실을 깨닫지 못하고 있었을 뿐이었다.

불가사의한 분자가 밝혀지며, 이를 찾아 헤매던 과정도 마침내 종지부를 찍는다. 그리고 1937년, 아스코르빈산의 생화학적 발견을 이루어 낸 센트죄르지, 그 화학구조와 합성법을 연구한 영국의 화학자 월터 하워스 경 Sir Walter Haworth에게 각각 노벨상이 수여되면서 이 연구가 갖는 의의를 인정받게 된다.

8
아스코르빈산과 유전학

불가사의한 분자를 찾는 과정은 끝났지만 이야기는 끝나지 않았다. 정확히 말하자면, 아스코르빈산의 무제한 생성을 가능케 한 합성법이 개발되면서 새로운 출발선에 선 셈이었다. 하지만 출발점에서 어떤 실수가 있었기에 이후 40년 간 이루어진 후속 연구가 이 독특한 분자를 제대로 이해하는 데에, 또한 어마어마한 치료 잠재력을 이끌어내는 데에 실패했는지 지금부터 짚어보려 한다.

이 역설적 상황을 보다 잘 이해하기 위해, 1930년대 초 이 분야에서 가장 앞서갔던 연구자들의 심리를 들여다볼 필요가 있다. 우리는 이제 인류의 진화에 있어 아스코르빈산이 차지하는 위치에 대해 알고 있다. 그러나 당시에는 동식물의 아스코르빈산 자연 생성 메커니즘이 밝혀지지 않았고, 그 유전학적 중요성 역시 자각되지 않은 상황이었다. L-굴로노락톤 산화효소라는 중요한 효소와 이와 연관된 다른 효소 체계는 먼 미래에 발견될 날을 기약한 채 관심조차 받지 못하고 있었다. 당시 연구자들에게는 30년 묵은 비타민 C 이론만이 독단적으로 주입되었다. 그들은 괴혈병이 비타민 결핍증이라는 식이 결핍 질환이라고 생각했고, 이 영양 장애는 극히 소량의 영양소를 음식에 넣으면 예방과 치료가 가능하다고 생각했다. 결과적으로 비타민 C는 특정 음식에만 존재하는 미량의 식품 성분으로 여겨졌을 뿐, 누구도 이것이 인간의 대사 과정에서 발생한 결과물일 수 있다는 개념에 다가가지 못했다.

1930년대 초중기의 괴혈병에 대한 인식은 이를 단순히 음식과 관련된 질환이라고 여겼던 1753년 린드의 시대와 비교해 변한 것이 거의 없었다. 20년 전부터 이 미지의 물질을 비타민이라고 불렀다는 것이 유일한 차이였다. 시간이 흐르면서 비타민 C라는 물질이 다른 전형적인 비타민과는 상이한 성향을 보인다는 것을 알게 되었다. 사실 대부분의 동물에게 있어 비타민 C는 비타민이 아니었다. 동물은 대부분 자체적으로 이를 생성할 수 있었기 때문에 먹이에 비타민 C가 없어도 괴혈병을 앓지 않았다. 자연에 존재하는 수 천 종류의 포유류 가운데 오직 인간, 원숭이, 기니피그 세 종만이 음식을 통해 비타민 C를 섭취해야 했다. 비타민 C가 신체에서 효과를 보이는 용량 또한 다른 비타민과 비교했을 때 훨씬 높았다. 동식물이 어떤 과정을 통해 자체적으로 비타민 C를 생성하는지에 대한 화학적 효소 메커니즘이 밝혀지면서 비타민 C라는 명칭은 아스코르빈산이라는 명칭과 점차 동의어가 되었다. 생화학적 유전학 분야에서 유전의 메커니즘 이해에 발전적인 변화가 일어나던 가운데,

질병 치료에 아스코르빈산을 사용한 임상시험 결과도 다수 발표되었다. 그러나 괴혈병 이외에는 그다지 성공이라 부를 만한 경우가 없었다. 하지만 25년 동안 일어난 발전은 인간의 '아스코르빈산의 필요'에 대한 본 저자의 유전학적 개념의 형성에 중요한 역할을 했다. 비타민 C 가설은 어떻게 우리에게 괴혈병이 발병하는지만 설명하려고 했지, 왜 우리가 괴혈병에 대한 감수성을 가지게 되었는지는 설명하려고 하지 않았다. 이 가설은 새로 축적되는 사실을 뒷받침하기에 더 이상 적합하지 않았으므로, 확실히 새로운 접근법이 필요했다. 하지만 비타민 C 가설에 의문이 제기되지 않은 채 1966년이 되기까지 정설로 남아 있었다.

발전된 비타민 C 개념을 논하기 위해 먼저 앞에서 언급한 아치볼드 게로드 경의 이야기로 돌아가보자. 1908년에 그는 유전성 효소 질환이라는, 질병의 원인을 설명하는 혁신적인 개념을 의학에 도입했다. 유전성 효소 질환은 특정 효소의 결핍이나 불활성화가 유전되어 효소가 제 기능을 못하고, 그 효소가 개입된 생화학적 과정이 이뤄지지 않게 되어 독성을 띤 부산물이 축적되거나 비정상적 생화학 경로가 형성되어 증상이 나타나는 질환이다. 앞에서 언급했듯이 이런 질환은 상대적으로 증상이 뚜렷하지 않은 질환부터 치명적인 질환까지 다양하게 존재한다. 각각의 효소는 염색체 내 하나의 유전자에서 생성되므로 유전자에 생기는 작은 변이가 효소 하나의 손실로 이어질 수 있으며, 결과적으로 한 가지 유전 질환을 일으킬 수 있는 것이다. 생명을 유지하기 위해 우리 몸이 가지고 있는 수많은 효소 중 어느 하나라도 없으면 이 '선천적 대사 이상'이 나타날 수 있다.

아치볼드 경은 1,908편에 달하는 그의 논문에서 총 네 가지의 유전 질환을 설명했다. 물론 지금은 더 많은 종류의 유전 질환이 밝혀졌고 계속 새로운 것들이 보고되고 있다. 당시 그가 보고했던 질환은 선천성 색소 결핍증albinism, 알캅톤뇨증alkaptonuria, 시스틴뇨증cystinuria 그리고 펜토오스당뇨증pentosuria으로, 모두 유전 과정 중 특정 효소의 결핍으로 인해 발생하는 질환이다. 선천성 색소 결핍증은 상대적으로 해가 크지 않은 질환으로, 검은 피부 색소인 멜라닌 생성에 사용되는 효소가 결핍되어 발생한다. 알캅톤뇨증과 시스틴뇨증은 모두 단백질 대사 과정 중 효소가 누락되어 중간 산물이 축적되면서 소변과 신체의 다른 부분에 변화를 일으키는 질환이다. 알캅톤뇨증은 고령이 되었을 때 심각한 관절염을 일으키지만 그 전까지는 상대적으로 양호한 질환이고, 시스틴뇨증은 신장과 방광에 결석을 형성한다. 펜토오스당뇨증은 펜토오스라는 당이 소변에 나타나 당뇨로 착각할 수 있는 질환으로, 발병이 흔치 않고 피해도 적은 편이다.

의학 분야의 다른 위대한 발견들이 그러했듯, 아치볼드 경의 연구 역시 거의 한 세대 가까이 무시되었다. 1940년 주요 유전학 교과서를 보면 무려 32년 전에 발표됐던 알캅톤뇨증에 대해 전혀 언급하지 않는다. 하지만 긴 시간이 흘러 결국 그의 선구적인 연구는 그 중요성을 인정받게 된다.

추가로 발견되어 화제가 된 두 유전 질환에 대해서도 간단히 다뤄보자. 먼저 언급할 갈락토오스혈증galactosemia은 갈락토스-1-인산염 유리딜 전이효소galactose-1-phosphate-uridyltransferase라는 효소가 누락되어 아이

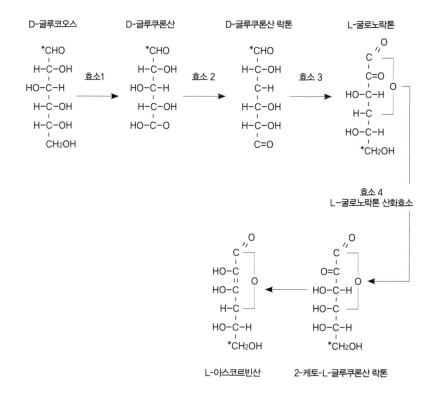

그림 3 포유류의 체내 아스코르빈산 생성기제

가 우유나 모유의 당분을 소화하지 못하는 영유아기 질환이다. 따라서 우유나 모유 식단을 즉시 바꾸지 않으면 사망에 이르거나, 성장 저하, 백내장, 지적 장애가 나타날 수 있다. 또 다른 유전 질환은 PKU라고도 불리는 페닐케톤뇨증phenylketonuria이다. 이 또한 페닐알라닌 수산화효소phenylalanine hydroxylase라는 효소가 결핍되어 단백질 소화에 심각한 문제를 겪는 영유아기의 질환으로, 저단백질 특별 식단으로 변경하지 않으면 정신지체를 비롯한 여러 신경 질환과 비가역적인 뇌손상을 일으킬 수 있다.

다시 아스코르빈산 얘기로 돌아가보자. 대부분의 포유류는 간에서 〈그림 3〉과 같은 단계적인 화학반응을 통해 혈당으로부터 아스코르빈산을 생성한다. 2-케토-L-굴로노락톤2-keto-L-gulonolactone이 아스코르빈산이 되는 마지막 단계에서는 특별한 효소 없이 저절로 과정이 이루어지지만, 다른 단계에서는 각각 한 가지 특정 효소에 의해 과정이 조절된다. 그림 우측에 L-굴로노락톤에서 2-케토-L-굴로노락톤으로 변환하는 단계를 조절하는 L-굴로노락톤 산화효소가 바로 인간이 결함 있는 유전자를 가짐으로써 활성화된 형태를 만들지 못하는 데에 결정적인 역할을 하는 효소다. 인간이 당으로부터 다량의 아스코르빈산을 생성할 수 없게 한 장본인이자, 수백만 년 전 영장류의 조상에게 나타난 유전자 변이의 주인공이 바로 이 효소의 유전자인 것이다.

이렇게 인류는 유전학 분야의 고전적인 질환군인 '효소 결핍 질환'을 갖게 되었지만, 이 단순한 진실이 오랫동안 무시되었고, 괴혈병은 계속 비타민 결핍증으로 여겨졌다. 1966년 본 저자는 〈괴혈병의 유전학적 원인에 대하여On the Genetic Etiology of Scurvy〉라는 논문을 발표했다. 이 논문에서 저자는 괴혈병과 관련한 역사와 사실을 검토했고, 괴혈병이 단순한 식이 질환이 아닌 유전학적 간 효소 질환이라는 점을 지적했다. 새로운 질환의 이름을 붙이는 것은 그것을 발견한 사람의 특권이기에, 본 저자는 이 질환의 특성인 낮은 혈중 아스코르빈산 양에서 착안해 이를 '저아스코르빈산혈증hypoascorbemia'이라고 명명했다.

유전학적인 접근은 진화 과정에서 포유류의 생존에 대단히 중요한 역할을 했던 아스코르빈산의 고용량 사용에 대한 자연적인 근거를 제공한다. 예방의학과 치료의학 분야에 '고용량 아스코르빈산을 사용한 예방과 치료'라는 새로운 미개척 분야의 기반을 제공해준다는 측면에서 고용량 아스코르빈산 사용이 건강에 미치는 영향은 엄청나다. 본 저자는 아스코르빈산을 사용하는 새로운 방식을 발표하면서 1930년대 초 아스코르빈산이 처음 발견되었을 때 일어났던 것과 같은 연구의 홍수가 일어나기를 기대한다. 또한 현재 의학계에서 정설로 받아들여지는 '비타민 장벽'을 무너뜨리는 데 얼마나 긴 시간이 소요될지 함께 지켜보려 한다.

9
아스코르빈산의 효과

이 시점에서 아스코르빈산이 인체에 미치는 효과에 대해 간략하게 다루는 것이 좋겠다. 이는 이후 내용을 이해하는 데 필요한 배경지식과 통찰력을 제공할 것이다. 아스코르빈산은 수많은 생화학 과정에 작용하여 일상을 유지하는 결정적인 역할을 하는데, 그 작용 범위가 너무 넓은 나머지 지난 40년의 연구에도 불구하고 여전히 효과를 다 알지 못하고 있다.

포유류를 포함한 척추동물의 진화 과정에서 자연은 개체의 생리적 항상성 유지에 아스코르빈산을 사용했다. 쉽게 말하자면 이는 생화학적 균형이 깨질 만한 스트레스 상황에 직면할 때, 개체가 아스코르빈산 생성을 증가시킴으로써 다시 균형 상태로 정상화한다는 것을 의미한다. 그러므로 아스코르빈산 생산량은 그 동물이 받는 스트레스의 정도에 비례했다. 스트레스에 대항하기에 충분한 양의 아스코르빈산을 충분히 빠르게 생성해내면 동물은 이로 인해 겪게 되는 해로운 생화학 작용에 대항해 살아남을 수 있었다. 하지만 아스코르빈산을 생성하는 효소 체계가 과도한 스트레스로 인해 타격받거나 과부하되어 아스코르빈산을 충분하게 생성해내지 못하면 동물은 스트레스에 굴복했다. 인간은 아스코르빈산을 생산할 수 없기에 이 자연적 보호 메커니즘의 수혜자가 아니었다. 게다가 스트레스는 인간이 섭취하는 소량의 아스코르빈산마저도 고갈시켰다.

오늘날에 이르러서야 인간은 긴 시간에 걸쳐 유효성이 입증된 자연의 방어 메커니즘을 쉽게 따라 할 수 있게 되었다. 생화학적 스트레스에 노출될 때마다 필요한 양의 아스코르빈산을 추가로 섭취하면 되는 것이다. 스트레스에 대항하는 자연의 자발적 반응을 '행동'으로 따라하는 이와 같은 능력을 지닌 덕분에, 인간은 다른 포유류에게는 없는 커다란 이점을 가지게 된다. 충분한 양의 아스코르빈산을 충분히 빠르게 생성하지 못할 위험을 내포하는 효소 체계에 의지하는 대신, 외부로부터 무제한적으로 공급받을 수 있게 된 것이다. 이제 인간이 알아야 할 단 한 가지는 얼마만큼 섭취해야 하느냐다.

1930년대부터 알려진 아스코르빈산의 가장 중요한 특성 중 하나는 장기간 고용량 복용해도 독성이 없다는 점이다. 초고용량을 정맥주사해도 심각한 부작용이 나타나지 않는 아스코르빈산은 유사한 생리적 활동성을 가진 물질 중 단연코 가장 독성이 적다고 할 수 있다. 물론 인간의 각 기관이 오랜 시간 동안 너무 낮은 용량에 노출되어 있었고 그 환경에 맞춰 어느 정도 적응하는 성질을 지니고 있기에, 몇 가지 부작용이 일시적으로 소수의 과민한 사람에게서 나타날 수 있다. 하지만 설사나 피부 발진 등 이미 입증된 일시적 부작용은 아스코르빈산의 용량을 낮추는 즉시 사라진다. 그리고 대부분의 경우, 용량을 단계적으로 올리면 몸이 정상적인 포유류의 혈중 아스코르빈산 수준에 익숙해지며 이와 같은 부작용을 피할 수 있다. 아스코르빈산을 식사 전 혹은 식사에 곁들여 섭취하는 것 또한 부작용을 줄이는 데 도움이 된다.

아스코르빈산은 화학적으로 혈당인 포도당과 연관되어 있는 간단한 탄수화물이라고 할 수 있다. 하지만 포도당과는 달리, 아스코르빈산은 '인다이올 군ene-diol group'이라는 매우 높은 반응성을 가진 분자그룹을 그 구조 내에 포함하고 있다. 이 분자그룹은 독특한 생화학적 성질을 부여함으로써 아스코르빈산이 생명 유지에 필수적인 역할을 하게 한다. 이 분자그룹은 상대적으로 비활성화된 상태의 당을 고도의 반응성을 띤불안정하고 가역적인 탄수화물 유도체로 변환하여, 주변 매체에게 전자를 주거나 주변 매체로부터 전자를 받는, 이른바 '산화 환원 체계oxidation-reduction system'라고 하는 작업을 용이하게 한다.

분자 단위의 관점에서 볼 때 전체 생명과정은 정돈된 전자의 흐름과 이동, 그 이상도 이하도 아니다. 아스코르빈산과 같은 물질이 생명체에 많이 존재하는 것은 이로 인해 전자의 흐름과 이동이 훨씬 수월하게 진행되기 때문이다. 생명체를 기계로 본다면 윤활유와 같은 역할을 한다고 볼 수 있는 것이다. 이 산화 환원 체계는 수십억 년 전, 자연에 의해 선택된 방법이다. 최근 연구에서는 이 체계로 인해 더욱 높은 활동성을 가진 활성산소free radical가 형성될 수 있음을 보여주고 있어, 이로 인한 비일상적 생물학적 작용 중 일부를 설명할 수 있게 되었다.

신체에 아스코르빈산을 저장할 수 있는 커다란 저장고는 없다. 그래서 필요량 이상의 아스코르빈산은 모두 빠르게 체외로 배출된다. 포화 시점에 신체가 지닐 수 있는 아스코르빈산의 양은 약 5그램 정도뿐이며 이는 손실 및 감소된 양을 다시 채우기 위해 지속적인 공급이 필요하다는 것을 의미한다. 대부분의 포유류는 간에서 지속적으로 아스코르빈산을 생성하고 혈류로 쏟아내지만 인간의 간은 그 기능을 하지 못한다. 따라서 이 유전적 결함을 보상하기 위해 인간에게는 지속적인 다량의 외부 공급이 필요하다. 신체의 장기와 조직을 분석해보면 대사 활동성이 높은 곳에 아스코르빈산이 집중되어 있음을 알 수 있다. 부신 피질, 뇌하수체, 뇌, 난소, 눈 그리고 생명 유지에 필수적인 여타 조직이 여기 해당한다. 모든 형태의 생화학적 스트레스나 외상은 신체 전반의 아스코르빈산 및 이에 영향을 받는 장기나 조직의 아스코르빈산 양을 가파르게 감소시킨다. 그러면 아스코르빈산을 자체적으로 생성할 수 있는 생화학적 시스템을 갖춘 동물은 어떤 스트레스건 그 스트레스와 싸우는데 사용한 아스코르빈산을 대체하기 위해 생산량을 대폭 증가시킨다.

아스코르빈산의 중요한 생화학적 기능 중 하나는 단백질과 비슷한 물질인 콜라겐의 합성, 형성 및 유지다. 신체의 콜라겐 합성에 아스코르빈산이 매우 중요하게 작용하기 때문에 콜라겐은 아스코르빈산 없이 형성될 수 없다. 콜라겐은 신체에서 가장 중요한 구조적 물질이다. 이는 세포 간 물질로, 기관과 조직을 시멘트처럼 조화롭게 제 위치에 고정시키는 역할을 한다. 뼈 안에서 뼈의 질긴 성질과 유연성을 부여하고 취약해지는 것을 방지하는 것 역시 콜라겐의 역할이다. 콜라겐이 없다면 신체는 바로 산산조각이 나거나 용해된다. 이 물질은 신체에 가장 광범위하게 존재하는 조직계로 체내 단백질 총량의 약 1/3에 해당하고, 이로 인해 동맥과 정맥이 튼튼해지고 근육이 지지되며 뼈와 인대가 질겨진다. 뿐만 아니라 상처 치유를 위해 반흔 조직을 공급하고, 젊은이의 피부조직을 부드러우면서도 주름 없이 탄력 있게 해준다. 약간의 충격에도 골절되는 약한 뼈, 잘 터져 출혈을 일으키는 약한 동맥, 정상적인 생활을 못할 정도로 약화된 근육, 심한 통증으로 움직이기 힘들어지는 관절 침범, 쉽게 빠지는 치아, 낫지 않는 상처와 같은 무서운 괴혈병 증상은 바로 아스코르빈산이 부족할 때 나타나는 콜라겐 합성 장애로 인한 것이다. 콜라겐은 모든 노화 과정과 아주 밀접하게 연관되어 있다. 인생 초중년기 동안 아스코르빈산의 섭취가 부족한 상태에서 생성된 질 나쁜 콜라겐이 이후에 생기는 관절염과 다른 관절 질환, 골반 골절, 돌연사를 일으키는 심장 및 혈관 질환, 치매를 일으키는 뇌혈관 질환 등의 발병 빈도를 높이는 원인이 될 수 있는 것이다.

아스코르빈산은 체내의 효소를 활성화시키는 데에 뛰어난 능력을 가지고 있다. 이를 통해 아스코르빈산은 효소의 화학반응을 보다 유리한 속도로 진행시킨다. 음식을 소화시켜 탄수화물, 단백질, 지방이 신체에 적절히 활용되게 하는 생화학반응에 중요한 역할을 하는 아스코르빈산은 특히 탄수화물 대사에서 인슐린을 강력히 활성화시키는 작용을 한다. 뿐만 아니라 신경계가 적절히 기능을 수행하는 데에도 필수적이다. 뇌의 화학작용이 적정 수준의 아스코르빈산에 의존적이라는 점과 신경

정신 질환 치료에 고용량의 아스코르빈산이 필수적이라는 점은 뒤에서 자세히 다룰 것이다.

아스코르빈산은 체내 독성 물질의 해로운 영향에 반대로 작용해 이를 중화시키는 강력한 해독제 역할도 한다. 수은, 비소와 같은 무기 독극물에 적극적으로 대적하며, 유기 독극물, 약, 동물의 독과 박테리아로 인한 해로운 반응을 잠재우는 역할도 한다. 일산화탄소와 이산화황, 발암물질을 해독해 대기오염과 흡연의 해로운 영향으로부터 즉각적으로 인체를 보호할 수 있는 유일한 물질인 동시에, 여러 약물의 작용을 더욱 강력하게 해줌으로써 치료 효과를 증가시킨다는 것 또한 입증되었다. 즉, 고용량의 아스코르빈산을 같이 투여할 경우 약물을 단독으로 투여할 때에 비해 더 적은 양의 약물로도 효과를 나타낸다는 것이다. 이를 당뇨에 적용하면 환자에게 필요한 인슐린의 양을 감소시킬 수 있다. 뿐만 아니라 아스피린마저도 다량의 아스코르빈산과 같이 투여하면 진통 효과가 증가되고 부작용이 감소될 수 있다.

아스코르빈산은 훌륭한 무독성 이뇨제로도 작용한다. 이뇨제란 소변 배출을 자극하는 물질로, 적절한 용량의 아스코르빈산을 사용하면 심장이나 신장 질환자의 몸에 쌓인 물을 빼내는 기능을 이행할 수 있다.

아스코르빈산의 소독 및 살균 작용은 오래 전부터 알려진 기능으로, 비교적 적은 양으로도 박테리아의 성장을 저하시킬 수 있고, 조금 더 많은 양으로는 이를 죽일 수도 있다. 특히, 결핵의 원인이 되는 결핵균은 아스코르빈산의 살균 작용에 민감하게 반응한다.

박테리아 감염에 대한 신체 방어기제 중 하나는 감염된 조직에 백혈구를 동원하는 것이다. 이렇게 동원된 백혈구들은 침입한 박테리아를 집어삼키고 분해하는 식세포 작용phagocytosis을 하는데, 이 과정이 아스코르빈산에 의해 조절된다. 혈중 아스코르빈산 함유량과 각각의 백혈구가 분해하는 박테리아의 숫자는 직접적인 연관관계를 보인다. 아스코르빈산이 결핍되면 감염 질환에 대한 저항성이 낮아지는 이유 가운데 하나가 바로 이러한 기제에서 비롯된다.

아스코르빈산은 강력한 바이러스 박멸제이기도 하다. 아스코르빈산은 바이러스가 가진 감염성을 감소하고 파괴하는 능력을 가지고 있어 소아마비, 헤르페스 감염증, 인두종, 수족구병, 광견병과 같은 질병을 일으키는 원인 바이러스에게 작용할 수 있다. 하지만 '비타민' 수준의 용량이 아닌, 비교적 고용량의 아스코르빈산을 사용할 경우에만 항바이러스 능력이 발휘된다.

아스코르빈산은 부신 피질 호르몬의 체내 유지와도 관련이 있다. 이 호르몬이 생성되는 부신은 아스코르빈산이 가장 높은 농도로 존재하는 조직이기도 하다.

1969년 미국 국립 암 연구소the National Cancer Institute에서 실시한 실험은 아스코르빈산이 정상 조직에는 무해한 반면 특정 암세포에는 치명적으로 작용한다는 것을 보여주었다. 이는 암 치료 분야에서 오랫동안 기다려온 돌파구일 수도 있기에, 그 가능성을 확인하기 위한 철저한 연구가 지금 즉시 집중적으로 시행되어야 한다.

지금까지 아스코르빈산의 여러 생화학적 기능과 그 중요한 역할을 간략히 요약해보았다. 이 대략적인 검토만으로도 아스코르빈산의 다양한 기능과 그 중요성에 대한 감을 가지게 되었을 것이라 생각한다. 그리고 결과적으로 아스코르빈산이 단순히 괴혈병의 임상 증상을 예방하는 것보다 인간에게 훨씬 유용할 수 있다는 사실이 분명히 각인되었으리라 생각한다.

10

어떻게 바로잡을 것인가

저아스코르빈산혈증을 방치할 때 나타나는 임상괴혈병의 극단적인 증상을 알아채는 것은 그리 어려운 일이 아니다. 하지만 거의 모든 사람들이 앓고 있는 약한 형태의 괴혈병을 인지하는 것은 꽤 어려운 일이다. '불현성 괴혈병'이라고 언급한 만성 저아스코르빈산혈증은 육안으로 확인할 수 있는 뚜렷한 증상이 없기 때문에 임상 검사나 화학적 검사, 장기간의 관찰을 통해서만 진단할 수 있다.

급성괴혈병은 오늘날 선진국에서는 찾아보기 힘든데, 여기에는 두 가지 이유가 있다. 첫째로 괴혈병의 임상 증상을 막는 데 요구되는 일일 아스코르빈산 섭취량은 매우 적은 양이라는 점, 둘째로 식품 보존 및 보급법이 발달하면서 그 정도 적은 양의 아스코르빈산은 음식을 통해 쉽게 얻을 수 있다는 점이다. 하지만 아스코르빈산 섭취를 음식에만 의존할 경우, 저아스코르빈산혈증에서 완전히 벗어날 수는 없다. 또한 큰 스트레스 상황에 노출될 경우 더 심한 아스코르빈산 결핍을 겪게 되어 만성 저아스코르빈산혈증에 이르게 된다. 지난 60년 간 인류는 음식이 우리에게 필요한 아스코르빈산을 완전히 제공해주고 있다는 그릇된 믿음을 가지고 있었다. 비타민 이론의 좁은 목표와 급성괴혈병과 만성 저아스코르빈산혈증을 구별하지 못한 것이 이러한 잘못된 믿음을 불러왔다.

인간에게 아스코르빈산 생성에 필요한 효소가 결핍되지 않았다면, 또 체내에서 공급하던 만큼의 아스코르빈산을 외부에서 공급받는다면 저아스코르빈산혈증은 완전히 교정될 수 있다. 그러나 지금 우리에게 존재하지도 않는 이 효소가 간에서 만들어질 경우 그 양이 얼마나 될 지 어떻게 알 수 있을까? 언뜻 어려워 보이는 질문이지만 답은 그리 복잡하지 않다. 인간의 아스코르빈산 필요량이 인간과 밀접한 관계에 있는 다른 포유류와 비슷하다고 가정한다면, 그 동물의 몸에서 자체적으로 생성되는 아스코르빈산의 양을 측정함으로써 인간이 만들어내는 아스코르빈산의 양을 근접하게 추정할 수 있다.

포유동물이 자체 생성하는 아스코르빈산의 양에 대한 자료를 찾다보면, 이에 대한 자료가 거의 존재하지 않는다는 사실을 발견하고 놀라게 된다. 쥐에 대해 이루어진 연구가 유일한 연구로 남아 있으며, 그 누구도 돼지나 개, 말과 같이 더 큰 포유류가 얼마나 많은 양의 아스코르빈산을 생성하는지 측정해보지 않았다.

인간에게 필요한 양을 더 정확히 계산하기 위해서는 다른 포유류의 아스코르빈산 생성량을 측정하는 연구가 더 많이 이루어져야 한다. 하지만 그 전까지는 쥐의 연구에서 확인한 수치에 의존할 수밖에 없다.

쥐에서 확인한 수치로부터 계산해볼 때, 거의 스트레스가 없는 환경에 있는 몸무게 70킬로그램인 성인은 저아스코르빈산혈증을 완전히 교정하기 위해 하루 약 2,000~4,000밀리그램의 아스코르빈산을 섭취해야 한다. 스트레스가 있는 환경에서는 하루 15,000밀리그램까지도 필요량이 증가하고, 스트레스가 극심해질 경우 더 많은 양을 필요로 할 것이다.

생화학적 스트레스란 아주 다양한 상황을 포함하고 있다. 세균 및 바이러스 감염, 물리적 외상, 부상, 화상, 더위나 추위, 유해한 매연에의 노출, 마약이나 독극물 및 대기오염 흡수, 흡연, 수술, 걱정, 노화 등이 모두 이에 해당한다.

섭취한 아스코르빈산은 소화관에서 급속도로 흡수된다. 따라서 가급적 용액의 형태로 하루 몇 차례 섭취하면 저아스코르빈산혈증을 완전하게 교정할 수 있다. 이 용액은 아스코르빈산 1.5티스푼을 과일이나 토마토주스 반 컵 혹은 설탕을 탄 물 2온스 정도에 녹여 손쉽게 만들 수 있다. 아침에 1회, 점심 때나 저녁 때 추가로 1회 복용하면 특별한 스트레스가 없는 상황에서 '완전한 교정'이 이루어지는 것이다. 일반인을 위한 이 기본 식이요법을 바탕으로 통계학적으로 유의한 수의 각 연령군을 대상으로 장기간의 집중적인 임상시험이 진행되어야 할 것이다. 이 연구를 통해 치료 용량의 아스코르빈산이 장기적으로 대상의 웰빙 상태, 질병에 대한 저항, 질병률, 노화 방지, 기대수명의 연장에 어떤 영향을 끼치는지 알아보아야 한다. 언젠가 이 연구가 진행되기 위해, 이를 감독할 관계자는 다음과 같은 사실을 근거로 용량의 안전성에 대한 확신을 가져야 한다. 첫째로 이것이 포유류 체내의 정상적인 아스코르빈산 수치라는 사실, 둘째로 아스코르빈산은 거의 독성이 없다는 사실, 셋째로 수많은 세대의 원숭이들이 미국 국립과학학술원의 국립연구위원회에서 추천한 식단에 따라 이 아스코르빈산 수치를 바탕으로 길러져 왔다는 사실이다.

개체가 생화학 스트레스 조건 하에 있을 때에는 그 스트레스의 정도에 따라 아스코르빈산의 필요량과 빈도가 증가한다. 예를 들면, 급성 바이러스 감염을 치료하는 데에는 하루에 무려 100그램 이상의 아스코르빈산을 사용할 것이 제안된다. 특정 상황의 치료 및 임상시험에 필요한 용량에 대해서는 뒤에서 자세히 다룰 것이다.

아스코르빈산이 무독하다는 사실은 '완전한 교정'을 위한 식이요법을 할 때 일반적으로 심각한 부작용이나 독성 반응이 나타나지 않으리라는 것을 의미한다. 과일산의 배변 유도 작용에 과민한 소화기관을 가진 이들에게 설사가 나타나는 경미한 부작용이 보고되었지만, 이때는 아스코르빈산 용량을 낮춰주면 설사가 멈추고 다른 후유증이 나타나지 않는다. 아스코르빈산은 정맥주사를 통해 주입할 수도 있지만 경구 섭취가 훨씬 간단하고 통증도 없기 때문에 우선 경구 섭취가 권장된다. 정맥주사는 아주 심각한 스트레스로 인해 의료 감독 하에 재빠르게 혈중 아스코르빈산 농도를 높여야 할 위기 상황, 또는 경구 섭취가 불가능한 상황에 사용할 최후의 방법으로 아껴둘 필요가 있다.

아스코르빈산의 산성 때문에 소화 불량이 나타날 때에는 탄산나트륨을 소량 사용해 중화시키거나, 아스코르빈산 대신 아스코베이트나트륨을 사용해서 해결할 수 있다.(21장 참조)

1930년대 말, 인공적으로 합성하여 아스코르빈산을 낮은 가격으로 대량 생산할 수 있게 되면서 이 유전 질환을 완전하게 교정할 수 있게 되었다. 인체에 필요한 양의 아스코르빈산을 제공할 만큼 다량의 음식을 섭취하는 것은 물리적으로 불가능하다. 다시 말해, 음식만으로는 아스코르빈산 결핍을 완전하게 교정할 수 없다.

사실 이 '완전한 교정'이라는 개념은 단순히 "다른 포유류의 몸 안에서 항상 일어나고 있는, 필요량에 따른 아스코르빈산 공급이라는 정상적인 생리 과정을 인간에게 복제하는 것"이라고 할 수 있다.

미국 국립과학학술원의 국립연구위원회 산하 식품영양위원회와 동물영양위원회는 각종 보고서를 발행한다. 대중에게 공개하는 이 보고서는 인간과 동물의 영양요건에 대해 권위를 가진 최종 발표라고 할 수 있다. 식품영양위원회에서 발행한 〈권장 식이용량〉이라고 이름 붙여진 인간의 영양요건에 대한 회보(1968년 일곱 번째 개정판)는 성인의 일일 아스코르빈산 권장 용량을 체중 1킬로그램당 1밀리그램 정도에 해당하는 60밀리그램으로 이야기하고 있다. 한편 1962년 동물영양위원회에서 발행한 〈실험 동물의 영양요건 Nutrient Requirements of Laboratory Animals〉에서 우리와 가장 가까운 포유류인 원숭이의 일일 아스코르빈산 권장 용량을 체중 1킬로그램당 55밀리그램으로 보고하고 있는 것은 놀랍다. 이는 일반 성인의 일일 섭취로 환산할 경우 3,830밀리그램에 해당하는 양이다. 기니피그에게 적합하다고 제안되는 아스코르빈산의 용량은 두 가지 다른 식단에 따라 차이가 있는데, 체중 1킬로그램당 42~167밀리그램이다. 이를 일반 성인의 일일 섭취량으로 환산하면 2,920~11,650밀리그램에 해당하는 양이다.

이를 요약하면, 국립연구위원회에서 인간에게 권장하는 하루 아스코르빈산 섭취량은 60밀리그램인 반면, 같은 체중의 원숭이에는 3,830밀리그램, 기니피그에는 3,920~11,650밀리그램을 권장하고 있는 것이다. 여기서 원숭이에게 권장된 일일 아스코르빈산 섭취량이 최종 단계의 필수 효소가 결여되지 않았을 경우에 인간의 간에서 생성되었을 것으로 추정되는 용량과 비슷하다는 점에 주목할 필요가 있다. 이들 기관이 제시한 인간의 권장 용량과 원숭이의 권장 용량 사이에는 55배의 차이가, 기니피그의 권장 용량과는 42~167배의 차이가 있다.

현재의 일일 아스코르빈산 권장 용량이 인간의 필요량을 채우기에 부족하다는 믿음을 가진 사람은 또 있다. 1949년, 미국 조지아 주 아틀란타 시에 위치한 여키스 지역 유인원 연구센터의 센터장인 제프리 본Geoffrey H. Bourne은 성인 고릴라가 야생의 조건에서 하루에 음식으로 약 4.5그램의 아스코르빈산을 섭취한다고 지적했다. 그 또한 현재 인간에게 권장되는 밀리그램 단위의 일일 아스코르빈산 권장 용량은 빗나간 것으로, 하루에 1~2그램 정도가 적합한 양일 것이라고 추측했다.

아스코르빈산에 대한 연구로 의학생리학 분야의 노벨상을 수상한 얼베르트 센트죄르지 박사 역시 1965년에 본 저자와 주고 받은 개인 서신에서 "인간의 아스코르빈산 1일 섭취량은 훨씬 높아져야 한다. 나는 항상 이렇게 높은 용량을 주장해왔다"고 본 저자의 유전학적 개념에 동의했다.

지난 30년 간 고용량 아스코르빈산을 이용한 예방 및 치료 분야에서 가장 많은 임상 경험을 가지고 있는 노스캐롤라이나 주 리즈빌의 프레드릭 클레너 박사Dr. Frederick R. Klenner는 그의 성인 환자들이 좋은 건강 상태를 유지하도록 하기 위해 매일 10그램의 아스코르빈산 섭취를 처방했다. 또한 그는 어린이들에게는 10살이 되기까지 매년 1그램씩 증가시키며 아스코르빈산을 매일 섭취하게 했고(즉, 4세의 아이는 매일 4그램의 아스코르빈산을 섭취하게 되는 것이다), 10살 이후로는 일일 10그램을 유지하게 했다.

1949년 라이너스 폴링 박사는 겸상적혈구 빈혈증이 혈중 단백질인 헤모글로빈Hemoglobin 구조의 작지만 중요한 변화로 인한 질환임을 밝힘으로써 분자 질환이라는 분야를 개척했다. 또한 그는 정상적으로 우리 몸에 존재해야 하는 자연 물질을 우리가 불충분하게 가지고 있을 수 있고, 이로 인해 질병의 증상이 나타날 수 있다는 개념을 세우고자 했다. 1967년 폴링 박사는 룩셈부르크에서 열린 '제13회 중요 물질, 영양 그리고 문명의 질환에 대한 국제학술대회'에서 다른 분자 질환을 설명하며 '분자 교정 치료'라는 개념을 처음 소개했다. 개괄적으로 설명하자면, 분자 교정 치료는 체내에 불충분한 수준으로 존재하는 비타민이나 아미노산, 또는 다른 자연 신체 성분을 필요한 만큼 다량으로 섭취하게 하는 치료이다.

폴링 박사는 논문을 통해 정신 질환 치료에 분자 교정 치료의 적용을 기술했다. 그는 여기서 아스코르빈산과 다른 비타민의 고용량 섭취를 치료법으로 추천했다. '분자 교정 치료를 이용한 정신의학'이라는 주제는 1968년 4월 19일 〈사이언스〉에 게재된 그의 논문에서 더욱 자세하게 다루고 있다. 1970년 출판된 저서 《비타민 C와 감기 Vitamin C and the Common Cold》에서 폴링 박사는 한 챕터를 할애해 분자 교정 의학에 대해 이야기한다. 고용량 아스코르빈산을 이용한 감기의 예방 및 치료는 분자 교정 치료의 원리가 실제적으로 적용된 케이스다. 다시 말해, 분자 교정 치료의 세부 분야로 고용량 아스코르빈산 예방 및 고용량 아스코르빈산 치료가 있는 것이다.

미국 국립과학학술원에서 발간하는 저널 〈프로시딩 Proceedings〉에 1970년 12월 15일자로 게재된 논문에서 폴링 박사는 가공되지 않은 식물성 음식의 열량 및 아스코르빈산 함유량을 계산해 제공했다. 그리고 이 자료를 토대로 그는 대부분의 성인에게 최적의 아스코르빈산 일일 권장 섭취량이 2.3~9그램의 범위에 해당한다고 결론지었다. 사람들의 최적 섭취량이 250~10,000밀리그램 이상까지 넓은 범위로 책정되는 것은 다양한 '개개인의 생화학적 특성'에 기인한다.

'개개인의 생화학적 특성'이라는 개념은 텍사스 주립대학의 로저 윌리엄스 Roger J. Williams 교수가 제시한 개념으로, 개개인이 필요로 하고 사용하는 대사산물의 양에는 상당한 차이가 있기 때문에 평균치라고 하는 값은 상당히 빗나갈 수 있다는 점을 시사한다.

예일대학교 의과대학 소아과의 부교수 레온 로젠버그 박사 Dr. Leon E. Rosenberg는 유전적 결함으로 인한 생화학적 이상에 대해 논의하며, 비타민 결핍 질환과 비타민 종속 질환을 구분할 것을 제안했다. 비타민 종속 질환은 성공적 치료를 위해 '일반적으로 알고 있는' 일일 권장 섭취량의

10~1,000배가 필요한 질환을 의미한다. 당시 로젠버그 박사의 연구는 여러 비타민 B군과 비타민 D의 비타민 종속 유전 질환에 국한되어 있었다. 아마도 그는 아스코르빈산에 대한 연구는 하지 않은 것으로 보인다. (이 사실은 1970년 8월 29일자 〈사이언스 뉴스Science News〉 157~158쪽과, 1970년 9월 21일자 〈미국의학협회지Journal of the American Medical Association〉 2,001쪽을 검토한 것이다)

본의 고릴라 자료, 폴링 박사의 아스코르빈산 계산, 쥐의 일일 아스코르빈산 생성량, 원숭이를 위해 국립연구위원회에서 제안한 권장 섭취량, 클레너 박사의 실제 인간 임상 자료 등으로부터 얻을 수 있는 흥미로운 결론은 이 모든 연구 결과가 현재 충분하다고 간주되는 60밀리그램이 아닌 하루 몇 그램 단위의 아스코르빈산 섭취가 적합하다고 제안한다는 점이다.

CHAPTER 2

아스코르빈산과 질병 그리고 의학

11
비타민 장벽

1933년에 아스코르빈산이 발견되고, 그것이 항괴혈병제 비타민 C라는 사실이 알려지면서, 우리가 알고 있는 대부분의 질환과 병적 상태에 대해 수천 개의 의학 연구 프로젝트가 진행되었다. 괴혈병에 대해 마법과 같은 치료효과를 가진 물질이 드디어 발견되어, 죽음의 문턱에 섰던 사람들이 단 몇 알의 아스코르빈산만으로 며칠 안에 기적처럼 건강을 되찾을 수 있게 된 것이다.

이 발견에 탄력을 받아 홍수처럼 불어난 연구의 결과로 수많은 분야의 질환에서 엄청난 수의 연구 논문이 출판되었다. 그 연구의 수가 너무 많아, 5년 후인 1938년에 한 연구자는 "이 주제에 대해 너무 많은 논문이 발표되어서 이제는 인간이나 동물의 신체가 걸릴 수 있는 질병 중 단 한 가지도 연구되지 않은 것이 없다"고 했을 정도였다. 1938년에도,

1939년에도, 전 세계에서 매해 600편 이상의 의학 논문이 아스코르빈산 연구에 바쳐졌다.

이 엄청난 양의 의학 문헌을 검토하면 당시 대부분의 의학 연구자들이 아스코르빈산의 영양적 측면, 비타민으로서의 측면에 지배적인 영향을 받은 것이 아닌가 하고 추측하게 되는데, 이는 비타민 C 가설에 대한 철저한 주입식 교육의 결과였다. 그들에게 항괴혈병제는 비타민일 수밖에 없었고, 괴혈병은 그저 불균형적인 식생활의 결과일 뿐이었다. 또한 그들은 하루에 겨우 몇 밀리그램, 즉 미량의 아스코르빈산으로 괴혈병을 완치할 수 있다고 알고 있었다. 그리고 그 결과, 1930년대 초에 그들은 아스코르빈산을 다른 질병 치료에 사용할 때 자연스레 괴혈병 치료에 충분하다고 생각되는 용량만큼만을 사용했다. 이렇게 저용량을 사용한 결과로, 효과적인 치료 결과를 보인 연구의 수만큼이나 많은 수의 연구에서 아스코르빈산은 효과를 나타내지 못했다. 이러한 사실로 볼 때 우리는 이후 수십 년 동안 발표된 임상 연구 결과의 유용성에 중대한 의문을 던지지 않을 수 없다.

초창기 연구자들이 적은 용량을 사용한 데에는 실질적인 이유도 있었다. 1930년대 초만 해도 아스코르빈산은 희귀하고 비싼 연구 재료였다. 당시 연구자들은 제한된 이용 가능성 내에서 더 많은 용량을 원했다 하더라도 이를 공급받지 못했을 것이다. 1930년대 후반에 이르러 아스코르빈산을 인공 합성할 수 있게 되어서야 이것이 더 이상 문제가 되지 않을 수 있었다.

연구 초창기에 하루 50~100밀리그램의 치료 용량은 '고용량'으로 여겨졌다. 비타민의 기준으로 볼 때 이는 실제로 고용량이었다. 하지만 저용량 사용으로 인한 실패가 계속됨에도 불구하고 연구자들은 아스코르빈산을 저용량으로 사용하는 실수를 반복했다. 용량을 증가시켜 이것이 얼마나 더 효과적인지 알아보려고 한 사람을 찾아보기 힘들다는 점은 참으로 이상한 상황이라 할 수 있다. 아스코르빈산은 거의 독성이 없는 물질이라 용량을 상당한 수준으로 증가시킨다 해도 위험하지 않다는 것을 고려하면 더욱 그렇다. 연구자들은 비타민이라는 고정관념에 갇힌 나머지 원하는 효과를 얻기 위해 용량을 조절하는 약리학의 일반적인 원칙조차 적용하지 못했다. 그들은 아스코르빈산을 비타민이라고 생각했고, 일반적인 비타민처럼 미량만 사용해도 기적을 볼 것이라 기대했다. '영양'이 아니라 '약'이 필요하다는 단순한 사실을 대부분의 연구자들이 비켜갔던 것이다.

다만 일부 연구자의 연구에 국한되어 매일 충분히 고용량, 즉 그램 단위 수준의 아스코르빈산을 사용하여 성공적인 치료가 이루어진 사례가 보고되었다. 비록 이들의 연구는 드물지만 고용량 아스코르빈산 치료의 근간을 마련했기에 앞으로 더 철저히 분석되고 확장되어야 한다. 이 그램 단위의 복용은 유전 질환의 개념을 통해 더욱 분명하고 명확한 근거를 제공받았다.

아스코르빈산 치료에 있어서 그 용량의 중요성 깨달은 몇 안 되는 임상연구자 중 한 명이 바로 클레너 박사다. 비록 여전히 주류 의학의 무시를 받고 있지만, 그는 1940년대 말부터 1950년대 초에 이르기까지 소아마비와 같은 질병의 치료를 성공적으로 개척한 의사다. 이에 대해서는 이후 바이러스성 질환에서 자세히 다루겠지만, 여기에서 먼저 이전에 수행된 연구에 대한 그의 견해를 살펴보면 다음과 같다.

본 논문의 준비 과정 중 기존 연구 문헌을 살펴보며, 나는 거의 믿을 수 없는 사실을 알게 되었다. 이는 수많은 연구자들이 비타민 C의 용량 및 투약 빈도라는 한 가지 사실을 이해하지 못해, 이미 얻을 수 있었던 긍정적인 결과를 지난 10년 간 놓쳐왔다는 사실이다. 그 동안 동물 실험에 들인 수년 간의 노력과 연구 지원금 그리고 쓰여진 문헌의 방대한 양을 고려할 때 이를 놓쳤다는 것은 도저히 이해할 수 없는 일이다. 어느 누구도 신장으로 인한 복통을 5그레인 용량의 아스피린 한 알로 가라앉힐 거라 기대하지 않는다. 같은 논리로 10~400밀리그램의 비타민 C 복용만으로 바이러스 생명체 파괴를 기대할 수는 없다. 비타민 C를 바이러스 질병에 대한 항생제로 사용한 우리의 임상 시험 결과는 환상적인 것처럼 보일 수 있다. 하지만 이 결과는 다른 여러 감염에 있어서 설파 제제나 사상균 파생 제제를 투약했을 때 얻을 수 있는 결과와 다르지 않다. 후자의 경우, 대개 48~72시간 내 완치를 기대하고 그 결과를 얻는다. 그렇다면 여러 바이러스 감염이 아스코르빈산으로 인해 비슷한 시간 내에 완치되었다고 할 때, 역시 이것이 기적적인 일이라고 해서는 안될 것이다. (이 내용은 1949년 발표된 클레너 박사의 〈소아마비 및 기타 바이러스 질병의 비타민 C 치료〉라는 제목의 논문에 기록되어 있다)

앞으로 다룰 내용에서는 지난 40년 간 아스코르빈산으로 다양한 질병을 치료하는 과정에서 발간된 의학 문헌에 근거해 그 임상 경험을 간략히 요약해보고자 한다. 아직 충분히 밝혀지지 않은 분야이기는 하나, 새로운 유전학적 개념을 통해 추후 이루어질 연구를 염두에 두고 다소 자극적인 실험 결과와 아이디어를 짚어볼 것이다. 무려 60년 간 연구를 지연시킨 비타민 C에 대한 정서적 장벽을 무너뜨리고, 앞으로 진행될 임상 연구의 프로토콜에 논리라는 것을 적용하기 위해 이 과정은 꼭 필요하다. 영양소 수준으로 아스코르빈산을 사용하는 것은 이미 수 년에 걸쳐 충분히 시도되었고, 여기에는 어떠한 주목할 만한 성공도 없었다. 이제 고용량 아스코르빈산 사용이 임상시험의 대상이 될 때다.

이후에 대규모 임상시험이 착수되기 전에 우리는 적어도 이 영역에서 올바른 질문을 던지고 추가적인 실험을 해야 한다. L-굴로노락톤 산화효소 유전자의 결핍이 없었을 경우 인간이 간에서 생성할 일일 아스코르빈산의 양은 쥐의 실험에 기초해 추정되었다. 하지만 먼저, 인간에 대한 보다 정교한 추정치를 얻기 위해서는 다양한 스트레스 상황에 노출된 대형 포유류를 이용한 실험을 통해 정보를 얻고, 이 정보에 의지해야 한다.

비록 아스코르빈산이 독성이 적은 물질로 평가받고 있지만, 인간은 아주 오랫동안 이에 매우 낮은 농도로 노출되어 왔기에 갑작스레 고용량을 경구 투약할 경우 과민한 소수에게 부작용이 나타날 가능성이 있다(보통 포유류의 경우 아스코르빈산은 간에서 생성되어 바로 혈류로 흘러나오게 되는데, 이 경로는 인간이 아스코르빈산을 섭취하는 소화관이라는 경로를 전혀 거치지 않는다). 보고된 부작용으로는 복부 불편감, 구토, 설사, 두통, 피부 발진이 있는데 모두 아스코르빈산의 양을 줄이거나 멈출 경우 사라졌다. 이처럼 과민한 사람들을 대상으로 아스코르빈산을 산이 아닌 아스코베이트나트륨으로 대체하거나 식사와 함께 복용하면 부작용이 없어지는지,

또 처음부터 필요한 용량을 다 처방하는 대신 천천히 용량을 늘릴 경우 부작용이 조절되는지에 대한 연구가 이루어져야 한다. 대부분의 경우에 아스코르빈산에 대한 초기 과민 반응은 결국 사라진다.

고용량 아스코르빈산 복용으로 결석이 형성된다고 하는 비판이 유효한지를 확인하는 연구도 이루어져야 한다. 수백만 년 동안 높은 아스코르빈산 레벨이 포유류의 정상적인 수치였다는 사실, 결석 형성이 아스코르빈산의 부족에 기인한다는 사실(22장 참조)에도 불구하고 이 비판은 끊임없이 지속되고 있다. 아스코르빈산을 고용량으로 복용할 때 나타나는 이뇨 증가 효과 역시 나트륨, 칼륨, 칼슘, 마그네슘 등의 미네랄 대사와 관련하여 더 조사해야 하며, 고용량 아스코르빈산 복용 시 추가로 필수 미네랄 섭취가 필요한지, 이로 인해 신체의 나트륨에 대한 내성이 좋아지는지를 알아보아야 한다.

뒤에서 다룰 연구 경로 및 프로토콜이 인류의 이익을 위해 아스코르빈산의 치료 효과를 완전하게 조사할 미래의 임상 연구를 위한 가이드가 되길 기대한다. 아울러 이 연구 제안의 세부 사항을 자가 약물 복용의 근거로 사용하는 것은 본 저자의 의도나 바람이 아님을 분명히 밝힌다.

12
감기

지금부터 괴혈병 이외의 여러 질병 치료에 있어서의 아스코르빈산 사용에 대한 논의를 시작한다. 감기부터 다루려 하는데, 이는 가장 성가신 병이고 이 병에 모든 사람들이 반복하여 노출되기 때문이다. 본 저자 역시 가장 많이 겪어본 병이다. 이런 개인적인 경험으로 미루어볼 때 아스코르빈산을 적절히 이용하여 감기를 퇴치할 수 있다고 믿는다. 어떻게 그렇게 할 수 있는지를 알려주는 것이 이 장의 목적이다.

먼저 감기에 관한 몇 가지 통계와 최근 연구를 검토해보고, 지난 30년 동안 감기를 치료하기 위해 아스코르빈산을 어떻게 사용해왔는지 알아보기 위해서 의학 문헌을 잠깐 들여다보자.

미국인은 1년에 약 5억 회 감기에 걸리는 것으로 추산된다. 감기는 육체적으로 심한 불편을 초래하고 건강과 스태미너에 부담을 줄 뿐만 아니라, 직장에 결근하는 사유 중 가장 높은 비율을 차지하고 있다. 이에 따른 시간 손실과 생산 차질로 산업에 미치는 비용이 1년에 50억 달러가 훨씬 넘는 것으로 보인다.

많은 사람들이 감기 백신의 개발을 기대하고, 이에 지금도 많은 연구비를 들이고 있다. 하지만 유용한 백신의 개발 가능성은 요원하다. 감기 환자가 보유하고 있는 변종 바이러스와 연관된 박테리아의 숫자가 엄청나기 때문이다. 예를 들어, 성인 감기 환자의 절반 이상에서 분리되는 리노 바이러스는 약 70~80개의 변종으로 구성되어 있다. 백신은 특정한 바이러스나 박테리아 종류에만 듣기 때문에 전천후 백신이라 하더라도 변종의 수가 많고 단기적 면역이므로 그것이 얼마나 유용할지 의심스럽다. 그 대신에 광범위하고 독성이 없으며 바이러스나 박테리아를 죽이는 물질이 필요한데, 아스코르빈산이 이러한 요구를 충족시킨다.

감기에 민감한 실험용 동물이 일반적이지 않다는 것이 감기 연구의 어려운 점 중 하나다. 인간과 유인원만이 감기에 민감한 숙주로 알려져 있다. 쉽게 마련할 수 있는 쥐, 생쥐, 토끼, 고양이, 개와 같은 실험용 동물은 감기에 잘 걸리지 않는다. 이것이 실험실에서 감기를 연구하기가 매우 어려운 이유다. 감기에 걸리는 종인 인간과 유인원은 자체적으로 아스코르빈산을 생산할 수 없다는 사실이 중요하다.

아스코르빈산이 발견되고 얼마 지나지 않아서 그것이 강력한 항바이러스 작용을 한다는 사실이 알려졌다. 특정적이지 않고 광범위하게 바이러스를 공격해서 활동을 떨어뜨리는 것으로 밝혀졌다. 소아마비, 우두, 헤르페스, 광견병, 수족구병 그리고 담배 모자이크와 같은 바이러스가 포함된다. 이러한 사실은 초기에 조사된 것이었으니 아스코르빈산의 바이러스 억제 능력은 더 많이, 아마 모든 바이러스에 미칠 것으로 보인다. 1930년대의 다른 연구자들은 아스코르빈산이 디프테리아, 파상풍, 이질, 포도상구균과 아메바와 같은 수많은 박테리아 독소를 억제할 수 있다는 사실을 알아냈다. 1939년에 한 연구자는 "비타민 C는 사실상 항독·항바이러스 비타민으로 지정할 수 있다"고 발표하기도 했다[1]. 그리고 덧붙여서 아스코르빈산은 비교적 인간에게 해가 없다고 했다.

아스코르빈산과 감기에 관한 1939년부터 1961년 사이의 의학 문헌은 두 그룹으로 나누어진다. 하나는 감기 치료에 그램 이하의 밀리그램 단위로 측정된 1일 복용량으로 아스코르빈산을 처방한 임상시험이 들어 있는 것, 다른 하나는 매일 고용량으로 처방한 임상시험이 들어 있는 것이다. 밀리그램 그룹은 감기 치료에 아스코르빈산이 효과가 없다고 생각했지만, 고 단위 그룹은 보다 성공적인 결과를 보고했다.

사반세기에 걸친 이 기록을 훑어 그 안에 무엇이 들어 있는지 알아보기 위해, 먼저 불충분한 저용량 복용 실험부터 살펴보자.

1940년에 베르퀴스트Berquist는 하루에 90밀리그램의 아스코르빈산을 사용했고[2] 커트너Kuttner는 류머티즘을 앓고 있는 108명의 아이들에게 하루 100밀리그램을 사용했으나 상기도 감염의 빈도가 줄어드는 것을 보지 못했다.[3] 코언Cowan, 딜Diehl, 베이커Baker는 하루에 200밀리그램을 사용했다.[4] 글레이즈브룩Glazebrook과 톰슨Tomson은 1942년에 대형 시설의 아이들에게 매일 약 200밀리그램을 사용했다.[5]

그들은 아스코르빈산을 섭취한 그룹과 그렇지 않은 그룹 사이에 감기나 편도염의 발생 빈도 차이가 없었고, 감기의 발병 기간도 같았다고 발표했다. 그러나 대조군에서는 편도염 발병 기간이 더 길고 류머티스 열이나 폐렴이 생기는 경우가 있었으나 아스코르빈산을 섭취한 그룹에서는 일어나지 않았다. 이러한 낮은 용량 단위로도 어떤 보호 반응이 생기는 것 같았다.

1944년에 달버그Dahlberg, 엔젤Engel, 라이딘Rydin은 하루에 200밀리그램씩을 스웨덴 군인들에게 처방하고 "감기의 빈도나 기간, 열의 정도 등에 있어서 차이점을 발견하지 못했다"고 발표했다.[6] 프란즈Franze와 헤일Heyl,[7] 테브록Tebrock, 아르미니오Arminio, 존스톤Johnston은[8] 1956년에 바이오플라보노이드와 아스코르빈산 200밀리그램을 매일 함께 사용했지만 주목할 만한 결과를 내지 못했다.

지금 돌이켜 보면 불충분한 역가의 처방량을 사용해서는 일관되고 바람직한 치료 결과를 도출해낼 수 없다는 약리학적 사실을 그들이 밝힌 셈이다. 섹트만Shekhaman은 1961년에 1년 중 7개월은 100밀리그램을, 나머지는 50밀리그램을 사용해보았는데, 감기 발생빈도는 줄었으나 차이는 미미했다고 발표했다.[9]

한편, 고용량을 처방한 그룹을 살펴보면 다른 양상을 볼 수 있다. 여기에는 루스킨Ruskin이 포함되는데, 그는 1938년에 감기 증상을 보이자마자 칼슘 아스코베이트 450밀리그램을 주사하였다.[10] 이 논문을 고용량 복용 그룹에 넣는 이유는 주사가 같은 양을 복용하는 것보다 몇 배 더 효과적이기 때문이다. 2,000번 넘게 주사했는데 주사로 인한 부작용은 없었다. 환자의 42%가 한두 번의 주사로 완전하게 나았다. 48%는

'뚜렷한 호전'으로 보고되었다. 루스킨은 요약하기를 "칼슘 아스코베이트는 감기 치료에 있어 사실상의 종결자로 보인다"고 했다.

1938년의 이 기술은 일찍 주사만 한다면 수년 간 수많은 감기를 예방할 수 있으리라는 것을 보여준다. 반 알리아Van Alyea는 1942년에 하루 1그램의 아스코르빈산이 비부비동염 치료에 유용했다고 보고하였다.[11] 마크웰Markwell은 1947년에 3~4시간마다 3/4그램 이상 처방한 것을 기술하였다.[12]

본 저자의 경험으로는 아주 초기에 충분한 양을 투입하면 감기를 멈추게 할 가능성이 50대 50, 또는 그 이상이다. 오전에 목이 며칠 동안 아플 것이라고 예상했다가 오후에 증상이 갑자기 사라진 것을 알고 놀란 경험이 있다. 무엇이 되었든지 간에 비타민 C로는 그 어떤 나쁜 효과를 본 적이 없다. 지난 3년 동안에 감기를 치료하기 위해 비타민 C를 대용량으로 복용한 환자의 숫자가 상당하다. 여론이 일 정도로 대량이었고, 이것이 좀 더 과학적인 연구의 전초가 되고 있다.

알바네스Albanese는 1947년에 독감 치료를 위해 하루 2그램의 아스코르빈산을 주사한 뒤, 증상이 빠르게 줄어들고 열이 떨어졌으며 앓는 기간이 짧아졌음을 보고하였다.[13] 주사는 잘 들었고 합병증은 없었다. 알바네스는 이러한 관찰을 보고하면서 다른 이들도 그의 치료를 따라 해보면서 임상데이터를 축적하길 희망했다.

울스톤Woolstone은 1954년에 감기를 치료하는 데 시간 당 0.8그램의 아스코르빈산, 하루 3회 복합 비타민 B를 사용하여 좋은 결과를 얻었다.[14] 그는 "단지 나의 관찰을 있는 그대로 제공했을 뿐인데 그 결과가 너무 놀라워서 다른 이들이 이를 시도해보았으면 했다"고 말했다.

3년 뒤 미글Miegl은 하루 1그램의 아스코르빈산을 차에 타서 세 차례 마시게 했더니 감기로 고생하던 132명의 환자 중 111명이 반나절 안에 명백하게 호전되었다고 보고했다.[15] 1958년에는 이전의 긍정적 결과를 확대시킨 다른 논문을 펴내면서 호흡기 질환, 비鼻 출혈, 방사선 후유증, 수술 후 출혈 그리고 기타 여러가지 질환의 예방을 위해 하루 2~5그램의 아스코르빈산을 사용할 것을 권장했다.[15]

베셀 로취Bessel-Lorch는 독일 고등학생들의 스키캠프에서 시행한 검사에서 26명의 학생에게는 아스코르빈산 1그램을 주고 다른 20명의 학생에게는 주지 않았는데, 9일 후 아스코르빈산을 주지 않은 그룹에서 9명이 감기에 걸렸으나 다른 그룹에서는 한 명만 감기에 걸렸다.[16] 감기에 걸린 모든 학생들에게 매일 아스코르빈산 2그램을 복용하게 하자 24시간 안에 전반적으로 호전되어 별 무리 없이 힘든 일을 소화해냈다. 확실한 사실은 "모든 참가자들에게 비타민 C의 영향으로 육체적인 스태미너가 상당히 증가되었다는 인식을 심어주었다"는 것이다.

리첼Ritzel은 1961년에 스키캠프에서 시행한 방대한 시험에 대해 보고하였다.[17] 1그램의 아스코르빈산을 139명에게 주고 140명에게 주지 않았는데, 주지 않은 그룹에서 119명이, 준 그룹에서는 42명이 감기 증상을 보였다. 리첼은 이 결과를 요약해서 "이 결과의 통계 평가상 감기의 예방과 치료에 비타민 C가 효과가 있다"고 보고했다.

이 같은 보고에서 주목해야 할 두 가지 사실이 있다. 첫째, 일반 감기를 고용량 아스코르빈산으로 치료하는 것에 관한 광범위한 추가적 임상 연구의 필요성에 주의를 기울이지 않았다는 것이다. 둘째, 아스코르빈산을 비타민 C로 여기는 연구자들이 높다고 보는 복용량 수준은 유전적 질병 개념의 가르침 아래서는 적정하다고 생각될 양에도 훨씬 미치지 못한다는 점이다.

이 새로운 개념을 견지하면, 일반 감기를 조절하기 위해 다음과 같이 처방해야 하고, 또한 임상시험 과정에서 이를 준수해야 한다. 그 이유는 아스코르빈산의 바이러스 살상 작용과 생화학적 스트레스에 대한 포유동물의 일반적 반응에 근거한다. 즉, 자주 반복해서 복용하여 바이러스가 더 이상 살아남을 수 없을 정도로 혈액과 세포의 아스코르빈산 농도를 끌어올리는 전략인 것이다. 이 같은 단순하고 논리적인 생각이 연구자들에게 오랫동안 떠오르지 않았다는 사실은 정말 이해하기 어렵다. 이 처방이 시도되지 않은 것은 아니다. 본 저자 스스로 기니피그가 되어 아스코르빈산을 복용한 결과, 거의 20년 동안 감기에 걸리지 않았다. 나의 가족들, 동료와 친구들이 자발적으로 그것을 따랐고 성공적인 결과를 보고했다. 지시대로 사용했을 때 실제로 100% 효과적이었다.

스트레스가 없는 성인에게 적용되는 3~5그램의 '완전한 교정을 위한' 처방을 지속적으로 따르면 호흡기 감염 질병에 대한 높은 저항력을 갖게 될 것이다. 감염원에 지나치게 많이 노출되거나 좋지 않은 생화학적 스트레스에 노출되면 감염성 바이러스는 기회 감염이 되어 증상을 발현하기 시작한다. 치료는 감기 증세가 나타나는 초기에 시작해야 한다. 진행되고 난 뒤보다는 초기 감기를 잡기가 훨씬 쉽기 때문이다. 기침을 하거나 코를 훌쩍거리는 감기 환자와 가까이 접촉하는 등의 감염성 인자에 대량 노출되었다면, 감기 증상이 나타나기를 기다리지 말고 아스코르빈산 몇 그램을 하루에 여러 번 투여하는 식의 예방적 처방을 취할 수도 있다.

본 저자는 감기 증상이 나타나는 초기에 1.5~2그램의 아스코르빈산을 몇 온스의 물에 타서 달지 않게 혹은 달게 해서 섭취했다. 20~30분 이내에 또 복용하고 이것을 20~30분 간격으로 여러 번 반복했다. 대개 세 번째 복용에서 바이러스가 효과적으로 둔해지고 감기 증세가 더 이상 나타나지 않았다. 뒤늦게 나타나는 증상을 지켜보고 그것이 확실한 경우에는 더 복용했다. 이 처방이 지체되어 바이러스가 몸 전체에 퍼진 후에 시작했다면 결과는 그렇게 극적이지 않았겠지만, 그렇다고 해도 아스코르빈산은 큰 도움이 된다. 1~3시간 간격으로 계속해서 복용하면 바이러스의 공세 기간이 하루 정도로 단축된다. 이 치료법의 커다란 장점은 외부의 이질적인 독소보다 정상적인 신체의 구성 요소를 활용한다는 점이다. 이 처방법은 그 효과와 안전성을 입증하고, 새로운 치료법에 대해 의학이 요구하는 데이터를 제공하기 위해서 대규모의 장기적 임상 연구 대상이 되어야 한다.

1966년에 본 저자는 이 처방법을 라이너스 폴링 박사에게 보냈다. 그는 성공적인 개인 경험과 기타 연구의 결과를 토대로 1970년에《비타민 C와 감기》를 출판했다.[18]

이 책은 고용량 아스코르빈산을 이용한 예방과 치료라는 새로운 분야에서 처음 발간된 저작으로, 이러한 조건에 맞는 아스코르빈산 사용에 대해서 여기에서 기술하는 것보다 자세하고 실용적으로 설명하고 있다.

그러나 이 책이 출판되자 의료 단체와 일반 언론까지 들고일어나 폴링 박사에게 근거 없는 비판을 쏟아 부었다. 1971년에 밴텀출판사가 찍어 낸 이 책의 두 번째 판에서 폴링 박사는 이들의 비판에 답한다. 12장 말미에서 그는 다음과 같이 말한다.

비타민 C의 가치에 대한 인식이 높아지고, 감염 질환에 대한 인체의 방어력을 강화시키는 데에 이 기본적인 천연 물질의 사용이 늘어나면 전 인류의 고통인 감기를 제어할 수 있을 것이다.

이 책이 출판될 때까지 폴링 박사는 감기 바이러스에 대한 저항력을 향상시키기 위해 낮은 혈중 아스코르빈산 농도를 장기적으로 교정하는 것, 그리고 감기 증상이 나타나는 즉시 아스코르빈산을 이용하는 대용량 항바이러스 요법과 같은 치료법을 따르는 임상시험이 계획되거나 시작되고 있다는 것을 모르고 있었다.

13
바이러스 질환

사람을 괴롭히는 다양한 전염병은 병을 일으키는 감염 매체의 성질과 특성에 따라 분류할 수 있다. 일반적으로 세 그룹이 알려져 있는데, 바이러스 질병, 세균 감염증 그리고 바이러스나 세균보다 진화된 기생 매체로 인한 질병이 그것이다.

이러한 분류는 또한 감염 매체의 상대적인 크기와 복잡성을 표시하는 것이기도 하다. 이 중 바이러스는 가장 단순하고 원시적인 형태로, 생물과 무생물 사이의 과도기적인 전이체와 같다. 바이러스는 소아마비, 홍역, 천연두, 수두, 독감, 대상포진, 이하선염, 공수병과 같은 다양한 질병을 일으킨다. 앞에서 논의한 일반 감기도 바이러스 질병인데, 약해진 세포에 박테리아가 침입해 2차 감염을 일으킨다.

포유동물에 바이러스가 침입하여 몸속에 발판이 생기면 증상이 나타나며, 동시에 바이러스에 대항하여 자체의 생화학적 방어가 구축된다. 거의 모든 포유동물에 있어 이러한 생화학적 방어 반응은 최소한 두 개의 단계가 있다. 즉, 포유동물의 몸에 바이러스에 대한 항체가 형성되고, 또한 간에서는 아스코르빈산 합성률이 증가한다. 이것이 질병의 진행에 대한 포유류의 정상적인 반응인데, 예외적으로 인간과 같은 종은 아스코르빈산을 자체적으로 생산할 수 없다.

이제, 의학 문헌을 검토하여 대용량 아스코르빈산 치료와 바이러스 질병에 관하여 밝혀진 것들을 알아보자.

소아마비

소아마비 치료에 대한 아스코르빈산 처방은 어리석은 실수와 통찰력 부족, 잘못된 노력과 잘못된 가정으로 점철되어 있다. 그 와중에도 한 연구원이 결국 올바른 길에 들어서서 성공을 보여주었는데, 아무도 그의 연구결과를 믿지 않았을 뿐더러 이를 조직적으로 무시했다.

아스코르빈산이 발견된 후 2년 사이에 융게블러Jungeblut는 아스코르빈산이 소아마비 바이러스를 활동하지 못하게 한다는 것을 보여주었다.[1] 그 후 1936년과 1937년에는 다른 연구원들이 속속 기타 병원균에 대해서도 그와 같은 효과가 있음을 보여주었다. 홀덴Holden 등은 헤르페스 바이러스에 사용했고,[2] 클링글러Kligler와 베른코프Bernkopf는 우두 바이러스에,[3] 라겐부쉬Lagenbusch와 엔데를링Enderling은 구제역 바이러스에,[4] 아마토Amato는 광견병 바이러스에,[5] 로민스키Lominski는 박테리오파지에 사용했고,[6] 로이킨Lojkin과 마틴Martin은 담배 모자이크병 바이러스를 가지고 시험했다.[7] 그리하여 짧은 기간 동안에 아스코르빈산이 광범위한 항바이러스제가 될 가능성을 가지고 있다는 것이 확고해졌다. 갖가지 바이러스에 효과적이고 전혀 해가 없다고 알려진 '마술 탄환'이 새로 등장한 것이다. 이렇게 흥분할 만한 특성을 지닌 물질은 흔한 것이 아니다. 이를 세밀하게 추적하는 데 막대한 분량의 연구 시간이 투여되었어야 한다. 그런데 현실에서는 다음과 같은 일이 벌어지고 있었다.

이러한 연구는 미국의 세균학자 솔크Jonas Edward Salk 이전 시대에 이루어지고 있었다는 사실을 독자들은 이해해야 한다. 당시 의사가 소아마비 환자에게 할 수 있었던 처치는 기껏해야 증세를 완화시키고 관찰하는 것뿐이었다. 유행병의 확산을 약으로 억제할 수도 없었으며 효과적이고 무해한 항바이러스 약제는 값비싼 상품이었다. 융게블러는 연구를 계속하여 1936년부터 1939년까지 일련의 논문을 발표했다.[8] 거기에서 소아마비에 걸린 원숭이에게 아스코르빈산을 처방하자 병의 심각성이 뚜렷이 줄고 더 잘 견뎌냈다는 사실을 보여주었다. 미국의 세균학자 세이빈Sabin은 원숭이에게 이 연구를 재연했는데 부분적으로나마 성공한 결과를 얻는 데 실패했다.[9] 임상 결과를 해명하기 위해서 더욱 노력하는 가운데, 두 과학자는 실험의 기술적인 세부사항을 추적하느라 답보 상태에 빠졌다. 지금은 우리가 이 연구를 돌아보고 병의 잠복기에 혈중 아스코르빈산을 고농도로 유지할 만큼 복용량과 횟수가 충분하지 않았다고 말하는 것은 쉬울 수도 있다. 어찌되었든 세이빈의 부정적인 연구 결과는 결국 10년 동안이나 이 분야 연구의 숨통을 죄어놓았다.

1949년에 일련의 괄목할 만한 논문이 등장하기 시작했다. 클레너는 아스코르빈산을 이용하여 다양한 바이러스 감염증과 함께 소아마비를 성공적으로 치료한 사실을 기술했다.[10] 또한 치료의 처방과 기법을 자세히 설명하고 극적인 임상 이야기를 전했다. 그는 자신이 적용한 대용량 처방이 비결이었다는 사실을 알고, 이를 믿으려 하지 않는 동료들과 함께 나누려 했다. 1952년 논문에서 그는 자신의 아스코르빈산 소아마비 치료법을 거론하면서 융게블러 등의 초기 연구에 대해 다음과 같이 말했다. "투여한 비타민 C의 양이 감염의 정도를 이겨내기에 불충분했기 때문에 그의 결과는 결정적이지 못했다. 세이빈은 바이러스가 대량인데 반해 비타민 C를 소량 처방했기 때문에 그의 결과 역시 융게블러의 결과와 마찬가지로 시사하는 바가 없었다."

바이러스 감염증에 클레너가 제안한 최적량의 비율은 70킬로그램 성인을 기준으로 하루에 2~4시간마다 4.5그램에서 17.5그램까지, 즉 하루에 17~210그램의 아스코르빈산을 투여하는 것이었다. 이러한 양은 이전에 시도되었던 어떤 연구보다 훨씬 많은 양이다. 이 논문에서 그는 성공한 임상 이야기를 하나씩 소개했고 1953년의 보고서에서도 마찬가지였다. 그 결과들은 실제로 아스코르빈산이 무해하고 효과적인 광범위 바이러스 제재라는 사실을 증명해주었다. 혈액과 세포에 아스코르빈산이 고농도로 유지되면 사람의 몸에 바이러스의 성장과 복제에 극도로 비우호적인 환경이 조성된다.

1952년에는 다른 두 개의 논문이 등장했다. 거기에는 클레너가 소아마비 치료에 아스코르빈산을 사용했으나 권장량에 못 미치는 하루 복용량을 처방했다고 나와 있다. 그셀Gsell과 칼트Kalt는 하루에 5~25그램을 사용했으나 소아마비의 진행에 아무런 효과가 없었다고 보고했다.[11] 저용량을 사용했던 문제 외에도 그들은 대다수의 환자들이 최소 4일 정도 소아마비를 앓고 난 뒤에야 이 치료를 시작했다. 바우어Baur는 하루에 10~20그램을 사용했는데 발열과 회복 시간을 줄이는 데 유익한 결과가 있었다고 보고했다.[12]

그리너Greer는 1955년에 클레너가 권장한 범위(하루에 50~80그램)의 복용량을 사용했는데, 다섯 명의 중증 소아마비 환자에게서 양호한 임상 결과를 얻었다고 보고했다.[13]

수 년이 흘러서 소아마비에 대한 의학연구의 중심이 백신 개발로 옮겨졌다. 지금은 이 백신이 광범위하게 사용되고 있으며 소아마비를 제압할 수 있게 되었다. 하지만 소아마비 백신은 소아마비 바이러스에만 효과가 있고 다른 질병의 바이러스에는 전혀 작용을 하지 못한다. 클레너 연구의 주된 가치는 양만 충분하면 아스코르빈산으로 어떤 바이러스 질병도 성공적으로 통제할 수 있다는 사실을 보여준 데에 있다. 이러한 선구적인 연구가 거의 철저하게 무시되리라는 것을 상상하기는 어렵지만, 사실상 무시되었다. 도발적인 클레너의 임상 결과의 가능성을 확인하기 위한 어떠한 대규모 실험도 실시되지 않았다. 독이 없고 효과적인 항바이러스 약제를 찾는 데 실패한 연구에 수백만 달러의 연구비가 쓰였고, 온갖 종류의 이상한 약품이 사용되었다. 그러는 동안에도 무해하고 비싸지 않고 독성이 없는 아스코르빈산은 연구자들이 쉽게 접근할 수 있는 곳에 있었다. 아스코르빈산이 바이러스 질병을 통제할 수 있는 '마술 탄환'임이 언젠가는 판명되리라 본다.

간염

1933년 베세이Bessey와 동료들은 아스코르빈산이 제거된 기니피그에게서 지방간 퇴행이 일어남을 확인하였다.[14] 10년 뒤에는 러셀Russell과 캘러웨이Calloway 역시 괴혈병에 걸린 기니피그의 간에서 병리학적인 변화를 확인하였다.[15] 윌리스Willis는 1957년에 이러한 초기 자료의 연장선에서 간경변의 퇴행성 변화가 없는 건강한 간세포를 유지하는 데 아스코르빈산이 절대적으로 중요함을 보여주었다.[16]

아스코르빈산은 바이러스 간 질환, 바이러스 간염의 치료에 사용하면 매우 안전하다. 필요한 만큼의 고용량을 처방했을 때 간염 바이러스의 활력을 떨어뜨리고 간 세포에 작용하여 퇴행성 변화를 예방한다. 1954년에 바우어와 스타우브Staub는 하루에 아스코르빈산 10그램을 처방하여 바이러스 간염 치료에 좋은 결과를 얻었다.[17] 병의 증세가 금세 사라져 병증 지속 기간이 단축된 것이다. 그보다 이전인 1937에 슈펭글러Spengler는 임신 중독에서 비롯된 간경변에 아스코르빈산을 단지 하루 100밀리그램을 주사하는 것으로 이뇨 효과를 볼 수 있었고, 그것이 병을 낫게 하여 훌륭히 회복하였다고 보고했다.[18] 20년 후에 독일에서 커크마이어Kirchmair는 간염에 걸린 63명의 아이들에게 5일 동안 매일 아스코르빈산 10그램을 처방하여 두드러진 개선 효과를 보았다.[19] 2~3일 안에 식욕이 나고 체중이 늘었으며, 황달이 신속히 사라지고 입원 기간이 반으로 줄었다. 보통 30일은 걸려야 진정되던 간의 부기가 아스코르빈산으로 9일 만에 사라졌다. 1960년에, 칼레야Calleja와 브룩스Brooks는 아스코르빈산을 24일 동안 하루에 5그램 처방하여 다른 약이 듣지 않던

난치성 간염 치료에 성공했다고 보고했다.[20] 비트겐Beatgen은 간염에 걸린 245명의 아이들에게 하루에 10그램의 아스코르빈산을 처방하여 커크마이어와 동일한 결과를 얻었는데, 아이들의 회복이 빨랐고 세포의 복원도 더 좋았다.[21] 달튼Dalton 역시 1962년에 극적이고 빠른 간염 회복 케이스를 보고했다.[22]

이들이 임상 보고에서 사용한 아스코르빈산의 용량은 클레너가 제시한 것에 미치지 못하며, 또한 유전적 질병의 개념에 준하여 필요하다고 여겨지는 양에도 미치지 못한다. 심각한 간 질환, 예를 들어 알콜 과용으로 야기된 퇴행성 간염의 예방과 치료 등을 위해 아스코르빈산 처방에 관한 집중적인 임상 연구가 요구된다. 더 많은 연구를 통해서 많은 사람에게 불행과 죽음을 가져오는 퇴행성 간경변을 예방해야 한다. 알콜 중독과 관련된 기관이 이러한 참신한 아이디어를 채택하지 않고 있다는 사실은 비극적이다. 장기적 예방을 위해 불과 하루 10그램의 아스코르빈산 복용이면 충분한데 말이다.

헤르페스

이 병은 피부나 점막의 급성 염증 질환이다. 여러 다른 형태로 알려져 있는데 모두 성가시고 고질적인 질병이다. 두 가지 형태가 흔한데, 하나는 열성 수포, 즉 단순포진herpes simplex이다. 열성 수포는 수포의 위치에 따라 상태가 다소 심각해진다. 다른 하나는 대상포진herpes zoster인데, 신경 통로가 감염된 것이 원인으로 보인다. 대상포진은 병증이 심각하고 고통스러운 것으로, 바이러스가 피부에 잠복해 있다가 환자가 햇빛이나 유독물, 육체적 또는 정신적으로 과도한 스트레스를 받았을 때 발병한다. 이는 모두 몸 안에 아스코르빈산이 떨어진 상태임을 의미하며, 이것이 발병을 촉발하는 기전이 된다.

일찍이 홀덴과 말로이Molloy는 아스코르빈산이 헤르페스 바이러스를 억제한다는 것을 보여주었다.[2] 나중에 실시한 임상시험에서 흥미 있는 개선 효과가 나타났다. 데인노우Dainow는 1943년에 아스코르빈산을 주사하여 14건의 대상포진을 성공적으로 치료한 사례를 보고했다.[23] 주라이크Zureick는 1950년에 237건의 대상포진을 치료했는데, 모두 아스코르빈산을 3일 간 주사했다.[24] 클레너는 1949년에 8명의 대상포진 환자에게 아스코르빈산을 주사하여 7명이 처음 주사한 지 2시간 만에 통증이 멈췄다고 했다.[10] 이들은 또 하루 만에 수포가 마르고 사흘 뒤에는 병변이 사라졌다고 보고했다.

다시 말하지만, 이러한 흥미 있는 결과를 실증하기 위한 대규모의 실험이 전혀 이루어지지 않고 있다. 의약품이 하나의 치료제로 인정받기 위해서는 수치상으로나 통계상으로 유의미한 사례가 있어야 한다. 이는 정부의 지원 프로그램으로 이루어져야 할 일이다.

기타 바이러스 질환

클레너는 1948년에,[25] 달튼은 1962년에[22] 각각 42명과 3명에게 아스코르빈산을 가지고 바이러스성 폐렴을 성공적으로 치료한 경험을 보고했다. 패츠Paez는 1945년에 어린이 홍역에 좋은 결과를 보았다.[26] 클레너는 1949년 홍역 유행기에 아스코르빈산을 예방 목적으로 성공적으로 사용하였고, 1953년에 홍역에 걸린 10개월 아이를 치료한 극적인 사례를 소개했다.[10] 주라이크는 1950년에 71명의 수두 환자를 아스코르빈산으로 치료하였고,[24] 클레너도 1949년에 이 병에 좋은 반응을 보았다고 보고하였다.[10]

클레너는 바이러스성 뇌염, 볼거리, 독감 치료에서 얻은 극적인 결과도 제시하였다. 바르가스 메이즈Vargas Mage는 1963년에 130명의 독감 환자를 1~3일간 아스코르빈산 45그램까지 사용하여 치료하였다.[27] 환자들은 남녀 모두 10세에서 40세 사이였고, 이들 중 114명은 회복되고 16명은 반응이 없었다. 현재 미국의 독감 연구 방향은 최종적으로 백신 개발에 맞추어져 있다. 이 연구 프로그램에는 독감의 예방과 치료에 아스코르빈산을 집중적으로 처방하는 것에 대한 실험은 포함되어 있지 않은 것 같다.

1937년에 아마토는 아스코르빈산으로 광견병 바이러스를 억제할 수 있다는 사실을 발견했다.[5] 문헌을 살펴보면 처음 이 논문이 나오고 35년 동안 더 이상 연구가 없었다. 대용량의 아스코르빈산을 지속적으로 처방해서 연구를 했다면, 이 치명적인 병에 대한 무해한 치료법의 핵심을 찾을 수도 있었다. 현재의 치료법은 그 병에 못지않게 고약하기 때문에 비교적 해롭지 않은 광견병 치료법이 절실히 필요하다. 이 분야의 연구가 더 진행되어야 하며, 박쥐가 대규모 광견병 바이러스의 숙주라는 최근의 연구 결과를 봐서도 이는 시급하다.[28, 29]

오랫동안 연구되지 않은 또 다른 분야로 천연두의 예방과 치료를 들 수 있다. 클리글러와 베른코프는 1937년 보고에서 아스코르빈산이 우두 바이러스를 억제한다고 했다.[3] 이후 천연두와 같은 관련 질병에 아스코르빈산 처방을 언급한 의학 문헌은 더 이상 없다.

전염성 단핵 세포증Infectious mononucleosis은 보통 오래 가는 병이지만 극적으로 회복된 사례가 보고된 바 있어 아스코르빈산으로 치료될 것이 분명하다.[22]

지금까지 인용한 논문들은 대부분 "바이러스성 질환에 대해 아스코르빈산 대용량 투여 치료를 온전히 평가하려면 대규모의 연구가 더 이루어져야 한다"고 호소하며 끝을 맺고 있다. 그러나 이러한 호소는 주의를 끌지 못했다. 이전의 비타민 C 이론 하에서는 고용량 사용에 대한 이론적 근거가 없었기 때문이었을 것이다. 새로운 유전적 질병 개념 하에 있는 지금은 고용량의 아스코르빈산을 이용한 질병 치료에 관해서 이론적인 근거가 마련되어 있다. 이미 시행된 연구로 미루어보아 적합하게만 처방한다면 아스코르빈산이 바이러스성 질환에 가장 가치 있는 무기가 될 것이다. 보건당국이나 공공보건재단이 대규모 임상시험을 시행하지 않는다면 아스코르빈산이 얼마나 가치 있는 것인지 결코 알 수 없다. 지난 10년보다 앞으로 10년의 실적이 더 나아지는지 지켜보아야 한다.

14
세균 감염

이 장에서는 병원성 세균에 의해 발생하는 감염성 질환 치료에 아스코르빈산이 어떻게 쓰이는가에 대해 논의하고자 한다. 결핵, 폐렴, 백일해, 나병, 장티푸스, 이질, 기타 감염증이 여기에 해당한다.

아스코르빈산을 이용한 염증성 세균 질환 치료에 관한 방대한 분량의 의학 논문이 있다. 이들 중 상당수는 아스코르빈산을 발견하고 얼마 되지 않은 초기에 발표되었는데, 이는 아스코르빈산이 다양한 질환을 치료하는 힘을 가지고 있으리라는 큰 기대감이 있었기 때문이었다. 임상시험을 살펴보기 전에 먼저 약간의 약리학적 기초를 알아보고자 하는데, 이는 지난 30년 동안 연구자 대부분에게 주의를 끌지 못한 것으로 보인다.

세균을 죽이는 성질을 지닌 물질을 살균제라고 하는데, 이들이 병원균을 죽이는 힘은 물질마다 천차만별이다. 이러한 차이로 인해, 주어진 조건에서 물질이 세균을 죽이는 힘을 발휘하기 위해서는 특별한 최소농도가 유지되어야 한다. 최소농도가 더 낮아져서 살균력이 없어진다 해도 균의 성장을 억제하거나 멈추게 하는 효과는 여전하다. 이렇게 낮은 농도에서는 세균을 확실하게 죽이지는 않고 성장을 막는 역할만을 하는 것이다. 여기에서 농도를 더 낮추면 세균이 성장한다. 따라서 우리는 세균을 죽이거나 성장을 억제하거나 혹은 전혀 병에 걸리지 않도록 하기 위해 일정한 농도 기준을 갖고 있다. 이런 단순한 사실이 밝혀진 것은 19세기 이후부터다.

아스코르빈산이 세균의 활동을 정지시키고 사멸시키는 성질이 있다는 사실도 알려졌다. 1941년에 여러 미생물이 아스코르빈산 2mg%에서 억제된다는 것이 밝혀졌다. 이 세균은 황색포도상구균, 장티푸스균, 대장균, 고초균 등이다. 5mg%에서는 용혈연쇄구균(심한 염증을 일으킨다)뿐만 아니라 디프테리아균도 억제된다.

결핵균을 가지고 연구한 사람들은 이 균이 아스코르빈산의 공격에 특히 민감하다는 것을 밝혀냈다. 1937년 보아스베인Boissevain과 스필레인Spillane은 1mg%에서 세균 활동 정지 효과가 있다고 보고하였고,[2] 1952년 시르시Sirsi는 10mg%에서는 악성 결핵균에 대해 세균 사멸 효과가 있고 1mg%에서는 세균 활동 정지 효과가 있음을 보고했다.[3] 1954년에 미르빅Myrvik 등은 아스코르빈산의 세균 활동 정지 효과를 관찰했고, 이전 실험에서 아스코르빈산을 섭취한 사람의 소변을 확인한 결과 결핵균의 성장이 억제되었다는 사실을 확증했다.[4]

이상의 수치를 보면서 인체 내에서 세균의 활동을 억제하고 사멸을 일으키는 데 필요한 아스코르빈산의 양을 대략 알아낼 수 있다. 몸 전체에 고루 퍼진 아스코르빈산 수준이 10mg%이고 그 환자의 체중이 70킬로그램이면 최저 초기 복용량은 7그램이 되어야 한다. 그러나 시험 계획을 수립하기 전에 이런 계산을 먼저 실시하려고 했던 연구자가 없었던 것은 확실하다. 이는 그들이 사용한 복용량이 이전과는 완전히 다른 단위였기 때문이다.

이제 아스코르빈산의 유용한 성질 쪽으로 눈을 돌려보자. 어떤 세균은 성장 도중 치명적인 독소를 분비한다. 어떤 염증 질환에서는 괴로운 증상과 독소 작용을 일으키는데, 디프테리아의 질식, 파상풍의 근육 경련, 개구開口장애 등이 이런 독소에 의해 일어난다. 식중독 균이 만들어내는 보툴리누스 독소botulinus toxin는 가장 강력하고 사람에게 치명적인 독소다. 게다가 치사량이 매우 적어 육안으로 식별이 안 된다.

이미 오래 전에 아스코르빈산이 이런 광범위한 독소를 중화시키거나 약화시켜 무력화하는 힘이 있음을 밝혀냈다. 디프테리아는 1934년에 하르데Harde와 필리프Phillippe, 1935년에 융게블러와 즈웨머Zwemer, 1937년에 시걸Sigal과 킹King, 1937년에 클리글러 등이 그 영향력에 대해 연구했다.[5] 파상풍은 1937년에 융게블러, 1938년에 클리글러 등, 1937년에 슐츠Schulze와 헥트Hecht, 1963년에 쿠리바야시Kuribayash 등, 1966년에 데이Dey가 이를 밝혔다.[6] 포도상구균은 1938년에 코다마Kodama와 코지마Kojima가,[7] 이질은 1938년에 다카하시Takahashi가 아스코르빈산에 반응함을 알아냈다.[8]

1934년에는 생쥐의 디프테리아 감염에 대한 저항력이 아스코르빈산을 자체 생산하는 능력에 기인하는 반면, 기니피그가 이 병에 쉽게 걸리는 것은 인간과 마찬가지로 아스코르빈산 보충 능력이 부족함에 기인한다는 것이 알려졌다.

병원균의 침입에 대항하는 인체의 또 다른 방어력은 감염 부위에 백혈구를 모으는 것이다. 이 백혈구들은 실제 세균을 물리적으로 공격하고 삼키고 소화시켜 파괴한다. 세균을 실제로 잡아먹는 과정을 식균 작용phagocytosis이라 한다. 백혈구는 조직의 청소부요 미화원이다. 이 중요한 신체 방어 과정은 아스코르빈산에 의존한다. 식균 활동성은 혈액과 조직 내 아스코르빈산의 양에 좌우된다. 아스코르빈산 수치가 너무 낮으면 백혈구는 침입 세균을 공격하거나 잡아먹거나 소화시키지 않는다. 식균작용이 약하게 혹은 아예 진행되지 않는 것이 괴혈병 전 단계나 괴혈병 상태에서 염증에 대한 감수성이 증가하는 이유다.

1943년에 코팅햄Cottingham과 밀스Mills는 백혈구의 식균 활동성을 유지하는 데에 아스코르빈산이 필수적이라는 사실을 밝혀냈다.[8] 그들은 실험에서 아스코르빈산 결핍 상태에서 생명 유지에 필수적인 방어 수치가 현저히 감소되었음을 밝혀내었다. 이 중요한 발견은 당시에는 중요하게 받아들여지지 않았다. 거의 30년이 지나서야 이런 효과가 뒤 샤틀레De Chatelet 등에 의해 재발견되어 대대적으로 언론에 알려졌다.[8]

아스코르빈산은 우리 몸이 감염 질환에 대항하여 싸우는 이론적으로 이상적인 무기이다. 핵심을 요약하면 다음과 같다.

1. 아스코르빈산은 정균 작용(세균의 활동을 정지시키는 작용)이나 세균 사멸 작용을 지니며, 병원균의 성장을 예방하거나 병원균을 죽인다.
2. 아스코르빈산은 세균의 독소나 독을 없애거나 무력화한다.
3. 아스코르빈산은 식균 작용을 조절하고 유지시킨다.
4. 아스코르빈산은 해가 없고 독이 없으며, 위에 제시한 효과를 위해 환자의 몸에 손상을 입히지 않고 대량으로 투여할 수 있다.

아스코르빈산 발견 직후 수많은 감염성 질환에 대한 연구가 시작되었는데, 이는 괴혈병과 감염 사이의 원인 관계에 대하여 오랫동안 의심해왔기 때문이었다. 괴혈병과 괴혈병 전 단계는 신체 저항을 낮추고 인간과 기니피그의 감염성 질환을 유발시킨다고 알려져 있었다.[9](1937년 포크너Faulkner와 테일러Taylor, 1937년 해리스Harris 등, 1937년 펠라Perla와 마모스텐Marmorsten) 이때는 항생제와 설파제가 발명되기 전이라 감염에 대한 약물의 힘이 원시적이고 미미하던 때였다. 당시 감염은 고통과 사망의 주요 원인이었다.

초기 연구자들은 새로 발견된 이 물질과 그 독특한 치유력에 대하여 큰 관심을 가졌고, 이것이 감염성 질환과 싸우는 강력한 무기가 될 것이라고 생각했다. 당시 발표된 수많은 논문 중 일부를 다음에 소개한다.

폐결핵

아스코르빈산이 발견되기 전 20년 간의 의학 문헌에서 괴혈병, 폐결핵과 비타민 C 사이의 연관성에 대한 적절하고 경험적인 관찰과 동물 실험을 찾을 수 있다. 1933년에 맥컨키McConkey와 스미스Smith는[10] 기니피그에게 폐결핵 객담을 매일 먹이되, 한 그룹에는 아스코르빈산이 일부 부족한 사료를 주고 다른 그룹에는 아스코르빈산 공급원으로 매일 2티스푼의 토마토주스(하루 약 2밀리그램 정도)를 먹었다. 맥컨키는 대장 결핵으로 입원한 환자에게 정규 병원식사에 더해서 토마토주스를 주었더니 증상이 꾸준하게 호전되는 것을 관찰을 했는데, 이 경험으로부터 실험의 아이디어를 얻었다. 아스코르빈산이 부족한 사료를 먹인 37마리 중 26마리에서 궤양성 장결핵이 발생했으나, 토마토주스를 먹인 35마리 중에서는 극히 적은 양의 아스코르빈산을 썼는데도 단 2마리만 결핵으로 죽었다.

1934년에 드 사비치de Savitsch 등 다른 연구자들이 하루에 동물 한 마리당 오렌지주스 2티스푼을 사용하여 이 결과를 확인했고, 1936년에는 그린Greene 등이 확정된 데이터를 공개하였다. 1938년에 버하우그Birhaug는 300그램 무게의 기니피그에게 겨우 하루 10밀리그램의 아스코르빈산(이는 성인에게 2,300밀리그램을 제공하는 것과 동일한 양이다)을 투여하는 검사를 실시하여 다음과 같은 결론을 얻었다.[11]

우리는 진행성 결핵에서 일어나는 불가피한 비타민 C 결핍증을 보상하면 동물 조직이 결핵의 염증성 괴사 작용과 초기의 침투적 결핵균의 맹공격에 보다 큰 저항성을 갖는다는 사실을 발견했다.

1936년과 1939년 하이스Heise 등은 2개의 짧은 보고서에서 하루 20밀리그램의 아스코르빈산을 피하로 주었으나 감염의 경과에 아무런 영향을 주지 못했다고 보고했다.[12] 그러나 실험조건을 살펴보면 버하우그Birhaug가 했던 것보다 2배의 아스코르빈산을 주입했지만 고병원성 결핵균의 양도 20~600배 가량 늘렸음을 알 수 있다. 이는 왜 그들이 버하우그의 실험 결과를 검증하지 못했는지를 보여주는 명백한 증거다. 그들은 아주 적은 아스코르빈산에 너무 많은 것을 기대했던 셈이다.

한편 독일, 미국, 덴마크 등지에서도 아스코르빈산을 사용하여 결핵 반응으로부터 기니피그를 보호한 긍정적인 결과가 보고되었다.[13] 많은 논문이 결핵 감염이라는 극심한 생화학적 스트레스 상황에서 아스코르빈산의 필요가 증가함을 보여준다.[14] 폐결핵이 없는 남자 1,100명을 5년 간 추적 조사해보니 28명에게서 결핵이 발생했는데, 이들 모두는 아스코르빈산 혈중 수치가 기준 이하인 그룹이었다.[15]

1935~1939년에 보고된 임상시험에서는 다음과 같은 내용을 찾을 수 있다.[16] 핫셀바흐Hasselbach는 하루 100밀리그램의 아스코르빈산을 써서 일부 좋은 효과가 있었음을 보고했다. 래드포드Radford와 동료들은 섬유성 결핵 환자에게 하루 500밀리그램을 제공하여 혈액 소견의 호전을 얻었다. 보르살리노Borsalino는 하루 100밀리그램을 주사하여 환자의 출혈을 조절하고 컨디션을 향상시켰다. 반면 마틴Martin과 하이스Heise는 하루 200밀리그램을 사용하여 이득이 되는 효과를 얻지 못했다. 페터Petter는 150밀리그램을 49명의 성인 결핵 환자에게 제공하여 30명은 호전되었고 12명은 변화가 없었으며 7명은 악화되었다. 24명의 소아 결핵 환자에서는 21명은 호전, 1명은 변화 없음, 2명은 악화라는 결과를 보았다. 소아에서 호전율이 높았던 이유는 의심의 여지없이 체중 당

더 많은 용량을 썼기 때문이다. 알브레히트Albrecht는 하루 100밀리그램을 주사하여 식욕 개선, 체중 증가, 컨디션 호전을 비롯하여 혈액 소견, 체온 조절에서도 호전을 보였다. 요세비치Josewich는 100~150밀리그램을 결핵 환자에게 제공했는데 실질적인 효과는 없었다고 보고했다. 바크쉬Baksh와 라바니Rabbani는 아스코르빈산을 하루 500밀리그램씩 4일간 주사하고 150~200밀리그램을 이어서 6주간 경구 복용하는 것이 유용한 보조 치료라고 보고했다.

이들은 저용량에서는 뛰어난 효과나 최소한의 이득을 보여주는 결과가 부족함에도 불구하고 여전히 적은 용량으로 실험을 계속했다. 비타민 가설의 도그마가 아스코르빈산을 항생제로 여기고 항생제 용량만큼으로 제한하여 충분하게 쓰는 것을 막았던 것이다.

1940년대에도 이렇듯 무의미한 연구가 계속되었다.[17] 어윈Erwin, 캐플런Kaplan 등은 하루 100~200밀리그램을 투여하여 결핵에서 큰 효과를 보지 못했다. 스위니Sweany 등도 세 그룹의 환자에게 하루 200밀리그램을 투여했으나 큰 성공은 거두지 못했다. 비토리오Vitorero 등은 처음에 500~600밀리그램을 주사한 후 호전을 보이면 400밀리그램으로 줄이고, 이어서 하루 200밀리그램으로 줄였다. 이렇게 해서 일부 환자에게서 꽤 좋은 결과를 얻어 장결핵에 아스코르빈산을 사용할 것을 주장했다. 보겐Bogen 등은 요양원에 있는 200명의 환자를 여러 그룹으로 나누어 하루 150밀리그램씩 제공하였는데, 주관적인 개선과 결핵 병변의 객관적인 개선 효과를 얻었다. 그들은 비타민 C가 결코 치료제는 아니라고 말하면서도 '충분한 양'을 투여할 것을 권했는데, 그들이 말하는 충분한 양이란 하루 150밀리그램이었다. 그들은 결핵 증상을 조절하는 데는 아스코르빈산이 중요하지 않지만, 이를 투여받은 많은 환자들이 상태가 좋아졌다고 언급했다.

1946년 루드라Rudra와 로이Roy, 1948년 바바르Babar는 각각 하루 250밀리그램, 200밀리그램의 아스코르빈산을 사용하여 약간의 호전을 관찰했다.

실제로 질병과 싸우기 위해 아스코르빈산을 사용한 연구보다는, 영양 결핍을 바로잡으려는 비효율적인 임상시험을 반복한 한심한 사례가 훨씬 많았다. 마침내 1948년, 샤르피Charpy는 과거에 사용한 용량이 너무 낮았다고 보고 6명의 결핵 환자에게 하루 15그램의 아스코르빈산을 사용하는 실험을 시행했다.[18] 하지만 이 실험은 어설펐다. 실험에 선발된 6명의 환자는 말기 결핵 환자로 곧 사망할 것이 예상되었으며, 실제로 환자 중 1명은 이 실험이 진행되기 전에 사망했다. 다른 5명은 6개월에서 8개월밖에 살지 못했지만 9~32킬로그램 정도 체중이 증가했고 더 이상 누워만 있지 않았으며 전반적인 컨디션에 큰 변화를 보였다.

샤르피는 환자들에게 있어 결핵 질환의 신체적 양상에는 별다른 변화가 없었으나 그들이 겪고 있는 병의 엄청난 고통에 대해 잊고 있는 것 같은 인상을 받았다고 했다. 각 환자는 실험 기간 동안 3킬로그램의 아스코르빈산을 안전하게 또 완전히 적응하면서 섭취했다고 했다. 그는 또한 이에 대한 후속 연구가 이루지긴 했어도, 어떤 논문을 찾아봐도 대용량을 사용한 연구는 없었다고 밝혔다. 어느 누구도 이 흥미로운 결과를 받아들이거나 가능성을 더 연구하지 않았던 것이다.

결핵 치료에 아스코르빈산을 활용하는 데에 관한 임상연구 결과는 참으로 놀랍다. 수십 년이 지났지만, 이 중요하고 의미 있는 고용량 임상연구는 여전히 수행되지 않고 있다. 그 사이 셀 수 없는 사람들이 죽거나 엄청난 고통을 감내해야 했다. 연구에 시간과 에너지와 비용이 허비되었지만, 기존 비타민 이론의 좁은 틀에 묶여 있었다.

오랜 시간 동안 그토록 많은 연구자들이 이렇게 일관성 있는 실패에 대하여 타당한 이유를 찾지 않았다는 것은 놀랍다. 이들이 하루 몇 백 밀리그램의 아스코르빈산을 고용량으로 간주한 것은, 이를 항생제가 아닌 비타민으로 여겼기 때문이다. 아스코르빈산이 치료에 적절하게 도입된다면 폐결핵은 잊혀진 병이 될 것이다.

폐렴

호흐발트Hochwald는 1시간 반 간격으로 500밀리그램의 아스코르빈산 주사를 열이 진정될 때까지 크루프성 폐렴에 사용했다. 그는 열과 국소 증세가 매우 빨리 사라지고 혈구 수가 정상화됨을 발견했으며, 이 병이 사실상 투약 첫날에 잡힐 수 있었다고 했다. 간더Gander와 니에데르베르거Niederberger는 500밀리그램을 근육 내 주사하고 3시간 내에 900밀리그램을 구강 투여하여 질병기와 회복기에 탁월한 호전을 나타냈다고 보고했다. 군젤Gunzel과 크뢰흐네르트Kroehnert는 하루 1,000~1,600밀리그램을 투여하여 좋은 결과를 얻었으나, 500밀리그램에서는 실패했다. 카이나르트Kienart, 시르마이Szirmai, 스테인Stein은 폐렴에서 양호한 결과를 보고했고, 3시간마다 아스코르빈산 500밀리그램을 주사한 빌만Biilmann도 마찬가지였다. 차코Chacko는 폐렴 증세를 보이는 아기들에게 4시간마다 1그램 씩을 투여해 탁월한 결과를 얻었다.[19]

이들은 비록 '유전학적으로'는 낮더라도 결핵에서 사용된 것보다는 높은 아스코르빈산 용량을 사용해서 폐렴에 대해 좋은 결과를 얻었다. 이 연구의 대부분은 항생제가 나타나기 이전 시대에서 이뤄졌는데, 이때는 폐렴을 효과적으로 치료하는 것이 절실히 요구되던 때였다. 그러나 아스코르빈산은 광범위하게 사용되거나 심지어 폐렴 치료를 위해 적절하게 연구되지도 않았다. 현재는 항생제가 폐렴 치료 분야를 지배하고 있기 때문에 대용량의 아스코르빈산은 여전히 항생제 치료법의 보조제로만 유효한 기능을 갖고 있다.

아스코르빈산을 대용량으로 사용하면 항생제의 효과를 높여 비싼 항생제를 보다 적게 사용할 수 있다. 이는 또한 이러한 항생제 사용에 따르는 부작용을 완화하여, 그 결과로 환자에게 보다 나은 생존 기회를 제공할 것이다. 따라서 이 분야에 대해 더 많은 연구가 필요하다.

백일해

1936년, 아스코르빈산 8mg%에서 백일해 유발 병원균의 성장이 억제됨을 밝혀냈다.[20] 같은 해에 오타니Otani는 아스코르빈산이 백일해균의 독소를 중화시키는 힘이 있으며 주사를 통해 백일해를 유용하게 치료할 수 있다고 발표했다.[20] 그 뒤 1939년에는 109명의 백일해 환자에게 100~200밀리그램 아스코르빈산을 5~12회 주사하고, 결과를 다음과 같이 요약했다. "비타민 C로 백일해를 치료하는 것은 환자들에게 이

제껏 사용했던 어떤 치료보다 우수한 새로운 치료법이다." 40명(36.7%)의 환자에게서 월등한 효과를, 49명(45%)에게서 약간의 효과를, 나머지 20명(18.3%)에게서 전혀 효과 없음을 보였다. 전혀 효과가 없었던 그룹은 환자들이 대부분 결핵, 홍역, 독감, 편도염 등 다른 합병증을 갖고 있었다. 이것만 봐도 후속 연구자들은 더 높은 농도의 비타민 C를 사용해야 한다는 사실을 알 수 있었다. 그러나 백일해를 치료하는 데에 불충분한 영양학적 수준의 아스코르빈산을 사용한 실험은 줄어들지 않았다.

1937년에서 1938년 사이에 캐나다, 독일, 영국, 미국 캔사스 등 여러 곳에서 어느 정도 성공한 내용을 보여주는 네 편의 논문이 발표되었다.[21] 1938년에 개어드너 Gairdner는 본인 생각에 너무 많은 양의 아스코르빈산을 사용했는데(첫주는 하루 200밀리그램, 둘째 주는 하루 150밀리그램, 그 뒤로는 100밀리그램), 비타민 C를 처방한 21명과 비타민 C를 쓰지 않은 대조군 20명 사이에서 백일해 진행에 아무런 차이를 발견하지 못했다. 1940년에 세사 Sessa는 유아에게 하루에 100밀리그램(심한 환자에는 250~500밀리그램)을 주사하여 발작적인 기침이 줄어들고 회복이 빨라지는 것을 관찰하였다.[22] 그는 이 방법이 매우 가치 있는 치료법이라고 생각하였다.

이 연구자들에게 그들이 사용한 양이 충분하지 않았다는 중요한 깨달음을 제공할 수도 있었던, 그러나 지나쳐버린 다른 실마리는 바로 유아는 어른에 비해 아스코르빈산 치료에 더 잘 반응한다는 사실이다. 유아가 더 작아서 실제로는 체중 당 상당히 많은 양의 아스코르빈산을 받아들이기 때문이다.

1945년에 마이어Meier는 아스코르빈산을 처방하여 기침이 줄어드는 것을 보았고,[22] 특히 유아에서 기침 발작이 더 쉽게 조절되는 것을 확인했다. 전반적으로 병증에 호전을 보였고 안색이 나아졌으며 숨소리가 조용해졌다. 또한 식욕이 좋아지고 구토도 없어졌다. 500밀리그램을 주사하고 보조적으로 300밀리그램 정제를 경구 복용시켜 처음 며칠 동안 하루에 총 2,300밀리그램을 사용하였다. 마이어가 꾸준히 큰 성과를 낸 것은 아마 이전 연구자들보다 다소 많은 양을 사용했기 때문일 것이다.

1947년에 파이퍼Pfeiffer는 하루에 500그램을 근육주사하고 보조적으로 아스코르빈산 정제를 경구 복용시켰으나, 얼마나 많은 정제를 수용해야 하는지는 밝히지 못한 채 연구에 성과가 없었다고 보고했다.[23]

논의하고자 하는 마지막 논문은 홀랜드Holland의 것이다.[23] 여기에 보면 첫 주에 하루 500밀리그램 아스코르빈산을 주사나 경구로 사용했고, 그런 다음 서서히 양을 줄였다. 90명의 어린이를 치료했는데, 주사를 맞은 그룹은 15일, 경구 복용 그룹은 20일, 대조군은 34일 간의 증상 지속 시간을 보였다. 이들은 예방접종을 받은 상태였다. 그는 다음과 같이 밝혔다. "환자의 75%에서 카타르 기간catarrhal stage 중에 아스코르빈산을 주면 경련기convulsive stage로 가는 것이 예방되었다. 합병증은 무시해도 좋을 만했다."

약 15년에 걸친 백일해에 대한 연구 결과의 대부분은 결론이 없고 혼돈을 보여준다. 아스코르빈산을 항생제와 항독소제 수준으로 매일 그램 단위로 대량 사용하는 결정적인 실험은 전혀 실행되지 않았다.

나병

나병은 일반적으로 생각하는 것보다 훨씬 넓은 지역에서 발생하는 질병이다. 아스코르빈산을 이용한 나병 치료는 오랫동안 시도되었다. 브라질의 베첼리Bechelli, 1939는 근육 내 주사로 50~100밀리그램을 투여하여 20명의 환자 중 절반 이상에서 좋은 결과를 얻었다. 파라과이의 가티Gatti, 1939는 수 주 간 100밀리그램을 매일 주사하여 두 개의 사례에서 호전을 경험했다. 우가리차Ugarizza, 1939는 50밀리그램 정제 8알을 경구 투여하여 나균성 패혈증에서 벗어나는 결과를 얻었다. 브라질 산타 이사벨 나병수용소에서 페레이라Ferreira, 1950는 500밀리그램을 매일 주사하여 나환자의 식욕 증진, 체중 증가, 비출혈 감소 등의 효과를 보았으며, 다른 나병 치료에 대한 순응도가 높아지는 유용한 보조요법이라고 말했다. 프랑스의 플로크Floch, 1952 등은 500밀리그램을 장시간 주사하여 좋은 결과를 얻었다. 그들은 하루에 두 배 용량, 즉 하루 1그램을 투여했을 때 더 좋은 결과를 보였다고 보고하면서 2그램 또는 4그램으로 지속해볼 만하다고 주장하였으나 시행하지는 못했다.[24] 낮은 용량에서도 이렇듯 좋은 결과가 나오는 것으로 보아 적절한 용량을 사용하면 나병 치료에 유용할 것으로 보인다.

장티푸스

지금은 오물 처리 과정 개선, 상수도 보호, 식품 살균, 장티푸스 보균자 격리 등의 관리가 엄격해지면서 장티푸스에 대한 예방이 잘 이루어지지만, 그럼에도 불구하고 산발적으로 장티푸스가 대량 발병하고 있다. 일례로 1963년 스위스 체르마트에서 280명, 1964년 스코틀랜드 에버딘에서 400명, 미국의 아틀란타와 조지아에서도 같은 해에 사망자 1명을 포함하여 15명의 장티푸스 환자가 발생했다. 미국에서는 군인과 해외 여행자에게만 장티푸스 예방접종을 기본으로 실시하고 있다. 따라서 군인의 가족들은 새로운 항생제 치료에도 불구하고 4.5%의 사망률과 15~20%의 재발을 보이는 심각한 질병에 그대로 노출된 상태다.

1937년 영국의 파라Farah는 장티푸스 환자 18명을 아스코르빈산과 코르틴으로 치료하여 사망률과 유병 기간을 줄이는 뛰어난 성과를 보고했다.[25] 1940년 시르마이는 심한 장티푸스 환자에게 하루 아스코르빈산 300밀리그램을 주사하여 장출혈을 완벽히 예방했다.[19] 1943년 드루몬드Drumond는 장티푸스 환자 106명에게 800밀리그램은 경구로, 400밀리그램은 주사로 총 1,200밀리그램의 아스코르빈산을 써서 아주 성공적인 결과를 보았다.[25]

이러한 선구적인 연구 결과는 장티푸스와 관련 질병의 예방과 치료에서 필요한 만큼 고용량의 아스코르빈산을 단독으로 또는 다른 항생제 치료와 더불어 사용하는 것에 대한 연구가 필요하다는 것을 알려준다. 최근 20년 간 살모넬라 균에 의한 장티푸스는 많이 감소했지만 살모넬라가 일으키는 다른 질병은 아주 급격히 증가했다. 흔히 '식중독'이라 일컫는 장티푸스와 비슷한 식품매개 감염이 그것이다. 살모넬라 균은 감염의 독성을 일으킬 수 있는 중독성 독소를 분비한다. 이러한 살모넬라 감염에 고용량 아스코르빈산을 적절히 쓰면 유용하다. 이는 아스코르빈산의 항생 효과와 독소 중화 작용 때문이다.

이질

이질 역시 하수 위생이 나쁠 때 생기는 감염질환으로, 그 원인은 아메바다. 그래서 기니피그에 인간 유래 아메바를 감염시킨 후 아스코르빈산을 투여하여 대조 연구를 시행했다.[26] 기니피그 중 일부에는 아스코르빈산이 부족한 사료를 주었고, 나머지에는 아스코르빈산 20밀리그램을 격일로 주었다. 그러나 이 양은 영양학적 권장량이지 치료 목적의 항생제 수준은 아니다. 아스코르빈산을 주지 않은 동물에서는 감염 정도와 사망률이 높았고, 질환의 심각도도 증가하였다.

1957년에 두 명의 러시아 과학자가 106명의 환자로부터 이질 임상결과와 아스코르빈산 수치의 확실한 상관관계를 밝혀냈다.[26] 아스코르빈산 결핍 환자는 출혈이 더 많았고 혈변을 자주 보았다. 그들은 이를 고치기 위해 아스코르빈산을 하루에 150밀리그램 정도 주었을 뿐이었다. 1958년에 다른 러시아 학자의 보고에서는 하루에 500밀리그램을 주었다고 되어 있다.

아스코르빈산 투여와 다른 치료를 병행하면 심각한 이질 증상이 빨리 사라지고, 보다 나은 임상 반응을 보였다. 이들 연구에서 사용한 것과 같은 아스코르빈산이 유용한 것을 보면, 앞으로 이질 치료에 대용량의 아스코르빈산을 사용하면 큰 효과가 있을 것이 확실하다.

기타 감염증

티푸스는 '리케치아rickettsias'라는 미세한 미생물에 의해서 생기는 병인데, 이는 세균과 바이러스 중간에 자리한다. 리케치아는 대부분 이, 벼

룩, 진드기 혹은 베갯잇을 통해 인간에게 전파된다. 다른 리케치아 질환으로는 미국 동부와 북서부의 록키산홍반열 Rocky Mountain Spotted Fever, 진드기열 tick fever, 중부 유럽의 참호열 trench fever, 아시아 태평양 지역의 쯔쯔가무시병 tsutsugamushi, 뉴욕과 보스톤의 리케치아 두창 rickettsialpox이 있다. 아스코르빈산 대용량 요법이 리케치아 질환의 한 종류에 유용하다는 사실이 밝혀지면 다른 질환에도 효과가 있음이 밝혀질 것이다. 시르마이는 1936년 이후 티푸스 치료에 아스코르빈산을 줄곧 사용해왔는데, 심하면 300밀리그램을 하루 1~2회 주사하고 추가로 100밀리그램을 하루 세 번 복용시켰다.[19] 뒤자르댕 Dujardin은 카사블랑카 대학에서 아스코르빈산을 8~16그램 사용하여 수행한 티푸스 연구에 대해 발표했다.[27] 이처럼 심한 질환에 아스코르빈산을 대용량 사용하는 것은 완전히 새로운 치료 형태를 여는 것이다. 이런 형태의 치료 성공은 바이러스 질환에 대한 클레너의 연구 관점으로 보아도 확실해 보였을 것이다. 리케치아는 바이러스처럼 즉시 아스코르빈산 작용에 영향을 받을 것으로 보인다. 따라서 이러한 질환에 대한 임상시험이 더 이상 늦지 않게 시작되어야 한다.

1951년과 1952년에 맥코믹 McCormick은 여러 감염 질환에 대해 2~4그램의 아스코르빈산을 되도록이면 정맥주사로 사용하자고 제안했다.[28] 기타 여러 감염 질환에 아스코르빈산을 사용한 보고는 매우 많다. 비인두와 안 질환,[29] 브루셀라증,[30] 비부비동염[31] 등 너무 많아서 다 적기 불가능할 정도다. 그러나 확실히 고용량 치료를 실시한 사례는 거의 없었다.

15
암

미국에서는 매년 50만 명 이상에게서 암이 발병하고 있으며 올해도 28만 명 이상은 암으로 사망할 것으로 예상된다. 또한 70만 명 이상이 암으로 치료받고 있다. 암은 미국에서 두 번째로 높은 사망 원인으로, 인구 5명 중 한 명은 암으로 고통받고 있다. 이런 상황이라면 8명 중 한 명은 암으로 사망에 이를 것으로 보인다.

암은 단일한 질병 단위가 아니고, 아주 밀접하게 연관되어 있으나 서로 다른 질병의 집합이다. 본질적으로 암세포는 조직이 세포 분화 성장 조절 능력을 잃어버리고 비정상적인 성장과 팽창을 하게 된다. 암세포의 성장은 주변 정상조직을 침범하면서 난폭하게 진행된다. 암은 우리 몸의 모든 장기나 조직에 생길 수 있고, 감염 질환과 마찬가지로 원인은 다양하면서도 서로 다르다. 질환의 정도면에서도 비교적 해가 적고 가벼운 병에서부터 생명을 위협하는 중대 질환까지 다양하다.

현재의 암 치료

암 치료에 있어서 첫 번째 중요한 단계는 진단이다. 진단 후에 의사는 다음 세 가지 방법 중에서 하나를 선택하거나 세 가지 방법을 조합하여 치료하게 된다. 방사선 치료, 항암 화학 치료 그리고 수술이 그것이다. 방사선 치료는 엑스선이나 라듐, 코발트 60 같은 방사성 물질로부터 나오는 방사능을 국소 조직에 조사하여 정상세포에는 큰 영향을 주지 않으면서 빠르게 자라나는 암세포를 죽이는 방법이다. 항암 화학 치료는 정상조직보다 암세포에 치명적인 효과를 나타내는 화학물질을 사용하여 암 성장을 억제하는 치료법이다. 수술은 가능한 경우에 직접 암조직 가까이에 들어가서 물리적으로 제거하는 방법이다.

1930년대 초에 비타민 C가 발견된 이래로 비타민 C가 암에 미치는 영향에 관해서 수많은 동물 실험과 임상 연구가 진행되었다. 하지만 이러한 연구는 암 치료에서의 비타민 C의 가치에 대해 상반되고 혼란스러운 보고만 양산했다. 물론 좋은 결과를 보고한 연구자도 있었다. 그러나 암조직 성장 억제에 아무 효과가 없다거나, 심지어 비타민 C가 암세포 성장을 촉진한다고 보고한 연구자도 있었다. 여러 연구자가 아주 다양한 종류의 실험 동물을 사용했다는 점, 실험한 암세포가 한 종류가 아니라는 점, 채택된 실험 조건이 다르다는 점 때문에 이런 상반된 결과가 나온 것이다. 앞으로의 비타민 C와 암에 대한 연구는 책임 있고 편향되지 않은 연구기관이 이전의 많은 연구를 검토하고, 새로운 개념의 관점에서 이들 논문의 가치를 평가해야만 한다. 지금까지 결론 나지 않은 문제와 상이한 견해를 해결하기 위한 연구가 꼭 필요하다. 이런 혼란스러운 결과 때문에 연구자들이 이 분야의 연구를 꺼리는 경향이 있기 때문이다.

그러나 한 가지는 확실하다. 암 그리고 현재의 암 치료법은 암 환자의 비타민 C를 고갈시키는 아주 강력한 생화학적 스트레스다. 방사선 치료, 수술적 치료와 항암 화학 요법에 사용하는 물질은 아주 독성이 강한 심각한 생화학적 스트레스를 유발한다. 비타민 C를 합성할 수 있는 능력을 가진 대부분의 포유류에서는 생화학적 스트레스에 대항하여 더 많은 비타민 C를 생산한다. 그러나 기니피그나 원숭이, 인간과 같이 유전적으로 비타민 C를 생성할 수 없는 포유류는 비타민 C를 외부 섭취에 의존해야 하며, 결과적으로 스트레스 때문에 비타민 C 결핍이 생긴다.

이런 점에서 쥐나 기니피그를 사용한 연구는 유용하다. 쥐(비타민 C를 합성하는 능력을 가지고 있다)는 암을 일으키는 물질에 노출되면 간에서 훨씬 많은 양의 비타민 C를 만들어낸다.[1] 그러나 기니피그(인간과 마찬가지로 비타민 C를 직접 만들어내는 능력이 없다)는 똑같은 발암인자에 노출되면 비타민 C를 다 써버리고 보충할 수가 없다.[2] 1955년에 발표된 논문을 인용하면, 포유류가 발암인자에 노출되었을 때 "비타민 C를 만들어내는 능력이 있는 동물은 비타민 C 요구량을 늘려서 발암인자로부터 과보호하는 방향으로 반응하는 반면, 만들어내는 능력이 없는 동물은 비타민 C를 만들 수 없어 결국 고갈된다."

1952년 러셀Russell이 수행한 기니피그 실험에서는 발암물질에 노출했을 때, 비타민 C를 충분히 섭취한 기니피그보다 비타민 C를 충분히 섭취하지 않은 기니피그에서 더 빨리 암이 발생하는 것을 관찰했다.[3] 이 결과를 인간에게 적용할 수 있을까? 그리고 저아스코르빈산혈증이라는 유전 질환을 아스코르빈산 고용량 복용으로 충분히 '교정'한 사람들이 그렇지 않은 사람들에 비해 암에 덜 취약하다고 할 수 있을까?

1955년 밀러Miller와 소콜로그Sokologg는 반대의 견해를 보이는 논문을 발표했다.[3] 암환자가 방사선 치료를 받는 동안 약한 괴혈병 상태로 만들어 주는 것이 암 치료에 이로운 영향을 줄 수 있다는 내용이었다. 이 문제를 최종적으로 결론짓기 위해서는 더 많은 연구가 필요하다. 암 환자들은 거의 대부분 치료를 시작하기 전부터 비타민 C가 모자란 상태다. 그리고 엑스선이나 감마선 같은 방사능을 이용한 방사선 치료는 아주 강력한 생화학적 스트레스다. 암 환자가 방사선에 노출되는 것만으로도 비타민 C는 부족해지고, 치료 과정 중에 지속적으로 방사선의 공격을 받는 동안 생화학적 항상성을 유지하는 데 문제가 생긴다.

한편, 방사선 치료 전에 비타민 C를 공급하는 것이 유용하다고 보는 논문도 있다.[4] 이런 많은 상반된 결과에도 불구하고 아직 대규모 연구나 임상시험은 거의 이루어지지 않고 있다. 아직까지도 일부 의사들이 하루에 비타민 C 몇 그램을 처방하는 데 그치고 있으며, 이 분야는 고용량 비타민 C 요법의 또 다른 미개척 분야로 많은 사람들의 관심과 도전을 기다리고 있다.

항암 화학 요법은 환자에게 해를 적게 주면서 암세포를 선택적으로 죽이는 화학물질을 쓰는 방법이다. 이런 화학 요법 제재의 화학 구조를 자세하게 언급할 수는 없지만, 모두 독성이 강하고 위험하다는 사실은 분명하다. 그래서 한 번에 투여할 수 있는 양에 제한이 있다. 항암제 중에는 질소 머스터드nitrogen mustards라는 물질이 있는데, 이는 제1차 세계 대전 중에 독가스로 사용했던 머스터드 가스에서 나온 물질이다. 항암 화학 제재가 암 환자를 공격하는 동안, 환자는 약제 때문에 생기는 독성 증상을 고스란히 받아들여야 한다. 비타민 C가 독성물질을 효과적으로 해독한다는 것이 알려졌음에도 불구하고(24장 참조), 의학 문헌에서는 이같은 독성물질을 해독하기 위해 보조적으로 대단위 비타민 C를 투여했다는 보고를 찾아볼 수 없다. 비타민 C가 적정 수준의 높은 농도를 유지하면 암세포에 독성을 미치는 작용에 도움이 될 수 있다.[5] 철저한 연구가 이루어지기 전까지는 확신할 수 없지만 잠재적인 가능성이 크기 때문에 더욱 임상 연구가 긴박하게 이루어져야 한다.

버크Burk와 미국 국립 암연구소의 동료들이 발표한 1969년 논문에 포함된 데이터는 이런 점에서 타당하다.[5] 그들은 아스코베이트가 그들이 사용했던 암세포에 대한 독성이 아주 강하고, 실험실에서 배양했을 때 암세포에 구조적 변화를 심하게 일으킨다는 사실을 보고했다. 그들은 이렇게 말했다.

아스코베이트가 가능성 있는 항암제로서 가진 가장 큰 장점은 페니실린과 마찬가지로 정상조직에 대한 독성이 없다는 것이다. 매우 많은 양을(킬로그램당 5그램 이상) 동물에 투여했을 때에도 해로운 약리작용을 일으키지 않는다. 킬로그램당 5그램이면 70킬로그램 성인이 하루 350그램의 비타민 C를 섭취하는 것을 의미한다. 우리가 생각하기에는 앞으로 효과적인 항암 화학 요법에는 현재 널리 쓰이는 독성 강한 물질보다는 환자에게는 독성이 없으면서 암세포에 치명적인 물질이 사용될 것이다. 아스코베이트가 가장 전형적인 예다.

그들은 또한 놀라운 사실 하나를 얘기했다. 미국 국립 항암 화학 치료 서비스센터에서 수 년에 걸쳐 새로운 항암 물질을 찾기 위해 노력했지만 비타민 C는 논의에 오르지도 못한 채 제외되었고 항암 능력에 대해 검사조차 해보지 않았다는 것이었다. 그 이유는 더욱 가관이다. 비타민 C는 연구 계획에 포함하기에는 너무 독성이 없다는 것이었다.

툴레인 의과대학에서 1969년 슐레겔Schlegel과 그의 동료들이 연구하고 발표한 논문에서 버크의 제안을 확인할 수 있다.[5] 흡연 등의 원인에 의해 생기는 방광암을 비타민 C로 예방할 수 있다는 것이다. 그들은 방광암 재발을 막기 위해 하루 1.5그램의 비타민 C를 섭취할 것을 권장했다.

수술 분야에서는 현재 비타민 C가 어느 정도 사용되고 있다. 하지만 비타민 C의 항암 효과를 보기 위해서가 아니고 상처 치유에 도움을 주기 위해서다. 따라서 하루 1그램 남짓만 사용하고 있기 때문에, 이미 비타민 C가 부족한 환자에게서 마취, 외과적 쇼크, 출혈성 쇼크 등으로 생긴 생화학적 스트레스를 감당하기에는 적당치 않은 양이다. 환자의 저아스코르빈산혈증을 완전히 교정하기 위해서는 수술 전, 수술 중, 수술 후에 훨씬 많은 양을 투여해야 한다. 이 부분에 대해서 좀 더 연구한다면 현재의 가능성을 뛰어넘어서 생존률과 치료율을 높이는 데 큰 역할을 할 수 있을 것이다.

암 치료를 위한 비타민 C의 사용

비타민 C는 생화학적 스트레스에 대항하고 제독 작용을 하며 항암제로 작용해 항상성을 유지하고 환자의 웰빙과 생존을 향상시킨다. 그러나 지금의 암 치료는 이 같은 비타민 C의 능력을 사실상 무시하고 있다.

과거 40년 동안은 암 치료에 비타민 C를 사용했다는 논문이 많이 발표되었지만, 이 기간 동안 비타민 C가 치료 효과를 낼 수 있을 만큼 고용량으로 꾸준히 사용한 사례는 없었다. 그 동안 실험 설계를 철저하게 하여 비타민 C의 항암 효과를 실험한 사람은 없었으며, 고작 하루에 1그램 이상, 기껏해야 몇 그램 정도를 투여했을 뿐이다.

듀처Deucher는 1940년에 암 환자를 치료하면서 며칠 동안 비타민 C를 하루 4그램까지 사용했더니 환자의 전신 상태가 좋아지고 엑스선 치료에 잘 견디는 것을 발견했다.[4] 반면, 제네스Szenes는 1942년 암 환자에 비타민 C를 투여하면 암 성장을 빠르게 하기 때문에 이는 금기사항이라고 했다.[4]

일련의 연구에서 비타민 C를 비타민 A와 같이 사용하기도 했는데, 이는 결과를 복잡하게 만들 뿐이었다.[6] 1949년, 1950년, 1951년에 본 벤트Von Wendt와 1953년에 후버Huber는 하루 2그램의 비타민 C를 많은 양의 비타민 A와 같이 사용하여 좋은 효과를 보았다고 발표했다. 1954년, 1955년, 1956년에 슈나이더는 하루 1그램의 비타민 C를 비타민 A와 같이 사용하면 암세포의 성장이 억제되는 것을 발견했고, 이런 현상은 육종보다는 상피종에서 더 현저하게 나타난다고 했다.

1954년, 1959년, 1963년에 발표한 맥코믹의 논문에는 흥미로운 부분이 있다.[7] 그는 여기에서 우리 몸에서 지속적으로 비타민 C가 부족하여 퇴행성 변화가 일어나면 암이 생겨난다는 이론을 제시했다. 그는 이 가설을 뒷받침하는 증거를 제시하면서 다음과 같이 말했다. "암의 악성화 정도는 결체조직의 저항이 적을수록 높아지는데, 이는 또한 비타민 C의 적정 농도에 비례한다." 그러나 아직까지 그의 가설이 적절하게 실험된 적은 없다.

맥코믹의 가설을 지지하는 또 다른 증거가 1948년 고스Goth와 리트만Littmann의 연구에서 나왔는데, 이들은 비타민 C 농도가 4.5mg% 이하인 기관에서 암이 주로 생기고, 농도가 그보다 높은 기관에서는 거의 생기지 않는다는 것을 발견했다.[8] 개체가 완전히 교정되려면 비타민 C 농도가 이 한계 농도, 즉 4.5mg%에 도달해야 한다.

발암물질의 중화

적절하게 연구가 계속 이어지지 못한 사례가 또 있는데, 1943년 워렌Warren과 안트라센은 벤조피렌과 같은 발암물질은 비타민 C가 있으면 산화가 잘 이루어진다고 보고했다.[9] 이 물질들은 산화되면 발암물질로 더 이상 작용하지 않는다.

발암물질에 노출되었을 때 노출된 조직에서 비타민 C 농도를 충분히 유지하기만 해도 암이 생기는 것을 막을 수 있다는 가정을 해볼 수 있다. 하지만 이 분야의 연구는 20년 동안 진전되지 못했고, 이 때문에 흡연자, 오염된 공기를 마시는 도시인, 발암물질에 노출된 사람들은 여전히 큰 위험에 노출되고 있다.

백혈병

백혈병은 조혈기관에 생기는 암으로, 백혈구가 과다 증식하는 병이다. 어떤 종류의 백혈구에 문제가 생기느냐에 따라 백혈병은 여러 가지로 분류된다. 백혈구가 과다 증식하면 혈액에는 백혈구의 수가 크게 증가한다.

비타민 C와 혈액 요소 그리고 백혈병과의 관계에 대한 연구는 비타민 C가 발견되고 곧 시작되었다. 스테펜 Stephen과 홀리 Hawley는 1936년에 혈액을 혈장, 적혈구, 백혈구로 분리했을 때 백혈구의 비타민 C 농도가 20~30배 높다는 사실을 밝혀냈다.[10]

출혈은 백혈병과 괴혈병에서 동시에 나타나는 증상이다. 괴혈병에서 생기는 출혈에 비타민 C가 극적인 효과를 보이기 때문에 의사들은 일찍부터 백혈병에 비타민 C를 사용하는 것에 대해 연구했다. 1936년 오이핑거 Eufinger와 개흐트겐스 Gaehtgens는 하루 200밀리그램의 비타민 C를 투여하면 혈액이 정상화된다는 결론에 도달했다.[11] 슈네츠 Schnetz도 1940년에 같은 결론을 내렸다. 백혈구가 많으면 비타민 C는 백혈구를 감소시키는 경향이 있으며 백혈구가 적으면 증가시킨다는 것이다.[11] 그는 환자에게 하루 200~900밀리그램을 주사하여 이런 결론을 얻었다.

다음은 포유류에 대한 비타민 C 항상성 기전의 좋은 예다.

플럼 Plum과 톰센 Thomsen은 1936년에 골수성 백혈병 환자 2명에게 비타민 C를 하루 200밀리그램 주사하여 증상이 경감하는 것을 확인했고,[12] 하이닐드 Heinild와 시에트 Schiedt는 하루 2번 100밀리그램을 주사했지만 확실한 결과를 얻지 못했다.[12] 틸레 Thiele는 1938년에 만성 골수성 백혈병 환자에게 비타민 C를 하루 500밀리그램을 주사하였으나 별 효과를 보지 못한 반면,[12] 팔렝케Palenque와 반 니웬후이젠van Nieuwenhuizen은 1943년에 백혈구 숫자가 다소 줄어드는 것을 관찰했다.[12] 충분치 않은 양을 투여했을 때는 이렇게 결과가 혼란스럽게 나올 수밖에 없다.

보그트Vogt는 1940년에 지금까지 백혈병에 비타민 C를 사용했던 연구들을 정리하여 21개의 사례를 발표했다. 여기에서 그가 도달한 유일한 결론은 백혈병 환자들은 비타민 C가 매우 부족하다는 것이다. 백혈병 환자에게 비타민 C 결핍과 낮은 혈중 농도가 발견된다는 것은 그 이후 1945년 키호Kyhos, 1955년 왈도Waldo와 지프Zipf의 논문에서 확인되었다.[13] 그러나 이후 지금까지도 안쓰러울 정도로 저용량의 비타민 C만을 사용하고 있는 것이 실정이다.

백혈병 환자는 병의 진행에 따른 생화학적 스트레스 때문에 몸속의 비타민 C를 소진하여 결국 혈중 비타민 C 농도가 아주 낮아진다. 그나마 혈액에 남은 비타민 C는 과다하게 증식된 백혈구에게 잡아먹혀 이용하지도 못하게 된다. 결국 혈중 비타민 C 농도는 0에 가깝게 되고, 이는 조직들이 더 이상 이 중요한 대사물질, 즉 비타민 C를 공급받을 수 없다는 것을 의미한다. 백혈구에 잡아먹힌 비타민 C는 조직이 사용할 수가 없다. 조직은 생화학적인 괴혈병 상태에 놓이게 되어 백혈병의 전형적인 증상인 출혈과 감염에 취약해지고, 결국 환자는 사망에 이르게 된다. 백혈병 환자는 백혈병뿐만 아니라 생화학적 괴혈병으로 고생하게 된다. 이런 상태를 교정하려면 비타민 C를 대량으로 투여하여 백혈구에 필요한 양을 공급하고, 동시에 혈장과 조직에도 비타민 C를 공급하여 백혈병 환자가 병과 싸울 수 있는 기회를 만들어주어야 한다.

이런 상황에 필요한 비타민 C는 하루 25그램 이상이며, 지금부터 제시할 사례는 그러한 고용량 비타민 C 치료를 실시한 경우다.

1954년 그리어Greer는 다음과 같은 사례를 보고했다.[14] 환자는 71세 정유회사 중역으로 알콜성 간경화와 적혈구과다증 때문에 처음 내원하였으나 그로부터 몇 달 후에 만성 심근염 증상이 나타났다. 얼마 후 환자는 입원하여 방광에서 큰 요산 결석을 빼냈으며 결국 만성 골수성 백혈병으로 진단받았다. 그는 농뇨가 있었으나 잘 치료되지 않았고 남은 치아 17개를 한번에 다 뽑아야만 했다. 이때부터 환자는 하루 24.5~42그램의 비타민 C를 먹기 시작했는데, 많은 양의 비타민 C를 먹으면 몸 상태가 훨씬 더 좋아진다고 했다. 백혈병 진단을 받고 치아를 제거한 후부터 환자는 계속해서 몸 상태가 좋아지는 것을 느낀다고 말했고, 정유회사 임원으로 일을 계속했다. 그의 주치의가 고집을 부려 두 번에 걸쳐 비타민 C 복용을 멈췄고, 그때마다 그는 비장과 간이 비대해지며 고통을 느꼈다. 체온은 섭씨 38.3도까지 올라갔고 전신에 걸친 불쾌감과 피로를 호소했다. 이런 증상은 전형적인 백혈병 증상이다. 그러나 다시 비타민 C를 먹기 시작하자 증상이 사라졌고 체온도 6시간 내에 정상으로 돌아왔다. 1년 반 이상 지난 후 환자는 심한 유행성 설사를 앓다가 급성 심부전으로 사망했다. 사망 당시 환자의 비장은 단단했으나 고통은 없었고, 비타민 C를 복용한 이후로는 커지지 않았다. 의사는 "비타민 C를 복용한 후 1년 반 이상은 적혈구과다증, 백혈병, 간경화, 심근염이 진행되지 않았다"고 했다. 이 사례에서 다음과 같은 결론을 얻을 수 있다. "고용량의 비타민 C 복용은 환자의 전신 상태를 편안하게 만들기 위해 꼭 필요하다."

이 사례는 정부나 재단의 백혈병 연구그룹이 채택하여 연구해야 했지만, 이 역시 아무런 추적조사도 이루어지지 않았다. 고용량 비타민 C 요법이 여러 합병증을 가진 고령자 그룹에서 효과를 보였다면, 젊고 합병증이 없는 환자 그룹에는 어떻겠는가? 대답은 명백하다. 연구가 이루어지지 않고 시간이 지날수록 많은 생명이 희생된다. 현재 수백만 달러가 백혈병에 사용할 독성 강한 화학물질을 가려내는 데 사용되는 반면, 비타민 C 같은 무해하고 활용 가치가 큰 물질은 무시되고 있다.

최근에 백혈병이 바이러스에 의해 생긴다는 증거가 나오고 있다. 동물에서는 바이러스가 암을 일으킨다고 알려져 있으나 사람에서는 아직까지 알려진 바 없다. 백혈병이 바이러스 때문에 생긴다는 증거가 나온다면 고용량 비타민 C 요법은 훨씬 확고한 정당성을 가지게 된다. 왜냐하면 고용량 비타민 C 요법은 강력하고 광범위하게 작용하며 독성이 없는 항바이러스제라는 사실이 알려져 있기 때문이다.

16
심혈관계 질환과 뇌졸중

심장과 심혈관계 질병은 현재 미국인의 사망원인 중 1위이며, 발병률도 급격히 늘어나고 있는 추세다. 몇 년 전부터 심장 질환으로 인한 사망자 수는 매년 70만 명 이상, 뇌졸중으로 인한 사망자 수도 20만 명에 달하고 있다. 65세 미만 인구 중 심혈관계 질환으로 인한 사망자 수는 약 24만 명으로, 암으로 인한 모든 연령대의 사망자 수만큼이나 높았다. 심장 질환은 사망뿐만 아니라 다양한 질환과 장애의 원인이 되며, 매년 수십억 달러의 경제적 부담을 야기하고 있다. 최근 실시된 보건 조사에서는, 18세에서 79세 사이의 인구 100명당 13명의 확진 심장 질환자가 있으며, 12명 이상의 의심 환자가 있음이 밝혀졌다. 즉, 인구의 25%가 심장이나 혈관계 질환에 걸릴 위험을 안고 사는 것이다. 이러한 발병률은 연령에 따라 증가한다.

먼저 우리가 가지고 태어난 몸속 장비를 살펴보자. 우리 몸 안에는 복잡하게 배열된 관들이 있는데, 이들은 상호 연결되어 있는 유연한 파이프 관으로, 하나의 폐쇄된 시스템을 이룬다. 이 시스템에는 이원적인 펌프 작용을 하며 쉬지 않고 움직이는 기관인 심장이 있다. 크기가 가장 크고 유연한 동맥은 압력을 받아 심장으로부터 멀리 혈액을 운반한다. 이는 점점 더 작은 혈관으로 나뉘고, 다음으로 가장 미세한 모세혈관이 되고, 이것이 혈액을 조직 안으로 운반하게 된다. 그러고 나면 조직 안에 머물던 혈액은 두께가 늘어나는 유연한 관인 정맥에 모이고, 이 혈액은 심장으로 되돌아가서 다시 동맥에 힘차게 보내지는 과정을 겪는다. 이러한 과정은 평생, 매일, 24시간 내내 계속된다.

심장과 혈관은 무엇보다도 먼저 견고해야 하고, 유동하는 혈류의 물리적 스트레스에 기인한 마모와 손상을 견디기 위해서 지속적으로 자가 수리와 유지 관리를 하는 상태여야 한다. 이 폐쇄된 시스템 내 어딘가에 누수가 진행되거나 내막에 구조적 결함이 발생하면 심장 질환, 뇌졸중, 출혈이라는 심각한 상황이 나타난다.

이 심혈관계를 구성하고, 강도와 탄력성과 견고함을 제공하는 구조적 요소가 콜라겐이다. 콜라겐은 인체의 단백질 성분 중 1/3을 차지하며, 조직과 기관을 결합시키는 접합 성분이다. 그런데 인체의 콜라겐 합성에는 비타민 C가 필요하다. 비타민 C 없이는 콜라겐이 만들어지지 않는다. 콜라겐 생성 과정 중에 비타민 C가 너무 적으면 콜라겐에 결함이 생기거나 약해진다. 비타민 C는 또한 조직과 혈관계의 자가 수리, 자기 유지라는 지속적인 과정에서 이미 합성된 콜라겐을 온전하게 유지하는 데에도 필요하다.

그러므로 태아기 동안 심혈관계의 발달과 성장을 위해 구조적으로 온전한 콜라겐을 제공하도록 충분한 비타민 C 섭취가 이루어져야 하며, 적합한 자가 수리 상태로 이 콜라겐을 유지하기 위해서 평생 비타민 C를 충분히 섭취해야 한다. 망가지고 약한 콜라겐은 저아스코르빈산혈증의 가장 고통스러운 증상, 즉 잇몸 출혈, 치아 흔들림, 모세혈관 출혈, 상처와 흉터 재발, 불완전한 뼈 형성의 원인이 된다. 대부분의 다른 포유동물은 간에서 지속적으로 많은 양의 비타민 C가 만들어져서 괴혈병이 발병하지 않기 때문에 이를 걱정할 필요가 없다.

인간에서 심혈관계 질환 발병률이 높은 이유는 사람들이 비타민 C 섭취를 식품에만 의존하여 한계 이하 수준에 머물기 때문이라고 본 저자는 믿는다. 이런 정도로 비타민 C를 섭취하면 장기간에 걸친, 최적의 고강도 콜라겐 생성과 유지에 대체로 불충분하다. 심혈관계는 많은 국부적 비타민 C 소모성 스트레스를 받게 되므로, 그냥 '비타민' 수준이 아닌, 대용량의 비타민 C 공급이 요구된다.

1930년대 초 비타민 C 발견 직후에는 비타민 C가 심혈관계와 밀접한 관련이 있다고 여겼다. 그 결과, 방대한 양의 연구조사와 많은 수의 의학 논문이 발표되었다.

1934년, 라인하트Rinehart와 메티에르Mettier는 비타민 C가 부족한 상태로 병에 감염된 기니피그에게서 심장판막과 심근에 퇴행성 병변이 발생했음을 알아냈다.[1] 이는 류머티스열에서 나타나는 것과 놀랍도록 유사했다. 똑같이 감염되었지만 충분한 비타민 C를 공급받은 기니피그는 이러한 심장 병변을 보이지 않았다. 1년 후, 멘텐menten과 킹King은 거의 치사량에 가까운 양의 디프테리아 독소를 비타민 C가 부족한 기니피그에 주입했더니 폐, 간, 비장, 신장에 동맥경화와 심장 근육의 퇴행성 변화가 나타나는 것을 확인했다.[2] 급성 또는 만성 괴혈병을 지닌 기니피그를 대상으로 이어진 추가 실험에서는 심장판막염, 심근염, 간헐적 심낭염이 발병했음을 보여주었다.[3]

1941년 초반, 비타민 C를 충분히 섭취하지 못하면 불완전한 콜라겐이 생성되어 모세혈관 파열과 동맥 내막의 출혈을 유발하여 결과적으로 관상동맥혈전증이 발병하므로, 불충분한 비타민 C 섭취가 관상동맥혈전증의 한 요인이 될 수 있다고 여겼다.[4] 7개월 동안 오타와 시립병원Ottawa Civic Hospital에 입원한 455명의 성인 환자를 대상으로 혈장 비타민 C를 측정했다. 그 결과, 56%가 평균 이하의 수치(0.5mg% 미만)를 보였고, 관상동맥혈전증 환자의 81%는 평균 이하의 수치 범위 안에 위치하는 것으로 드러났다. 따라서 관상동맥 질환을 가진 환자는 반드시 충분한 양의 비타민 C 섭취를 하도록 권고받았다.

1947년 한 보고서에서 보면,[5] 불충분한 체내 비타민 C 수치는 경제적으로 어려운 계층의 심장병 환자에게 국한되어 나타나는 것은 아니었다. 괴혈병 환자 중 556명은 의료비용을 직접 부담한 경우였는데, 그들 중 123명은 선천적으로 심장 질환을 앓고 있었다. 전체 환자 중 42%, 심장병 환자의 59%, 그리고 관상동맥혈전증 환자의 70%에서 혈장 내 비타민 C 수치가 0.5mg% 미만이라는 낮은 수치로 나타났다. 관상동맥혈전증 환자 그룹의 65%가 위험 수치인 0.35mg% 이하로 드러났다. 다시 한 번, 비타민 C를 일반적인 치료 방법에 더해 부가적 치료방법으로 사용해야 하며, 심근경색 이후 기간에 장기간 관리를 위해서 특히 필요하다고 제안했다.

보다 드라마틱한 논문이 1953년을 시작으로 윌리스Willis와 그의 동료들에 의해 발표되었다.[6] 여기에서 그들은 동맥 내막을 온전하게 관리하는 데에 비타민 C가 얼마나 중요한가를 보여주었다. 시스템적으로든 국부적으로든 비타민 C 신진대사를 저해하는 요소는 결국 지방질 같은 침착물을 가진 내막 손상을 야기한다. 윌리스가 이 논문에서 결론지은 내용은, 기니피그에게 나타나는 급·만성적 비타민 C 결핍은 죽상동맥경화증을 일으키며, 그것이 인간에게 나타나는 죽상동맥경화증의 형태와 유사해 보인다는 것이다. 콜레스테롤 섭취는 토끼와 기니피그의 비타민 C 신진대사를 방해하며, 비타민 C를 복강 내에 주입하면 콜레스테롤을 섭취한 기니피그의 죽상동맥경화가 억제된다. 결론적으로 그는 "매우 많은 양의 비타민 C를 비경구 주입하는 것은 동맥경화증 치료에 있어서, 그리고 내막 출혈과 혈전증을 예방하는 데 있어서 그 치료적 가치가 있을 것이다"라고 말했다. 1954년, 이들은 연속 엑스선 기술을 사용하여 살아 있는 환자에게서 나타나는 죽상동맥경화증 침착물의 실제적 진행과 감퇴를 조사했다.[7] 진행과 감퇴 둘 다 상대적으로 짧은 기간 동안 관찰되었는데, 환자들마다 결과가 다양하게 나타났다. 이들은 다시 비타민 C 치료법에 대한 근거를 개략적으로 서술하였고, 이를 토대로 한 치료의 결과는 고무적이었다. 1955년, 또 하나의 논문이 발표되었는데,[8] 여기에서는 돌연사 사례, 병원 해부용 사례, 사망 전 다양한 기간 동안 비타민 C 치료를 받았었던 사례로부터 금방 얻은 동맥에서의 비타민 C 수치를 실제로 검사했다. 이 연구에서 도달한 결론이 매우 흥미롭고 중요해서, 아래에 전문으로 인용하고자 한다.

1. 영양이 양호한 것이 분명한 동맥에서 비타민 C가 완전히 결핍된 상태가 빈번히 발견되었다. 노화가 비타민 C 결핍증을 두드러지게 하는 것 같다.
2. 비타민 C 고갈은 영양상의 문제이기보다는 치명적인 질병의 스트레스와 관련이 있는 것 같다.
3. 국소적 비타민 C 고갈은 마찰에 의한 스트레스 때문에 죽상동맥경화증에 민감한 동맥 부위에서 자주 발견된다. 마찰에 의한 스트레스가 덜한 인접 부위에는 비타민 C 함량이 더 높은 경향이 있고, 그래서 이 부분에서는 죽상동맥경화증이 거의 발견되지 않는다.
4. 기니피그에 나타나는 괴혈병이 죽상동맥경화증의 빠른 발병을 야기한다는 사실에서 비타민 C 고갈이 갖는 의미의 중요성을 찾을 수 있다. 더욱이 대동맥은 콜레스테롤을 합성할 수 있고, 방사성 아세테이트는 조직 속의 콜레스테롤과 결합하여 아스코르빈산 감소 속도를 몇 배나 빠르게 한다고 보고되고 있다.
5. 동맥 내의 비타민 C 결핍은 기저 물질이 분해되도록 하고, 이것이 심각한 죽상동맥경화증을 앓았던 피험자의 혈액에서 당단백질 유출의 원인이 되는 것으로 보인다.
6. 예비 연구조사는 비타민 C 치료법을 통해 동맥에 비타민 C를 다시 보충하는 것이 가능하다고 제안한다.

관상동맥혈전증에서의 비타민 C 결핍이 갖는 중요성에 주목했던 맥코믹은 1957년에 이와 유사한 개념을 제안했다.[9] 그는 자신의 연구를 다음과 같이 요약했다.

> 혈전증은 그 자체로 치명적인 발병이 아니며, 오히려 반흔을 형성하는 방식으로 손상된 혈관을 치료하도록 계획된 유기체의 보호 반응이다. 고혈압, 과도한 혈관 확장, 비타민 C 결핍이 그런 스트레스 위치에 내막 파열과 출혈을 야기하며, 역시 보호 반응인 혈액 응고라는 방법으로 혈전증 발병을 초래한다. 이런 다각적 보호 기전은 위험한 부작용을 지닌 혈액응고방지제를 사용해 억제하기보다는, 생리학적 방법인 비타민 C 치료법으로 지속하고 통제해야 한다.

맥코믹은 체내 비타민 C 수치를 최적으로 유지하는 것이 건강한 새 조직을 가져오는 최고의 자연요법이라고 믿었다. 그는 심혈관계를 온전히 유지하기 위해 충분한 양의 비타민 C를 사용했다면 혈전증을 촉발시키는 초기의 내막 출혈은 발생하지 않았을 것이라고 주장했다.

비타민 C와 콜레스테롤 신진대사와의 밀접한 관계를 보여주는 연구 조사도 많이 이루어졌다. 사실 비타민 C와 심장 질환의 관련성이라는 주제 아래 발표된 조사가 너무나 방대해서, 여기서 그것을 충분히 검토해서 모두 다루기는 불가능하다.

이미 한 세기 이전에, 콜레스테롤이 동맥 침착물의 주요한 구성성분이라는 것이 확인되었다.[10] 일찍이 1913년에 토끼에게 콜레스테롤을 섭취시키면 대동맥에 죽상 침착물이 생긴다는 것이 입증되었다.[11] 1953년, C. G. 킹과 그의 연구진은 비타민 C와 콜레스테롤 합성 사이에 밀접한 관련이 있다는 것을 기니피그를 대상으로 한 연구에서 밝혀냈다.[12] 비타민 C를 고갈시키면 콜레스테롤 합성이 크게 증가했다. 죽상동맥을 발생시키는 먹이를 먹어온 기니피그로부터 이러한 실험 결과를 확인했다.[13] 연구진은 비타민 C 고갈이 심해질수록 그 만큼 콜레스테롤이 조직 내에 더 많이 축적되는 것을 발견했다. 토끼와 기니피그에게 콜레스테롤을 먹이면 체내 비타민 C 수치가 낮아지므로,[14] 관상동맥의 아테롬성 경화증은 비타민 C 섭취가 부족해서 발생하는 결과물이라고 보는 것이 가능하다.[15] 비타민 C 섭취량을 증가시키면 토끼와[16] 기니피그와[17] 들쥐[18] 그리고 인간의 체내에서도[19] 콜레스테롤 수치가 내려간다.

1971년 뭄마R. O. Mumma 등과 스피틀C. R. Spittle이 콜레스테롤 수치를 낮추는 비타민 C의 효능에 대한 추가 확인 자료를 보고했다.[20] 또한 같은 해 베이커E. M. BakerⅢ와 동료들은 비타민 C 황산염이 사람의 소변에서 발견되는 비타민 C의 중요한 대사산물임을 발견했다. 스피틀은 혈청 내 콜레스테롤 수치는 비타민 C 섭취에 따라 변화될 수 있다는 것을 확인했다.[20] 그는 "죽상동맥경화증은 장기간의 비타민 C 결핍(즉, 비타민 C 부정적 밸런스)의 결과물이다. 장기간의 비타민 C 결핍이 동맥 체계에서 콜레스테롤 수치가 상승하도록 하여 결국 지방의 다른 부분의 변화까지도 야기하기 때문이다"라고 했다.

윌리스는 1957년에 〈죽상동맥경화증의 가속성〉이라는 매우 흥미로운 논문을 선보였다.[20] 이 논문에 의하면, 기니피그에서 체내 비타민 C를 감소시키면 죽상동맥경화증이 나타났다. 그리고 나서 일부 기니피그에게 많은 양의 비타민 C를 다시 주입했더니 죽상동맥경화증의 초기 단계 병변이 급속히 재흡수되었고, 더 진행된 동맥 내막의 죽상동맥경화증 침착물은 재흡수 시간이 더 오래 걸렸다. 비타민 C 치료법을 지속하는 기간이 길어짐에 따라 병변 발병률은 꾸준히 감소했다. 죽상동맥경화증을 예방하기 위해 대용량 비타민 C를 사용하는 길을 열었다는 점에서 이 연구는 인간에게 큰 의의가 있다. 하지만 이후 추가 실험은 시행되지 않았다.

자연적으로 발생한 동맥경화증은 인간뿐만 아니라 많은 다른 포유동물에서도 찾아볼 수 있다. 1966년에 실시된 한 연구에서 다양한 포유동물과 인간을 포함한 여러 영장류를 비교했을 때 죽상동맥경화 질환에서 확연한 차이가 있었다.[21] 개, 고양이, 코끼리 및 기타 하등동물의 관상동맥에서 관찰되는 자연 발생한 병변에서는 지방질 침착물이 미약한 역할을 한다. 이러한 동물 일부에서는 질병이 있는 동맥에 지방질이 사실상 전혀 포함되어 있지 않은 것으로 보인다. 영장류에서는 동맥경화증 병변에 나타나는 지방질 침착물이 더 확연하고, 인간에게서는 뚜렷한 죽상동맥경화 침착물이 발생한다. 개, 고양이, 코끼리와 다른 하등동물이 있는 전자 집단과 영장류와 인간이 포함된 후자 집단 사이의 가장 중요한 생리적인 차이점은 이것이다. 즉, 포유동물 중 전자 집단은 매일 많은 양의 비타민 C를 간에서 생산할 수 있는 반면, 영장류와 인간은 그럴 수 없다는 점이다. 이것이 포유동물을 위한 '간 합성 효소 체계'의 중요성과 죽상동맥경화증 발생에 있어서 비타민 C의 관련성에 대한 또 하나의 연구조사다. 죽상동맥경화증 발생에 대해 들쥐와 기니피그의 반응에 관한 유사한 연구가 1962년에 행해졌다.[22] 들쥐는 죽상동맥경화 질병에 저항력이 있지만 기니피그는 그렇지 못하다고 알려져 있다. 연구 결과, 들쥐는 간에서 비타민 C를 생산하지만 기니피그는 인간과 마찬가지로 유전학적으로 비타민 C를 간에서 생산할 수 없다는 차이점이 드러났다.

심장 질환에 의한 부종 치료에 있어서 도외시되었던 비타민 C의 또 다른 특성은, 많은 양을 투여할 때 이뇨의 속성이 있다는 점이다. 1753년, 린드는 괴혈병으로 사망한 환자들에 대해 사후 검사를 실시하다가 체내 비정상적인 수분 보유에 대해 주목했다. 비타민 C가 가진 이뇨제로서의 속성은 1936년과 1937년 비타민 C 발견 직후부터 인정받았다.[23] 1938년, 에반스는 심부전증을 앓은 모든 환자에게 충분한 비타민 C 공급이 필요하다고 지적하며 심부전증에 비타민 C를 사용하도록 제안했다.[24] 1944년부터 1952년 사이에 발표된 다른 논문에서도 비타민 C의 이뇨제로서의 유용성을 언급했다.[25] 그러나 지금까지도 여전히 비타민 C는 이뇨제로 사용되고 있지 않다.

뇌혈관 장애 – 뇌졸중

관상동맥 중환자에게는 당연히 비타민 C를 사용해야 하지만 실상은 그렇지 않다. 매년 20만 명 이상이 뇌졸중으로 사망하고, 약 80만 명이 뇌졸중으로 전신이나 신체 일부에 장애를 겪는다. 심각한 뇌출혈이나 혈전증으로 갑작스럽게 사망하거나 영구적으로 불구가 되는 것이다. 그러나 이보다 훨씬 발병률이 높은 것은 가벼운 뇌졸중이다. 이는 반복적이고 미약한 국부적 혈전증이나 모세혈관 파열에 의해서 내막 출혈과 함께 뇌 신경조직이 서서히 파괴되어 가는 것을 의미한다. 미국에서는 적어도 120만 명의 사람들이 이러한 가벼운 뇌졸중을 한 번 이상 겪는 것으로 추산된다. 가벼운 뇌졸중이 발생해도 경미한 현기증이나 메스꺼움을 대하듯 별다른 관심을 기울이지 않은 채 그냥 지나치는 경우가 대부분이다. 이런 경미한 뇌 손상이 합쳐져 정신적 또는 신체적 결함을 야기했을 때에야, 즉 환자 자신이나 가족이 알아차리게 되었을 시점에 이르러서야 무언가 잘못되었다는 것이 분명해진다. 그때쯤이면 조치를 취하기에 너무 늦다. 이런 상황을 예방하고 가벼운 뇌졸중을 미연에 방지할 수 있는 예방 체제가 필요하다.

뇌혈관계를 온전하게 유지하기 위해서는 신체의 다른 부분에서처럼, 아니 오히려 더 절실하게 비타민 C가 필요하다. 뇌는 신진대사와 작동을 위해 많은 양의 비타민 C를 필요로 한다. 따라서 식품으로 제공되는 비타민 C에만 전적으로 의지한다면 결국 증상이 없는 만성적 혈관 손상을 야기하게 된다. 문제가 심각해져서 광범위한 출혈이나 혈전이 발생하면 그때서야 증상이 분명해진다. 부적절한 비타민 C 수치가 결국 뇌졸중으로 이어지는 것이다. 뇌혈관 질환으로 사망한 환자의 뇌 조직을 검사하면 조직 속에 비타민 C가 전반적으로 결핍되어 있거나 극도로 낮은 수치를 나타내고 있다. 혈관 질환을 앓은 32명의 노인 환자를 대상으로 각각 비타민 C의 양을 다양하게 하여 지속적으로 실험을 한 연구가 있다.[26] 게일Gale과 듈리스Thewlis는 4년 간의 연구에서 6명의 사망자가 발생했다고 1953년에 보고했다.[27] 이 중 4명의 사망은 직접적인 심장마비나 뇌 질환에 기인한 것이었다. 이 4명의 사례 중에서 실험 기간 동안 매일 비타민 C 100밀리그램 이상을 섭취했던 경우는 단 한 명도 없었다. 다음은 연구 논문의 내용이다.

노인들의 혈관 장애에서 잠복중인 괴혈병이 빈번히 나타난다. 심장 질환과 뇌혈관 질환을 통제하는 데 있어서 비타민 C와 비타민 P의 유효성을 밝히기 위해 공공보건 당국과 노인의학 클리닉은 더 장기적인 연구를 시행해야 한다.

이 같은 제안이 반복되고 있지만 아무 것도 이루어지지 않고 있다.

심혈관계 질환과 뇌혈관 질환이라는 끔찍한 질병에 대한 예방과 치료를 위해 효과적인 대책을 강구해야 할 필요성이 명백한 데도 불구하고, 이 모든 획기적인 연구 조사들이 무시되어 왔고 대규모 실험 조사는 전혀 이루어지지 않았다. 대부분의 연구가 비타민 C 가설에 대해 편협한 관점을 가졌던 연구원들에 의해 이루어졌고, 실험 시에도 불충분한 수치의 비타민 C를 투여했다는 점이 그나마 이런 상황에 대한 핑계라면 핑계일 것이다. 더 이상 이런 식으로 유전 질환에 대한 설명이 이루어져서는 안 된다. 인간에게 나타나는 저아스코르비산혈증은 심장 질환 발병률 저하에 필요한 대용량의 예방적 비타민 C 섭취와 심장 질환 치료 시 필요한 대용량의 치료적 비타민 C 섭취에 대한 근거를 제공한다.[28]

대규모 실험은 먼저 많은 수의 사람들을 실험대상자로 선정하고, 그들이 평생 동안 대용량의 예방적 비타민 C를 섭취하도록(하루에 체중 1킬로그램 당 약 70밀리그램, 성인의 경우 일정한 간격을 두고 하루에 약 3~5그램) 관리하는 방식으로 실행해야 한다. 그리고 나서 플라시보를 복용한 비슷한 수의 피험자와 비교해서 간격을 두고 발병률과 사망률 및 건강한 수

명의 증가율을 측정해야 한다. 심장 질환을 치료하기 위해, 응급 관상동맥 치료 병동에서는 정맥주사로 시작하여 매일 체중 1킬로그램당 1,000밀리그램을 사용하고, 환자가 위급한 상황을 벗어나면 복용량 스케줄을 산출하는 식으로 대용량 비타민 C 치료법을 시도할 필요가 있다. 대용량 비타민 C 치료법은 뇌졸중 환자에게 존재하는 국소적인 뇌 괴혈병을 제거함으로써, 발병 후 생존과 회복 그리고 앞으로의 뇌졸중 예방을 위한 새로운 장을 열어줄 것이다.

전 세계적으로 지난 40년 동안 실시되었던 이 모든 획기적이고 도발적인 연구 조사는 다음과 같은 시사점을 드러낸다. 하루에 비타민 C 3~5그램을 몇 차례 나누어 섭취하는 것만으로도 심장 질환과 뇌졸중 발병을 예방할 수 있을 것이다. 심장 질환과 뇌졸중에 걸릴 가능성이 있는 사람들도 비타민 C 치료법으로 훨씬 더 오래 건강하게 살 수 있을 것이다. 심각한 관상동맥 출혈이나 뇌출혈을 앓은 급성 환자에게 대용량 비타민 C 치료법을 신속히 시행한다면, 심각하지만 치료되지 않는 '저아스코르빈산혈증'으로 인해 죽음의 위기에 처한 환자들의 생존가능성을 보장할 수도 있을 것이다.

17
관절염과 류마티스

　1,300만 명의 미국인이 관절염으로 고생하고 있는데, 이는 신체 장애를 유발하는 가장 큰 원인이 되고 있다. 천만 명 이상의 사람들이 이로 인한 증상을 완화하기 위해 병원 치료를 받고 있으며, 300만명 이상이 이 병으로 인해 일상 생활에 지장을 받고 있다. 또한 연간 13억 달러의 비용이 관절염 치료에 사용되고 있다.[1]

　관절염은 사망을 일으키는 질환은 아니다. 그렇기 때문에 나이가 들수록 점차 유병률이 높아지고, 환자들은 불구가 되거나 통증의 정도가 커져서 심한 고통을 느낀다. 여생을 살아가면서 지속적으로 이런 상태를 경험하는 것이다. 또한 관절염은 정상인의 생산 활동까지도 움츠러들게 만든다.

　관절염, 류마티즘 및 기타 관련 질환은 일반적으로 콜라겐 질환으로 불리고 있다. 왜냐하면 이러한 질환의 발생은 원인이 되는 단백질과 분명한 관계가 있기 때문이다. 콜라겐을 생성하는 데에는 아스코르빈산이 관여한다고 이미 심장 질환 부분에서 언급했다. 콜라겐을 구성하는 단백질의 합성과 유지에 많은 양의 아스코르빈산이 반드시 필요하다. 간단히 말해서 콜라겐은 우리 몸을 구성하는 단백질의 1/3을 차지하고 있다. 아스코르빈산이 없으면 결과적으로 질이 떨어지는 콜라겐이 만들어지거나 아예 합성 자체가 이루어지지 않는다. 이로 인해 뼈와 관절이 망가지는 괴혈병 현상이 나타나는 것이다.

1965년 리버스Rivers는 '아스코르빈산 부족으로 인한 조직의 장애'에 관한 요약논문을 통해 "비정상적인 콜라겐이 류마티스 관련 질환 및 많은 종류의 선천성 결체조직 결손 질환에서 나타나는 신체 변형의 기초가 된다"고 했다.[2] 로버트슨Robertson은 괴혈병 초기의 기니피그와 정상 기니피그에 육아종성 조직을 유도하는 연구에서, 14일 간 아스코르빈산을 투여받지 못한 기니피그의 경우 조직의 콜라겐이 2~3% 정도 차지한 반면, 정상 기니피그의 경우 콜라겐이 14~16%를 차지함을 보여주었다.[3] 우덴라인드Udenriend,[4] 스톤Stone과 마이스터Meister[5] 외 많은 학자들은 질 좋은 콜라겐을 구성하는 단백질이 갖는 아스코르빈산에 대한 의존성이 콜라겐을 만들기 위한 한두 가지의 아미노산 구성성분의 화학 반응 때문임을 보여주었다.

콜라겐성 질환에 대해서도 1930년대에 아스코르빈산의 발견으로 인해 수많은 연구가 이루어졌다. 1933년부터 1938년 걸쳐 라인하르트Reinhart 등이 권위 있는 일련의 연구를 통해 류마티스 진행 과정에서 아스코르빈산의 결핍과 감염과의 관계를 밝혔다.[6] 그들은 아스코르빈산과 류마티스열 발생 사이의 관계를 연결시킴으로써 이론을 발전시켰는데, 이러한 과정은 류마티스열의 사회적인 발생 특성, 도시에서의 발생 특성, 가족 발생 특성, 영양실조의 영향, 발생 연령의 특성, 계절적 특성, 지리적인 분포, 잠재적 괴혈병과 류마티스 초기 증상의 유사성, 감염의 역할, 출혈 문제, 류마티스 상태에서 잠재적 괴혈병의 존재 등의 근거를 통해서 이루어졌다. 연구의 논리는 완벽했고 모든 상황이 퍼즐을 맞추는 것처럼 정확히 일치했다. 또한 그들은 기니피그에서 아스코르빈산의 결핍과 감염을 유도해 류마티스 병변을 생성시키는 실험을 통해 이러한 가정을 증명했다. 감염만으로는 절대로 이러한 효과가 나타나지 않았다. 마침내 류마티스 질환에 대한 오래된 난제를 풀 수 있는 대답이 여기에 있을 것이라 생각했다.

예상했던 바와 같이 라인하르트 등의 연구 자료는 더 많은 논의와 시험이 진행되는 계기가 되었다. 이렇게 추가 연구가 계속되면서 발표된 논문은 라인하르트의 연구에 동의하는 결과와[8] 동의하지 않는 결과로[9] 나뉘었다. 그 중에서도 가장 중요한 것은 초창기에 라인하르트의 가설을 시험하기 위해 수행한 임상시험일 것이다. 우리는 당시 시행했던 임상시험 방법이 얼마나 부적절했는지 뒤늦게 깨닫고 새로운 시각을 얻게 되었다. 당시 시험에서 사용했던 비타민 C의 용량은 효과가 나타나지 않을 정도로 적은 양이었다.

1936년 슐츠M.P. Schultz는 록펠러 재단 병원에서 외래환자를 대상으로 하루 100~250밀리그램의 아스코르빈산을 경구 투여하거나 주사하여 평균 두 달 반 정도 관찰한 결과를 보고했다.[9] 결론은 이 정도 용량으로는 류마티스열의 발생이나 증상의 호전을 기대할 수 없었다는 것이다. 1938년 모스F. H. Mosse는 중국에서 괴혈병이 한창 유행일 때 급성 다발성 관절염에 걸린 한 농부에게 800~1,200cm^{2}에 들어갈 정도의 신선한 붉은 과일주스를 섭취시켜 극적인 회복을 보였다는 사례를 보고했다.[10] 또한 그는 당시 중국 북부지방에 발생한 류마티스열의 원인에 대해 기술했다. 보스턴에 있는 브리검 병원의 홀M.G. Hall과 연구자들은 1939년에 류마티스 관절염을 앓고 있는 모든 환자에게 아스코르빈산 200밀리그램을 8개월 간 복용시켰는데 전혀 치료 반응이 나타나지 않았다.[11]

1940년 자크R.H. Jacques는 48명의 관절염 환자를 대상으로 혈액 내 아스코르빈산 농도를 검사한 결과, 47명에서 혈장 내 아스코르빈산 농도가 낮게 측정되었다고 보고했다.[12] 일주일 간 100밀리그램의 아스코르빈산 주사를 매일 투여하는 방법과 일주일 간 매일 300밀리그램의 주사를 투여하는 방법으로 수 주 간 매일 300밀리그램의 아스코르빈산을 경구로 복용하는 방법 모두 혈장 내 아스코르빈산 농도를 올릴 수 있었다. 그 이후 환자들은 3주에서 6개월까지 경구로 매일 100밀리그램을 복용하였고, 이를 계속 추적 관찰했다. 그의 결론은 다음과 같았다. "혈장 내 아스코르빈산 농도가 정상으로 유지되었다 하더라도 임상적으로 뚜렷한 회복을 볼 수 없었다. 20%의 환자는 어느 정도 회복을 보였고, 33%의 환자는 약간 호전되었으며, 47%는 변화가 없거나 오히려 증상이 악화되었다."

러시아 논문집에 실린 보고서에서 빌리안스키Vilyansky는 39명의 환자에게 200~300밀리그램의 아스코르빈산 주사를 매일 시행하였다.[13] 이 환자들은 모두 아스코르빈산이 상당히 부족한 상태였고, 이들 모두 치료에 잘 반응했다. 26명의 환자에게서 통증이 감소하고 기분이 좋아졌으며, 부종의 정도도 약했고 관절의 가동범위도 증가했다. 11명은 좀 더 오랜 기간이 지난 후에 반응이 좋아졌으며, 2명은 반응이 없었다. 이들 2명은 이전에 살리실산으로 치료를 받아왔었다. 그는 대부분의 환자에게 류마티스 발작이 있을 경우, 아스코르빈산을 3~5회 주사하면 충분히 "종식시킬 수 있다"고 언급하고 있다.

1942년 프레이버그Freyberg는 37명의 관절염 환자에게 혈장 내 아스코르빈산 농도가 정상을 유지할 수 있는 정도에서 과일주스 또는 아스코르빈산을 매일 복용하게 한 결과 "관절염이 더 좋아졌다는 증거를 찾을 수가 없었으며, 비타민 C의 부족을 교정한 경우와 아닌 경우 질병의 진행에는 별반 차이가 없었다"고 주장했다.[14] 1949년 트랜트Trant와 매투섹Matousek은 시카고의 장로교 병원에서 18명의 관절염 환자를 대상으로 매일 100밀리그램의 아스코르빈산을 복용하게 하여 다음과 같은 결론을 얻었다.[15] "좋은 위생 상태가 유지된다는 원칙 하에서는 혈장의 저농도 아스코르빈산에서도 정상으로 잘 회복된다. 그러나 그것이 결과적으로 관절염이 회복되는 것은 아닐 것이라 생각한다."

1943년 라인하르트는 〈류마티스열과 영양〉이라는 논문에서 지난 10여 년 간의 연구를 정리하면서 다음과 같이 이야기했다.[16]

비타민 C가 류마티스열에 특별한 치료 효과를 보이지는 않았지만, 출혈 증상의 빈도나 정도는 감소시키는 것으로 보인다. 환자를 보호하는 데 비타민 C 및 관련인자가 얼마나 필요한지는 잘 알려져 있지 않다. 류마티스 환자에게 적절한 양의 아스코르빈산을 유지하는 것으로 병의 재발을 명백히 예방하지는 못한다.

당시에 시행했던 임상시험을 통해 얻은 결론은 다음과 같다. 그 당시에는 치료 목적의 혈중 아스코르빈산 농도에 대한 기준이 제대로 설정되어 있지 않았고, 연구자들이 사용했던 접근법 역시 잘못되어 있었다. 당시 연구자들은 질환을 치료하는 것이 아니라 영양 결핍만을 교정하고자 하였다. 또한 그들이 정상범위라고 생각했던 아스코르빈산 농도를 유지하기 위해 투여한 용량 역시 실질적으로 콜라겐성 질환을 치료하기 위한 아스코르빈산 농도를 훨씬 밑도는 것이었다. 이러한 초기 시험은 최신 의학이 지향하고 있는 임상약리학적 접근이라기보다는 가정관리학 수준의 실험이라 할 수 있다.

1950년 마젤Massell은 7명의 어린 환자(5~17세)를 대상으로 4그램의 아스코르빈산을 사용하여 8~26일의 짧은 기간 동안 관찰한 결과 증상이 빠르게 회복되는 것을 확인했다.[17] 그는 "우리는 이 관찰 결과를 통해 아스코르빈산 용량을 충분히 늘려 투여하면 항류마티스 작용이 나타남을 알 수 있었다"고 했다. 또한 그는 다음과 같은 의견을 제시하였다.

과거의 실패는 연구자들이 '비타민 C의 결핍'이라는 용어에 주목하여 우리가 사용했던 용량에 훨씬 못 미치는 소량의 아스코르빈산을 사용했기 때문일 것이다. 유해성이 없다면 1회당 1그램 이상으로 아스코르빈산의 용량을 늘려 하루 총 4그램 이상 사용하는 것이 치료 반응에 있어서 훨씬 효과적이라고 할 수 있다.

또한 그는 이 예비보고서의 출간 목적이 "아스코르빈산의 잠재적 치료 효과에 대한 더 많은 연구를 자극하는 것"이라고 밝혔다. 그러나 이러한 훌륭한 결과를 검증할 수 있는 대규모의 임상시험은 이루어지지 않았다. 그나마 좀 더 연구가 진행된 것은 뒤에 다룰 1950년대의 개인적 차원의 연구로, 이들은 상당히 성공적인 시험 결과를 보고하였다. 그러나 그 이후에는 연구가 전무했다.

1952년 바우펠드Baufeld는 급·만성 류마티스 환자에게 6그램의 정맥 주사용 아스코르빈산을 사용하여 일부 환자에게서 '깜짝 놀랄 만한' 결과를 관찰했다.[18] 또한 그는 요통, 좌골 신경통 및 기관지 천식에서도 좋은 반응이 나타났다고 보고했다. 그는 좀 더 많은 임상시험이 필요하다는 믿음을 피력했다. 1953년 그리어는 8~12그램의 아스코르빈산을 항생제와 함께 사용하여 여러 심각한 류마티스열 환자에게 효과적인 결과를 얻어냈다.[19] 1955년 맥코믹은 17세기 문헌을 학술적으로 정리하며 괴혈병과 류마티스 질환과의 관계를 재조명했고, 자신의 류마티스열 환자 중 여러 명을 대상으로 1~10그램의 아스코르빈산을 매일 투여한 결과 3~4주만에 심장 합병증 없이 빠르고 완벽하게 회복하는 것을 목격하였다.[20] 또한 초기 관절염에서도 비슷한 결과를 얻었다. 1959년 아파나시에바Afanasieva는 러시아의 논문집에서 48명의 여성 류마티스열 환자에게 다른 치료와 병행하여 1.25그램의 아스코르빈산을 매일 복용시키고 20~25일을 관찰한 결과 주목할 만한 결과를 얻었다고 밝혔다.[21]

정부기관이나 관절 질환에 대해 관심을 가진 공공기관이 1950년대 마젤 등이 진행했던 이러한 연구를 지속했다면, 지난 20년 간 불구를 일으키는 이러한 콜라겐성 질환은 지속적으로 감소했을 것이다.

18
노화

노화 현상을 태어날 때부터 존재하며 살아가면서 고통이 증가하는 100% 치사율의 만성 질병이라고 본다면, 우리는 논리적인 관점에서 이 논의를 시작할 수 있다. 우리가 이끌어낼 수 있는 첫 번째 결론은, 이 만성 질환의 치료는 말년에 발생하는 급성 증상에 치중하는 것이 아니라 출생과 동시에 시작하여 지속하는 예방을 위주로 진행해야 한다는 것이다.

여기에서 더 나아가 인간 수명에 관한 통계를 살펴보면 놀라운 사실을 발견할 수 있다. 현대의 의약품은 1900년 49.2세이던 기대수명을 20년 가까이, 그 이전인 1840년의 38.7세로부터는 더욱 많이 끌어올리는 공을 세웠으며, 이는 유아 사망률과 소아 유병률이 감소한 결과다.

하지만 뷰욕스텐Bjorksten이 지적한 것과 같이[1] 1965년 60대의 기대수명은 사실 1789년과 같았다(그림 4). 의약품이 위험성 높은 시기를 거쳐 살아남은 사람들의 수명을 연장시키는 데는 크게 기여하지 못한 것이다. 또한 그는 의학 연구를 통해 노화로 인한 점진적 저항 손실을 제거할 수 있다고 가정할 경우의 예상선을 1963년의 사망률 곡선과 비교했다(그림 5). 예상선은 300년에서 멈춰 있었는데, 이는 그래프에 더 이상 공간이 없었기 때문이었다.

이에 대해서 본 저자는 "현재의 통계 자료에 인간의 수명에 대한 잠재적인 장수 가능성이 제대로 나타나고 있지 않다"고 지적한 바 있다.[2] 왜냐하면 통계 계산에 적용된 보통의 인구는(그림 5에서 A선와 B선으로 표시된 것) 저아스코르빈산혈증에 의해 고통받고 있기 때문이다. 이를 제대로 치료한 개인으로 구성된 인구의 통계 자료는 완전히 다를 수 있을 것이다.

노화 억제의 주요 원인인 필수 단백질 콜라겐을 적절하게 합성하고 유지하는 것의 중요성 또한 시사되었다. 콜라겐의 적절한 합성과 유지는 전적으로 아스코르빈산에 달려 있다. 뷰욕스텐은 '저아스코르빈산혈증'이라는 유전병을 일생에 걸쳐 완전하게 '교정'함으로써 〈그림 5〉의 C선을 따라가는 것이 가능하다고 믿었다. 필요한 것은 우리가 C선을 따라 얼마나 나아갈 수 있는지 살펴보는 것뿐이다.

또한 그는 일생에 걸쳐 아스코르빈산을 적절히 사용하면 오랫동안 기다려 왔던 노인병리학의 돌파구를 찾을 수 있을 것이라고 주장했다. 아스코르빈산은 노화에 있어 가장 중요한 것, 즉 단순히 수명만 늘리는 것이 아니라 활발하고 건강한 성인 시기를 연장하는 것을 가능하게 할 수 있을 것이다.

노화와 관련한 논문이 많지만 여기서는 일부만 인용한다.

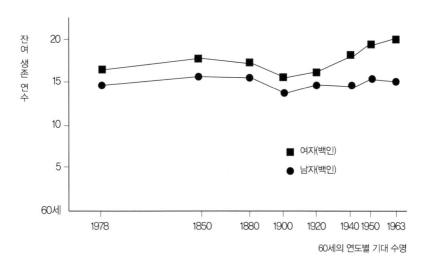

그림 4 연도별 60대 기대 수명

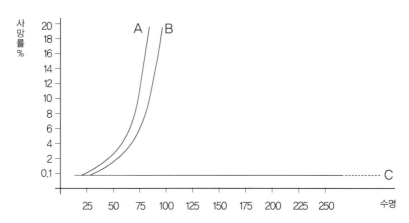

A : 현재의 기대수명(미국 인구조사국)
B : 심장 및 순환기 질환, 암, 신장 및 호흡기 질환이 없거나 진행되지 않았을 때의 기대수명
C : 어떠한 질병도 생기거나 진행되지 않고 점진적인 노화를 억제했을 때의 기대수명

그림 5 상황별 사망률 비교

베르자F. Verzar, 레이첼W. Reichel, 시넥스F. M. Sinex, 하만D. Harman, 펠즈I. G. Fels와 뷰욕스텐은 그들의 논문에서 시간이 지나며 급변하는 탄력과 여러 환경적 요인의 특성, 즉 산화, 유리기Free radical, 방사선, 이 요인들의 교차결합, 스트레스 등이 노화의 원인이라고 말한다.[1, 3] 이들 연구는 콜라겐이 노화 현상에 있어서 매우 중요한 요인임을 드러나게 했다.

이제 우리는 콜라겐 분자를 젊게 유지하는 아스코르빈산의 역할에 대해 운을 띄우며 다시 콜라겐에 대한 이야기로 돌아왔다. 많은 보고서에서 콜라겐이 노화에 직접적으로 영향을 끼친다는 사실을 증명했으며, 이들 출판 논문에 기재된 수많은 참고문헌이 이 분야에 쏟아진 방대한 양의 연구를 짐작하게 한다.[4]

콜라겐 분자에서 산화와 유리기의 교차 반응과 응집 효과에 대응하기 위한 수단으로 항산화제가 수 차례 제시되었다. 타펠Tappel이 1968년에 발표한 논문에 따르면, 동물의 몸은 유리기의 청소부 역할을 하는 생물학적 항산화제 없이는 이 가혹한 산화적 환경에서 존재할 수 없다.[5] 아스코르빈산은 자연적 지용성·수용성 항산화제의 생화학적 계획에 긴밀히 관련되어 있다. 그는 "최적량의 비타민 C는 노화를 늦추고자 하는 시도에서 중요한 역할을 할 것이다"라고 했다. 컴포트Alex Comfort 박사 또한 제8회 국제 노인학 학회에서 항산화제가 노화 현상을 지체시킨다고 주장했다.[6]

소콜로프Sokoloff 등의 논문에 따르면, 혈중 지방 이상은 나이를 먹음에 따라 증가하였으며, 하루에 2~3그램의 아스코르빈산을 12~30개월간 투여하자 심장 환자 60명으로 이루어진 그룹의 83%에서 증상이 호전되는 결과를 보였다.[7] 효과를 보이지 않은 17%는 아스코르빈산의 양을 늘려 매일 복용하게 했더니 저아스코르빈산혈증을 완전히 개선하는 데 도움이 되었다. 또한 그들은 매일 아스코르빈산을 고용량 섭취하여 혈액과 조직 속에 아스코르빈산이 항산화제로 존재하도록 유지해야 한다고 했는데, 이는 산화된 아스코르빈산은 바람직하지 않은 반응을 나타낼 수 있기 때문이다.

아스코르빈산은 노령일 때 그 필요성이 증가하며 노인들이 아스코르빈산 결핍으로 고통받는다는 언급은 너무나 많다.[8] 따라서 여기서는 간단히 하나만 인용한다.

야보르스키Yavorsky, 앨머덴Almaden, 킹King은 1934년에 인간 조직에 함유된 아스코르빈산은 나이를 먹으면서 점차 감소한다는 것을 밝혀냈다. 연령이 1일~77세로 구성된 사람들을 다섯 그룹으로 나누어 부신, 뇌, 췌장, 간, 비장, 신장, 폐, 심장과 흉선의 조직을 검사했는데, 모든 검사에서 상당한 아스코르빈산 감소가 나타났다.

래프스키Rafsky와 뉴먼Newman은 1941년에 60~83세 사이의 25명의 일반인을 조사했는데, 그 중 단 2명만 아스코르빈산이 정상적으로 작용하는 것을 발견했다. 1947년에 튤리스Thewlis와 게일Gale은 아스코르빈산 결핍은 나이 든 환자에게 흔한 일이며, 환자에게 혈압 문제로 야기되는 뇌출혈이나 관상동맥 폐색의 가능성이 있을 경우 500~1,000밀리그램의 아스코르빈산을 매일 비경구적으로 며칠 간 투여해야 한다고 했다.

1954년 미국 산 마테오 카운티San Mateo County에서 50세 이상 주민 588명을 상대로 한 연구에서 쵸프Chope가 내린 결론 중 하나는 아스코르빈산을 적게 섭취하면 샘플 그룹의 사망률이 높아지는 경향을 보인다는 것이었다. 이는 쵸프와 브리슬로Breslow의 1956년 논문에 의해 확인되었다.

1955년 NSAC Nutritional Status of the Aging in California의 연구에서는 모건Morgan 등이 발표한 바와 같이 혈청 아스코르빈산과 섭취 사이에 상당한 상관 관계가 있음을 알게 되었다. 이 연구에서 혈청 아스코르빈산 수치가 상당히 높게 나타났는데, 실험 시 더 높은 수치를 얻고자 실험 방향을 거듭해서 전환했기 때문인 것으로 보인다. 이는 혈청 속의 아스코르빈산을 측정하기 위해 사용했던 방법의 결과로 볼 수 있는데, 이 혈청은 아스코르빈산뿐만 아니라 아스코르빈산의 산화 부산물을 포함하는 것이다. 앞으로의 연구는 감소된 아스코르빈산을 산화된 형태인 산화 아스코르빈산 및 다른 분해물로부터 구별하는 기술을 사용해 반복해야 할 것이다.

노인에게서 더 적은 아스코르빈산이 검출되며, 따라서 노인에게 더 많은 양의 아스코르빈산이 필요하다는 사실은 1961년의 도슨Dawson과 보워스Bowers, 1965년 보워스Bowers와 드쿠빅dKubik, 1965년 스몰리얀스키Smolianskki, 1966년 앤드루스Andrews와 동료들, 1968년 오설리번O'Sullivan과 동료들, 1970년 미트라Mitra, 그리고 이들 논문에 기재된 수많은 참고 문헌에서 찾아볼 수 있다.[9]

이 중 슬라킨Slotkin과 플레쳐Fletcher의 논문에 좀 더 주의를 기울일 필요가 있다.[10] 이들은 논문에서 70~80대 환자들의 비뇨기 수술, 특히 전립선 수술의 스트레스에 관해 논했다. 그들은 기관지 폐렴이 이 수술에서 흔히 나타나는 치명적일 수 있는 합병증이라고 언급했다. 이런 수술 후의 합병증으로는 폐렴 증상뿐 아니라 모세혈관 분비로 인한 폐부종이나 가래에서 악취가 나는 증상 등도 나타날 수 있다. 환자에게 투여된 아스코르빈산은 아주 적은 양이었음에도 불구하고 이런 합병증에 좋은 결과를 보여주었다. 그들은 비타민 C 혈중 농도나 결핍에 상관 없이, 아스코르빈산은 노령 환자들이 힘든 수술 후의 기간을 버텨 내기 위해 유용한 보조제라는 결론을 내렸다.

스몰리얀스키 Smolyanskii는 60~90대 환자 144명을 대상으로 부신의 호르몬 생산에 아스코르빈산이 미치는 영향에 대해 연구했다.[11] 그는 환자의 혈중 아스코르빈산 농도와 스테로이드 호르몬 생산이 모두 낮음을 발견했다. 단 500밀리그램의 아스코르빈산을 투여한 것만으로도 부신의 생산 능력 향상을 암시하는 호르몬 배출이 증가했다. 투여를 계속한 결과 호르몬 생산량은 더 증가했다. 환자들이 아스코르빈산을 적절한 양으로 몇 년에 걸쳐 투여받을 수 있었다면 호르몬 생산은 바라는 만큼 활달한 정도로 유지되었을 것이다. 팻나이크 Patnaik의 연구 또한 아스코르빈산과 노화의 관계를 보여주었다.[11]

우리는 상당히 의미 있는 연구의 뒷받침을 받고 있다. 하지만 최적량의 아스코르빈산 투여가 노화 현상을 늦추는 데 미치는 직접적 영향에 대한 결정적인 연구는 시작되지 않았다. 선천적인 탄수화물 대사 이상이나 저아스코르빈산혈증 치료를 위해 아스코르빈산을 매일 적정량 투여하는 것에 대한 유전적 근거를 찾을 수 있다.[2] 건강한 사람을 대상으로 스트레스가 적은 환경에서 유전적 간 효소 질환을 고치기에 적절한 양의 아스코르빈산을 평생 동안 투여하는 실험이 이루어져야 할 것이다 (하루에 아스코르빈산 3~5그램 정도). 아스코르빈산 투여그룹의 건강 상태, 삶의 질, 사망률을 식품으로만 아스코르빈산을 섭취한 그룹과 비교 연구한다면 머지 않아 놀라운 결과를 보게 될 것이다.

19
알레르기 질환

알레르기란 외부 물질(알레르겐)이 체내에 유입되어 발생하는 비정상적인 생화학적 과잉 반응이다. 생체 방어 반응이 통제력을 잃어버리는 것이다. 이 제어할 수 없는 반응은 다양한 방식으로 나타나지만 사실 근본적으로는 모두 같은 것이다.

피부를 통해 유입된 알레르겐은 발진이나 기타 피부 질환을 유발하고, 이를 접촉성 알레르기라고 부른다. 약물이나 특정 식품이 알레르겐인 경우에는 소화 불량이나 다른 전신 증상을 일으킬 수 있다. 기관지 알레르기에는 '천식'이라는 이름이 붙어 있다. 또한 물리적 물질도 알레르겐이 될 수 있는데, 가령 더위, 추위, 햇빛 등도 예민한 사람들에게는 비정상적이고 강렬한 반응을 일으킨다. 알레르겐이 피부 이식이나 장기 이식일 경우, 이 현상은 '거부반응'이 된다.

동물의 과민증에 의한 쇼크

1930년대 초에 과민증과 알레르기에 아스코르빈산을 사용하는 것에 대한 연구가 상당히 많이 시도되었다. 1935년을 시점으로 여러 연구 보고서가 출간되었지만 이듬해에는 불완전한 연구 요약이 나왔을 뿐이었다. 여기에서도 역시 아스코르빈산으로 실험 동물의 과민증을 완전히 억제했다고 보고한 연구자와 전혀 효과가 없다고 한 연구자가 모두 존재하여 큰 혼선을 빚었다. 과민증이나 그에 의한 쇼크는 실험용 동물에 나타나는 반응인데, 이는 알레르기에 대한 인간의 반응과 똑같다. 동물에게 외부 물질을 주입하고 일정 시간 잠복기를 지나 생체 방어 반응이 나타나면 동일 물질을 두 번째로 아주 소량 주입한다. 이때 발생하는 동물의 생화학반응은 매우 격렬해서 과민증에 의한 쇼크로 즉사할 수도 있다.

1938년 라펠Raffel과 매디슨Madison, 월저Walzer의 논문은 초기 연구를 검토하고 그때까지 많은 연구자들의 상이한 결과를 나타냈음을 언급한다.[1] 이 논문 이후에 나온 많은 논문에서는 관련된 기법을 통해 무질서로부터 질서를 찾으려고 했다. 1938년 파체코Pacheco와 동료 연구자들은 아스코르빈산이 기니피그에 있어 과민성 쇼크를 막아주는 작용을 한다고 결론지었다. 1938년 요시카와Yoshikawa도 많은 양의 아스코르빈산을 지속적으로 사용하고 비슷한 결론을 도출했지만, 적은 양을 쓰면 알레르기의 징후를 증가시킨다고 믿었다.[2]

키타사토 연구소의 요코야마Yokoyama는 1940년 논문에서 과민성 쇼크로 인한 사망을 예방하는 데에 있어 아스코르빈산 투여량의 중요성을 분명히 하는 데 큰 역할을 했다.[3] 그는 200~300그램 나가는 기니피그 여러 마리를 말 혈청에 민감해지도록 처리했다. 3주 후 그는 적은 양(최소 치사량)의 말 혈청을 기니피그에 주입했고, 몇 분 지나지 않아 기니피그는 모두 과민성 쇼크로 죽었다. 혈청에 민감해진 다른 기니피그 집단에게 그는 두 번째 말 혈청을 주입하기 바로 직전 아스코르빈산을 투여했다. 그의 논문을 인용하면 다음과 같다.

> 혈청 주입 2~3분 전에 5~10밀리그램의 아스코르빈산을 투여하면 쇼크를 예방할 수 없다. 20밀리그램은 쇼크사를 지연시켰다. 30밀리그램은 쇼크 증상을 예방했고, 때로는 쇼크사를 막았다. 50밀리그램은 쇼크 증상과 쇼크사를 모든 경우에서 예방했다.

요코야마의 수치를 70킬로그램의 성인과 비교하여 추정하면 아스코르빈산 투여량은 다음과 같다. 2,800밀리그램은 전혀 효과가 없다. 5,600밀리그램은 사망을 지연시킨다. 8,400밀리그램은 쇼크 증상을 예방하고 간혹 죽음을 막는다. 14,000밀리그램은 쇼크 증상과 죽음을 예방하고 혈청에 대한 민감도를 낮춘다. 이 연구는 부분적으로 1965년 기리스Guirgis, 도슨Dawson, 웨스트West에 의해 확인되었다.[3]

1966년 헝가리 연구자인 샤바Csaba와 토스Toth는 개를 대상으로 이 연구를 했으나 결과를 확인할 수 없었다.[4] 이는 그들이 쇼크를 주기 위해 요코야마가 사용한 최소 치사량의 20~40배의 말 혈청을 사용했기 때문일 것이다. 1965년 체중 1킬로그램당 10~20밀리그램의 아스코르빈산이 항과민 효과가 없다고 보고한 헤르크스하이머Herxheimer도 역시 요코야마가 사용했던 효과적인 투여량을 알지 못했다.[4]

건초열 혹은 화분증

이제 인간의 알레르기 징후로 돌아와 건초열 또는 화분증을 살펴보자. 1942년 홈즈Holmes와 알렉산더Alexander가 논문을 발표했는데,[5] 여기에는 25명의 건초열 환자에 대해 아스코르빈산을 1주차에는 매일 100밀리그램, 2주차에는 200밀리그램, 마지막으로 3주차에는 500밀리그램을 투여한 결과가 담겨 있다. 대부분의 경우 하루 100밀리그램 수준에서는 증상의 완화가 미미했지만, 더 많은 양을 사용했을 때에는 2명만 제외하면 상당히 높은 성과를 얻었다. 피실험자 중 한 명은 발진이 일어나 실험을 그만두었다.

홈즈는 1943년 이 실험을 음식물 알레르기로 확장했고, 27명의 환자에게 매일 500밀리그램의 아스코르빈산을 이용해 80%의 성공률을 보인 결과를 발표했다. 그는 아스코르빈산은 무독성이지만 여러 경우에서 환자가 두통이나 입 주변이 화끈거리는 증상을 나타냈고, 한 명은 설사를 겪었다고 했다. 이 실험 반응처럼 적은 비중일지라도 아스코르빈산에 극도로 민감한 사람이 있는 것은 사실이다. 1938년 코르바흐Korbsch의 보고에 나타나듯,[5] 하루 1그램씩 아스코르빈산을 경구 복용하면 혈청에 의한 발진, 다형 홍반, 비염 증상이 확실히 완화된다고 할지라도 말이다. 즉시 높은 양을 투여하기보다 점진적으로 투여량을 높여가는 것이 이런 반응을 피하는 방법이 될 것이다.

펠너Pelner는 1944년 연구에서 돼지풀에 극도로 민감한 환자에게 아스코르빈산 100밀리그램이 포함된 꽃가루 항원 주사를 투여하면 역반응이 줄어든다고 밝혔다.[6] 그는 또 1943년에 51명 환자에게 술폰아미드를 투여하여 비슷하게 역반응을 예방할 수 있었고, 1942년에는 살리실산염을 이용해 류마티스열 환자의 알레르기 반응을 예방했다. 헤볼드Hebald와 잉글레셔Englesher는 1944년 두 개의 논문을 발표했다.[7] 두 사람 모두 하루 500밀리그램의 아스코르빈산은 건초열 치료에 효과가 없다고 밝혔다. 이 상충하는 논문들에 의하면 하루 500밀리그램은 건초열 치료에 있어 미미한 수준이라는 것이 명백하고, 이 때문에 일부 학자들은 성과를 거두고 다른 학자들은 완전히 실패한 것이다. 요코야마의 기니피그 민감증 실험에서 나온 것처럼, 고용량 아스코르빈산 치료법을 썼을 때 좀 더 일관성 있고 성공적인 결과를 얻을 수 있을 것이다.[3]

1945년 러스킨은 경구 복용이냐 주사냐에 상관 없이 하루 750밀리그램의 최적화된 아스코르빈산 투여량이 알레르기를 치료하는 데 있어 중요한 역할을 한다는 연구 결과를 발표했다. 일부 경우에서는 아스코르빈산 치료법만을 사용하는 것이 이전에 사용하던 화분 탈감각 요법보다 효과가 높다는 것이 증명되었다. 프라이드랜더Friedlander와 페인버그Feinberg는 1945년 논문에서 역시 하루 500밀리그램의 아스코르빈산은 건초열이나 천식의 임상 치료를 변화시키기에 불충분하다고 결론지었다.[8]

러스킨은 1947년 또 다른 논문을 발표했는데, 여기에는 난치 알레르기일 경우 아스코베이트나트륨을 하루에 1,200~1,500밀리그램 투여했을 때 아스코르빈산보다 효과가 높다고 나와 있다. 1948년 러스킨의 다른 논문의 비슷한 대목에서 추가로 성공적인 결과를 언급했다. 보스턴과 뉴욕에서 60명의 건초열 환자를 대상으로 진행한 연구에서는 약간의 비타민 B1을 포함하여 1,000~2,250밀리그램의 아스코르빈산을 투여했고, 1949년 브라운과 러스킨은 많은 양의 아스코르빈산을 주입받은 건초열 환자 중 50% 정도가 차도를 보였다고 전했다. 그들은 "더 많은 양을 투여한 것이 환자들의 증세가 나아지는 데 기여한 것으로 보인다"고 말했다. 이 일련의 실험에서 피실험자 한 명은 증상이 완화되었고, 두 명은 얼굴 홍조 및 두통, 한 명은 눈 주변의 발진을 호소했다. 연구자들은 "대략 5% 정도의 환자가 가벼운 부작용을 겪지만 쉽게 나았다"고 언급했다.[9]

지금까지 하루 100~2,250밀리그램에 이르는 아스코르빈산을 이용한 건초열 치료법에 대한 대표적인 임상시험을 개괄적으로 살펴보았다. 적은 양을 투여했을 때는 치료 효과에 이견이 많지만, 점차 양을 높였을 때는 성공 확률이 높아진다는 점을 발견할 수 있다. 그러나 이 모든 실험에 사용된 아스코르빈산 투여량은 여전히 동등한 정도의 스트레스 수준에서 동등한 크기의 포유류가 간에서 합성해내야 하는 계산량에 훨씬 못미치는 수치다. 오랜 시간 동안 그 누구도 포유류 수준에 근접한 아스코르빈산 투여량을 실험하지 않았다. 지금까지의 결과가 임상시험의 성공 여부는 아르코르빈산 투여량에 기초하고 있다는 사실을 나타내고 있어도 말이다. 앞으로는 건초열 유행기에 이루어지는 임상시험 프로토콜(다른 항히스타민제를 쓰거나 아니거나)의 결과에 따라 계절에 따른 투여량이 조정될 것이다.

천식과 기관지 경련

아스코르빈산을 이용한 천식 치료법의 역사도 1930년대 중반으로 거슬러 올라가는데, 그 역시 매우 혼란스럽다. 1941년에 골드스미스Goldsmith가 논문에서 이 부분을 다루었는데,[10] 그는 좋은 결과가 나타난 경우에 드러나는 전형적인 패턴을 언급했다. 골드스미스는 29명의 천식 환자의 혈액 내 아스코르빈산의 양을 측정했다. 22명이 0.6mg% 미만이었고(0.7mg%가 정상 최저치), 건초열만 앓는 환자 두 명의 혈액에 사실상 아스코르빈산이 거의 없다는(0.07mg%와 0.08mg%) 것을 밝혀냈다. 실험에서 1주차에는 매일 300밀리그램, 2주차에는 매일 200밀리그램, 그 이후에는 50밀리그램을 매일 투여하는 프로그램을 진행했고, 환자 중 6~7명이 혈중 아스코르빈산 농도 1.0mg%를 유지하지 못했다. 이 수치는 건강한 대비 집단에서는 무난한 수준이다. 그들은 이 결과를 천식 환자에게는 아스코르빈산 필요량이 더 높다는 신호로 이해했다. 일부 환자에서는 혈중 아스코르빈산 농도가 낮은 것과 천식 증세의 빈도 및 강도가 관련성이 있다는 점도 밝혀냈다.

10년 뒤인 1951년, 실베르트Silbert는 이 문서를 다시 검토했다.[10] 검토한 19개의 논문 가운데 13개는 일부 혹은 완전한 증상 완화를 보였고, 6개는 효과가 미미하거나 아예 없다고 서술했다. 실베르트는 실패한 실험은 아스코르빈산 투여량이 충분하지 못했기 때문이었으리라고 추정했다.

1965~1967년 사이 도슨Dawson과 동료들이 했던 중요한 연구를 소개하는 논문들이 출간되었는데,[3, 11] 이는 기관지 경련에 있어서 아스코

베이트의 길항 작용과 평활근에 대한 아스코베이트의 작용에 관한 것이었다. 그들은 기니피그에게 경련 유발 물질을 투여하여 발생한 기관지 수축을 아스코르빈산으로 예방할 수 있다는 것을 증명했다. 그들은 이를 기관지 평활근에 아스코베이트가 직접 작용하기 때문이라고 믿었다. 또한 그들은 이 작용이 투여량에 의존한다는 것을 보여주었는데, 적은 양에서는 히스타민과 같은 경련 유발 물질의 효과를 증대시켰고, 고농도에서는 경련 효과가 억제되었다. 이 투여량과 관련된 평활근 현상은 지난 40년 간의 임상시험 결과가 상충하는 점을 설명할 수 있을 것으로 보인다.

차후 진행될 천식에 대한 아스코르빈산 임상시험 프로토콜에는 반드시 고농도 아스코르빈산을 이용한 예방 수준까지 포함해야 한다. 치료상 효과를 거두는 수준까지 투여량을 증가시켜야 한다. 심각한 천식 증세를 보일 경우에 다량의 아스코르빈산을 정맥으로 주입하여 증세를 완화시키는 시도도 해보아야 한다. 절차 상 안전에 대해서는 20장의 안 질환에 대한 내용에서 70그램의 아스코르빈산염을 녹내장 치료를 위해 부작용 없이 정맥으로 주사했다는 점을 참조하기 바란다.

장기 이식, 피부 이식 그리고 거부반응

장기를 몸에 이식하거나 피부의 일부를 상처 부위에 이식할 때 그 장기나 이식 피부가 '받아들여지는가'를 확인하기 위해 초기에 두고 보아야 하는 중요한 기간이 있다. 신체가 새로운 장기나 이식 조직을 외부 물질로 간주할 가능성이 높고, 이때 '거부반응'이라고 알려진 알레르기성 면역 과정을 시작한다. 거부반응 현상은 중요한 장기일 경우 심각한 결과를 초래하여 곧 사망에 이르기도 하며, 이식 피부의 경우에는 피부 조직의 괴사를 유발한다.

거부반응 현상을 억제하기 위해 의료계는 현재 다량의 방사선을 이용하거나 여러 가지 맹독성 면역억제제를 장기적으로 같이 사용하기도 한다. 방사선이나 맹독성 약품은 이미 복잡한 수술을 받은 환자에게 추가적인 생화학적 부담으로 작용한다. 이런 환자의 아스코르빈산 농도를 측정하면 매우 낮을 가능성이 크다. 이 환자들은 다른 병과 더불어 수술, 방사능, 독성 약물 치료의 스트레스로 인해 심각한 저아스코르빈산혈증에 걸릴 확률이 높다. 이 책을 집필하는 이 순간까지 본 저자는 이런 환자들을 치료하기 위해 무독성 면역억제제로, 또는 단순히 저아스코르빈산혈증을 완화시키기 위한 방법으로 적용할 아스코르빈산 투여량에 관한 어떠한 참고 문헌도 찾을 수 없었다.

이 분야는 장기 이식이나 피부 이식 환자의 생명을 구할 수 있는 완전한 미연구 분야다. 아스코르빈산을 대량 투여했을 때의 상처 치유와 항알레르기 효과를 감안하면 아스코르빈산을 대용량으로 사용하여 거부반응 현상을 막을 수 있는지 시험하는 것도 우선 순위에 있어야만 한다. 동물을 대상으로 한 연구가 먼저 시작되어야 하고, 이어서 인간 이식에 대한 테스트로 이어져야 할 것이다.

이 분야의 임상시험에는 수술 전 하루 5~10그램의 아스코르빈산 투여로부터, 수술 후 면역 억제기에 정맥주사를 통해 하루 100그램 혹은 그 이상의 아스코르빈산을 사용하는 것이 반드시 포함되어야 한다. 이 아스코르빈산 고용량 투여 치료법을 이식 장기나 조직이 받아들이면 아스코르빈산 투여량을 줄여나갈 수 있을 것이다.

이 연구가 성공하면 다른 의미 있는 방법들도 적용이 가능해질 것이다. 예를 들면, 이식한 장기의 저장과 보존에 아스코르빈산을 다량으로 사용하거나, 인간 장기 이외의 장기를 이식에 활용하는 것도 가능할 것이다.

20
안 질환

인류에 영향을 미치는 모든 질환 중에 실명은 가장 심한 장애를 야기한다. 경제적으로 수입이 감소하는 것은 물론이고 가정에서 실명 환자를 돌보기 위한 지출이 생기고 정부도 시각장애인을 위한 보조액을 해마다 수천만 달러나 들여야 한다. 미국에서는 신문을 읽을 수 없는 시각장애인의 숫자가 수백만 명에 이른다. 과학과 의학의 발전에도 불구하고 실명은 끊임없이 증가하고 있다. 고용량의 비타민 C가 이런 경향을 바꿀 날이 올 것이다.

구조적으로 눈은 외안근外眼筋으로 조정되는 구형 카메라에 비유할 수 있다. 눈앞에는 각막이라고 하는 투명한 창문이 있고, 뇌로 신호를 보내는 시신경이 뒤로 뻗는다. 안구는 수정체를 기준으로 두 개의 공간으로 나뉜다. 각막과 수정체를 통과한 빛은 망막에 초점이 맞추어진다. 이 신경신호는 시신경을 통하여 뇌로 전달된다. 그리고 뇌로 전달된 신호는 천연색으로 인식된다. 눈에는 아스코르빈산 수치가 높다는 것이 예전부터 알려져 있으며, 눈은 그 다양한 생체 기능을 위해 혈액으로부터 아스코르빈산을 추출하여 농축하는 능력이 있는 것으로 보인다.

1962년 히스Heath는 40여 개의 논문을 참조하여 눈과 아스코르빈산에 대한 연구 논문을 펴냈다.[1] 그는 12개의 각기 다른 생화학적 작용을 통해 아스코르빈산이 눈에 작용하고 있으며, 당뇨병성 망막증, 망막박리, 초자체 유지에도 관여할 가능성을 시사했다. 1930년대 초부터 아스코르빈산은 혈액이나 몸의 다른 조직에 비해 눈에 아주 많은 양이 존재한다고 알려져 왔다. 히스는 소의 안구에서 다음과 같이 아스코르빈산이 존재함을 밝혀냈다. 각막 30mg%, 각막상피 47~94mg%, 수정체 34mg%, 망막 22mg% 등이다. 이는 골격근(2mg%), 심장(4mg%), 신장(14mg%), 뇌(17mg%) 등의 조직보다 훨씬 많지만 부신(97~160mg%)이나 뇌하수체(126mg%)보다는 적은 양이다. 히스는 다음과 같은 결론을 내렸다.

아스코르빈산을 생성할 수 있는 동물은 충분한 조직농도 포화도를 가지고 있다. 그러므로 사람에 있어서는 포화상태에 이를 만한 충분한 아스코르빈산 섭취가 중요하다. 아스코르빈산을 부족하게 섭취하면 괴혈병에 이르지는 않는다 해도 아스코르빈산이 관여하는 대사 작용에 영향을 미칠 수 있다.

녹내장

녹내장은 보통 중년에 발생하며, 미국인의 실명 원인 중 두 번째에 올라 있다. 안압이 높으면 결과적으로 망막 안의 신경세포를 파괴하여 점진적인 시력장애를 일으킨다. 녹내장은 40대 이상의 약 2%, 65세 이상의 8~10%에서 나타난다. 그리고 미국에서 연간 3천 5백 명에게 실명을 야기시킨다.

녹내장을 예방하려면 생애 내내 안압을 낮게 유지해야 한다. 따라서 녹내장 치료는 안압을 낮추어 신경 손상을 방지하는 것이 관건이다. 약 백만 명의 미국인이 녹내장에 걸린 것을 모르고 지나치고 있다. 간단하고 빠르고 통증이 없이 안압 측정이 가능함에도 불구하고 발견을 못하고 때를 놓치는 사례가 많다. 급성 녹내장이 찾아올 때까지 기다리고 있을 것이 아니라, 발병 초기에 진행을 조절하고 미리 예방해야 한다.

1964년부터 1969년 사이에 고용량 아스코르빈산이나 아스코베이트 나트륨을 사용하여 안압을 떨어뜨리는 연구가 시행되었다. 1964년 스웨덴의 린너 Linner 는 하루 두 번 0.5그램의 아스코르빈산을 주입하면 정상 범위 내로 안압을 저하시킬 수 있다는 것을 밝혀냈다.[2] 1969년에는 다른 논문에서 매일 한 번 아스코르빈산 2그램을 경구 복용하면 녹내장 환자에게서 안압 강하 효과가 있다고 발표하였다.

1965년부터 4년 간 일회 치료에 70그램 정도의 용량으로 아스코베이트 나트륨 용액 20%를 정맥주사 했더니 부작용 없이 즉각적으로 안압이 강하되었다고 보고했다. 로마의 비르노 Virno 등은 5개의 논문을,[3] 로마 대학의 안과학 교실에서는 7개의 논문을,[4] 스웨덴에서는 1개의 논문을,[5] 핀란드에서도 1개의 논문을 발표했다.[5] 1966년부터 1967년 사이에 이탈리아 연구자들이 2개의 연구 결과를 미국 논문에 게재했지만,[3]

미국 사람에 의한 연구는 찾아볼 수 없었다.

매일 40대나 그 이상의 노령층에 3~5그램의 아스코르빈산을 매일 복용시켜 녹내장이 예방되는지 밝혀내야 한다. 연구과제에 경구나 정맥 고용량 투여를 통한 초기나 말기 녹내장 치료 효과가 포함되어야 한다. 이러한 연구를 통해 간단하고 해가 없는 아스코르빈산 투여가 노년층의 실명을 예방할 수 있는지를 밝힐 수 있을 것이다.

백내장

미국 보건부에서 발행하는 간행물에는 백내장에 대한 다음과 같은 언급이 실려 있다.[6]

> 백내장은 실명을 일으키는 주요 원인이다. 이는 투명해야 할 수정체가 혼탁하게 변하는 수정체의 화학적 변화로 일어난다. 일단 백내장이 시작되면 시력을 되찾는 방법은 수술을 통하여 혼탁한 수정체를 제거하는 것뿐이다. 대부분의 경우 백내장은 노화 현상의 일부다. 이는 포도막염(눈의 염증), 물리적 또는 화학적 외상으로도 일어날 수 있다.

이 내용을 하나씩 짚어보자.

첫째, 백내장이 실명의 주 원인이라는데에는 의심의 여지가 없다. 하지만 백내장이 진행되어 실명에 이르도록 놔둘 필요가 있는가? 아스코르빈산을 적당한 양으로 장기투여하면 백내장의 발생 빈도를 줄이고 실명을 예방하는 데 도움이 될 수 있을 것이다.

둘째, 수정체가 화학적 변화로 혼탁하게 변해간다는 것은 올바른 언급이며, 역시 의심할 여지가 없다. 하지만 수정체의 화학적 변화라는 것은 무엇인가? 수정체는 특별히 배열된 나선형의 단백질로 구성된다.[7] 디쉬Disch와 질Zil은 1951년에 발표한 논문에서 백내장에서 가장 특별한 화학적 변화는 설프하이드릴기sulfydryl group의 감소라고 밝혔다.[8] 아스코르빈산과 같이 설프하이드릴기는 정상적으로 몸에 존재하며 산화에 의해서 파괴된다. 아마도 눈에서 발견되는 고농도의 아스코르빈산이 산화로 파괴될 설프하이드릴기를 보호하는 것으로 생각된다. 1963년부터 1969년 사이에 인도에서 행해진 연구에 의하면 조기에 심하게 나타나는 노인성 백내장에서는 정상인의 눈에 비해서 아스코르빈산 농도가 훨씬 낮았다.[9] 그 중 네마Nema와 스리바스타바Srivastava가 공저한 논문에서는 낮은 아스코르빈산 농도가 노인성 백내장의 원인이 될 수 있다고 시사했다.

셋째, 일단 백내장이 형성되면 시력을 되찾을 방법은 수술로 혼탁한 수정체를 제거하는 것뿐이라는 사실은 맞을 수도 틀릴 수도 있다. 이는 대다수 안과의사의 의견이다. 어떤 연구에서는 백내장 진행 과정을 느리게 할 수 있다고 하지만 아스코르빈산이 백내장 진행 과정을 거꾸로 돌릴 수 있다는 연구 결과는 아직 없다.

넷째, 대부분의 경우 백내장은 노화 과정의 일부라는 사실은 맞다. 그렇다면 노화 과정을 더디게 하는 시도를 해야 한다.

다섯째, 포도막염이나 물리적, 화학적 외상 등이 백내장의 다른 원인이 될 수 있다는 사실도 맞다. 이러한 모든 스트레스는 안구의 아스코르빈산을 감소시킨다. 1941년 영국 공군의 라일Lyle과 매클란McLan은 각막 염증에 대한 논문에서 다음과 같이 밝혔다. 아스코르빈산 정맥주사를 통한 치료는 효율적이다. 대부분의 사례에서 극적인 치료 효과를 보였다. 또한 대부분의 사례에서 비타민 C 결핍은 존재하지 않았다. 따라서 긍정적인 치료 효과는 혈액에 많은 양의 비타민 C를 공급한 것에 대한 결과로 보인다. 이러한 연구 결과는 1946년 서머스Summers의 연구에 의하여 확증되었다. 1950년 보이드Boyd와 캠벨Campbell은 각막궤양 치료에 대한 아스코르빈산의 효과 연구를 실시했는데, 매일 아스코르빈산 1.5그램을 투여했더니 정상적인 투여량에 비해 월등한 치료 효과를 보였다고 했다. 후에 1950년 캠벨, 1955년 보이드는 각막 화상에 대한 연구를 통하여 열상 회복에는 적당한 양의 아스코르빈산이 필요하다는 것을 증명했다.[10]

여기에 언급된 문헌은 1930년대 초 이후에 출간된 아스코르빈산과 눈에 대한 자료 중 아주 일부에 지나지 않는다. 전체 문헌을 언급하는 것은 이 책의 목적을 넘어 뛰는 것이다. 그래서 실험적 당뇨병성 백내장, 나프탈렌napththalene에 의한 백내장 및 디니트로페놀dinitrophenol에 의한 백내장에 대한 연구는 포함하지 않기로 했다. 지금부터 노인성 백내장에 관한 네 가지 논문을 살펴보자.

1939년 아르헨티나의 뮐만Muhlmann 등은 매일 두 번씩 10일 동안 아스코르빈산 50~100밀리그램을 113명의 초기 노인성 백내장 환자에게 주사하여 90%의 좋은 효과를 보았다.[11] 그는 이러한 치료는 금기 대상이 없고 모든 초기 백내장에 사용해야 하며 일찍 시도할수록 좋은 효과를 보였다고 결론을 내렸다.

1939년 디트로이트의 부톤Bouton은 〈비타민 C와 노안〉이라는 논문에서 아스코르빈산 부족은 노화와 관련된 시력장애와 관련이 있으며, 아스코르빈산 경구 투여를 통하여 상쇄시킬 수 있다고 했다.[11] 그는 매일 4~6주 동안 350밀리그램의 아스코르빈산을 투여하여 60%의 환자에서 시력이 호전되는 것을 관찰했으며, 초기 1~2주 사이에 가장 큰 효과를 볼 수 있었다. 그는 백내장 자체는 회복될 수는 없지만, 이러한 시력 호전은 다른 안구 매질이 깨끗해진 것, 망막혈관 및 시신경 앞쪽에 대한 아스코르빈산의 유용한 효과에서 기인한 것이라고 언급했다. 1939년은 350밀리그램의 아스코르빈산이 아주 많은 양이라고 여겨지던 때였다. 앞으로 수 그램 단위로 대량 투여하면 이전보다 더 좋은 효과를 나타낼 것이다.

1952년에 30년 이상의 경험을 가진 안과의사 앳킨슨Atkinson은 노인성 백내장에 대한 학술지에 "많은 경우에 있어서 백내장은 예방할 수 있는 질환이다"라고 의견을 피력했다. 그는 1952년에 450명 이상의 초기 백내장 환자에게 1그램의 아스코르빈산을 매일 투여하였다. 그는 치료하지 않은 보통의 초기 백내장은 1년에서 4년 사이에 성숙하여 대부분 수술이 필요하지만, 450명 이상의 예방적 치료군에서는 아주 적은 경우에만 백내장이 성숙하여 수술까지 갔다고 했다. 또한 그는 대부분의 예방적 치료군 환자가 11년 이상 백내장 초기 상태를 유지했다고 밝혔다.

그러나 이후로 아스코르빈산과 백내장에 관한 연구는 진행되지 못했다. 〈연구보고-안질환에 대한 요약〉이라는 정부간행지에서는 아스코르빈산에 대한 언급을 찾아볼 수 없다.[6] 이는 미국 보건국이나 미국 신경질환 및 실명국에서 실명 예방을 위한 아스코르빈산 연구를 시행하지 않았음을 의미한다. 실명 예방을 위한 기부 재단도 마찬가지 상황이다.

대부분 안 질환에 대한 아스코르빈산 연구에서는 경구 투여나 주사를 사용했다. 하지만 안약을 점안하는 방법으로도 이것이 가능할 수 있다. 이온염동Iontophoresis을 사용하면 점안약의 효과를 극대화할 수 있다. 이는 아주 약한 전류를 통하여 아스코르빈산을 눈 안으로 이동시키는 방법이다. 1954년 얼랭어Erlanger가 수 년 간의 연구 결과를 발표했는데, 이온염동은 지금까지 안 질환을 치료하는 데 있어서 무시되어 온 방법이므로 이를 좀 더 이용할 수 있도록 연구해야 한다. 점안을 통한 아스코르빈산 대용량 투여와 이온염동은 아마도 매우 유용한 방법이 될 수 있을 것이다.

망막박리

눈에 대한 또 다른 연구분야로는 망막박리가 있다. 1964년 웨버Weber와 윌슨Wilson은 망막박리가 오래 진행될수록 망막 하 액체의 아스코르빈산이 감소한다는 것을 보여주었다.[12] 이는 고농도의 아스코르빈산을 가진 개인은 망막박리 가능성이 낮을 수도 있다는 것을 간접적으로 시사한다. 예방 차원에서 3~5그램의 아스코르빈산을 투여하는 것이 망막박리의 빈도를 낮출 수 있는지 대한 연구가 녹내장이나 백내장에 대한 연구와 아울러 실행될 수 있을 것이다.

21
궤양

소화성 궤양을 가벼운 농담거리 정도의 질병으로 알고 있는 경우가 많다. 그러나 직접 궤양으로 고생해보고 나면 절대 우스운 병이 아니라는 사실을 깨닫게 된다. 궤양은 통증이 매우 심한 만성 질환으로, 약 1,400만 명의 미국인들이 인생에서 가장 왕성한 활동을 해야 할 시기에 이 질환으로 애를 먹는다. 매일 약 4,000명의 신규 궤양 환자가 발생하고, 해마다 약 1만 명 정도의 환자가 소화성 궤양 합병증으로 사망한다. 이 질환으로 인한 노동력 상실과 치료 비용으로 나가는 돈이 연간 약 5억 달러에 이른다. 따라서 간단하고 저렴하고 성공적인 예방 효과를 나타내는 치료 방법이 절실히 필요하다.

위장은 음식을 소화하고 흡수하는 일련의 과정 중 두 번째 과정을 담당한다. 위장은 튼튼하고 강한 근육질의 타원형 주머니 모양으로, 위쪽에 입구가 있고 옆쪽으로 출구가 있다. 이 두 출입구 주변에 둥근 모양의 근육이 있는데 이를 괄약근이라고 한다. 괄약근은 신경계의 명령체계를 통해 열리고 닫힌다.

위장의 입구는 식도와 연결되어 있는데, 입으로 들어온 음식을 식도를 거쳐 받아들인다. 출구는 소장의 첫 번째 부위인 십이지장과 연결되어 있다. 위장의 점막에서는 강력한 염산과 효소인 펩신이 분비되며, 이들 물질이 단백질을 분해하고 소화시킨다.

위장에서 분비되는 물질은 상당히 자극적이며, 부식성과 미란성이 강하다. 이러한 특성은 위장 속의 물질이 식도를 통해 역류할 때 가슴이 뜨거워지거나 따가운 통증을 느끼거나 시큼한 맛이 올라오는 것을 통해 알 수 있다. 위벽 역시 단백질로 구성되어 있기 때문에 어떤 면에서 보면 위산의 부식성으로부터 스스로를 보호해야 한다. 그렇지 못하면 평형이 깨지고 상처가 발생한다. 이 상처가 위장에서 발생하면 위궤양이라고 부르고, 위를 지나 소장에 가까운 곳에서 발생하면 십이지장궤양이라고 부른다. 미국의 경우, 십이지장궤양이 위궤양보다 8배나 많다.

염산과 펩신의 분비 역시 신경계의 조절 하에서 이루어진다. 신경의 자극은 입으로 들어가는 음식에 의해 이루어지는데, 음식에 대해 생각만해도 자극이 된다. 위장은 음식이 도달하기 전부터 활동을 시작한다. 신경이 예민한 사람, 담배나 술을 즐기는 사람, 스트레스를 겪는 사람들의 경우에는 이러한 신경계 자극이 적당한 때에 멈추지 않고 지속되거나 위장에 음식이 들어오지 않았는데도 계속될 때가 많다. 음식이 없는 상태에서 위액의 부식성 자극을 받으면 위가 부담을 느끼게 되는데, 이러한 상황이 오래 지속되면 결국 위 점막에 이상이 생긴다.

1930년대 초반부터 아스코르빈산과 소화성 궤양의 관계에 대한 동물 실험연구가 시행되었다. 1933년, 뉴욕 주 결핵병원의 스미스Smith와 맥콘키McConkey는 기니피그 1,000마리의 사체를 대상으로 조직부검을 시행했다.[1] 그 결과, 정상적인 사료를 먹였던 기니피그에게서는 자발적 위궤양을 찾을 수 없었다. 반면 아스코르빈산이 부족한 사료를 먹인 75마리의 기니피그 중 약 26%에서 궤양이 진행했다. 아스코르빈산이 부족한 사료를 먹였지만 아스코르빈산을 별도로 보충해준 80마리의 기니피그에서는 단 1마리만 궤양이 진행되었다.

다른 실험에서 비타민 A, B, D가 부족하지만 아스코르빈산은 적절하게 공급한 사료를 먹인 경우에도 궤양이 생기지 않은 것을 발견했다. 기니피그의 십이지장 점막에 물리적인 손상을 입힌 후 아스코르빈산이 적절히 함유된 사료를 먹인 경우에는 점막이 신속하게 회복되었으나, 아스코르빈산이 부족한 사료를 먹인 기니피그에는 십이지장 궤양이 발생했다. 또한 그들은 만성 십이지장궤양을 앓던 결핵 환자에게 토마토주스를 보충하여 좋은 반응을 얻었다. 참고로, 당시에는 토마토주스가 유일한 아스코르빈산 보충제로 사용되었다. 스미스와 맥콘키는 궤양 치료에 사용되는 시피식이법(Sippy diet: 우유를 주식으로 한 식이요법 – 편집자 주)이나 렌하르츠식이법(Lenhartz diet: 고단백 고열량식으로 영양을 보충하여 회복을 촉진하는 치료 방법 – 편집자 주)을 시행할 때 이들 식이요법으로 인해 괴혈병이 발생할 수 있으며, 이를 예방하기 위해 토마토주스나 오렌지주스를 섭취하라고 권장했다. 1937년에 한케Hanke는 이런 사실을 재확인

했다.[1]

1934년에 아스코르빈산 부족과 위궤양, 십이지장궤양, 출혈성 궤양 및 수술 후 치유 지연 현상 등의 발생에 관해 임상시험을 실시한 의학 문헌이 다양하게 발표되었다. 이 많은 논문에서 궤양 환자는 적절한 양의 아스코르빈산을 복용해야 한다고 지적하고 있다.

본 저자는 수년 간 이 장의 주제에 관한 연구논문을 50편 넘게 모았다. 이들 논문 중 1936년부터 1968년의 기간을 대표할 수 있는 12편의 연구 내용을 여기에 언급했다.[2] 연구 초기의 논문에는 궤양 환자의 아스코르빈산 요구량이 상당이 증가되어 있다고 적혀 있다. 논문에 의하면 궤양 환자들은 아스코르빈산을 소량 섭취하고 있으며, 따라서 잠재적 괴혈병 상태에 놓여 있고 궤양이나 수술 후 상처가 잘 치유되지 않는다. 그러므로 궤양 환자들은 상당히 많은 양의 아스코르빈산을 복용해야 한다고 권장한다. 이 초창기 논문 중 일부를 인용하면 다음과 같다.[2]

> 의사들은 소화성 궤양 환자들이 적절한 양의 비타민 C를 복용해야 한다는 것에 확신을 가져야 한다. 토혈을 하는 환자에게 비타민 C 결핍이 가장 심하다는 것을 알게 되었다. 소화성 궤양과 토혈 환자의 경우, 가급적 빨리 고용량의 비타민 C를 투여해야 한다.

이 초창기 논문에 포함되어 있는 결과와 제안사항은 이후에 발표된 논문에서도 계속 반복되고 있으며, 지금까지도 이어지고 있다.

1968년, 러셀Russell과 그의 동료들은 위장관계의 출혈로 입원한 환자 60명(이 중 2명은 소화성 궤양이 있었다)과 합병증이 없는 소화성 궤양 환자 및 건강대조군을 대상으로 비교연구를 실시했다.[2] 이들은 출혈 환자들의 혈중 아스코르빈산 농도가 합병증이 없는 소화성 궤양 환자들보다 통계적으로 유의하게 낮게 나타남을 증명했고, 합병증이 없는 소화성 궤양 환자 역시 정상대조군에 비해 낮은 혈중 아스코르빈산 농도를 보였다고 서술했다. 혈중 아스코르빈산 농도의 차이는 45세 이상의 환자군에서 더욱 두드러지게 나타났다. 연구자들은 환자 중 6명이 임상적으로 괴혈병이라 주장할 수 있는 증상을 보였고, 나머지 환자도 잠재적인 괴혈병의 형태를 보였다고 언급했다. 연구자들은 잠재적 괴혈병 상태가 출혈성 궤양의 치유를 막고, 아스피린이나 알콜에 의해 촉진되는 미란성 위염의 출혈을 유지시킨다고 믿었다.

아스피린, 코르티손, 소염진통제, 해열제 등의 약물은 궤양과 위장 출혈을 촉진하는 것으로 알려져 있다. 이러한 상황은 특히 아스코르빈산 부족 상태에서 잘 일어난다. 동물 실험에서 아스코르빈산을 독성 약물과 함께 투여할 경우, 소화성 궤양 및 위장 출혈의 발생을 줄여준다고 주장했던 애런Aron은 다음과 같이 제안했다. "모든 환자에게 약물치료를 할 때 소염제가 들어가는 처방전에 아스코르빈산을 같이 처방하는 것이 현명한 일이다."[3]

수술적 치료에서도 아스코르빈산의 중요성이 강조되어 왔다.(27장 참고) 궤양으로 인한 수술도 예외는 아니다. 1947년에 체르비니Zerbini가 발표한 논문에는 아스코르빈산 결핍이 있는 2명의 수술 환자에 대한 논의가 담겨 있다.[4] 환자 중 한 명은 수술 중 심각한 쇼크 증상이 나타났고, 다른 환자는 수술 7일 후 실밥을 풀고 나서도 수술 상처가 전혀 아물지 않았다. 이 두 번째 환자에게 아스코르빈산을 매일 200밀리그램씩 주사했으나, 이 용량으로는 환자의 부족한 아스코르빈산을 채우지 못했기 때문에 상처 치유에 도움이 되지 않았다.

1967년, 윌리엄슨Williamson은 위장 수술을 받기 위해 입원 중인 환자들의 아스코르빈산 농도가 낮은 것을 확인하고 "아스코르빈산 투여는 필수다"라고 언급했다. 같은 해에 코헨Cohen도 위장관계 질환을 앓고 있는 환자는 모두 잠재적인 괴혈병을 앓기 쉬운 상태라고 이야기했다. 그는 이 개념이 1937년 라자러스Lazarus가 제안한 것인데 "여전히 인정받지 못하고 있다"고 지적했다.

아스코르빈산 부족이 위장관계 질환에 어떤 병리학적 작용을 하는지에 대하여 좀 더 확실한 근거가 될 수 있는 논문이 있다. 코헨과 던컨Duncan은 그들의 논문에서 "환자들은 수술 전이나 상처 치유 기간 내내 지속적인 아스코르빈산 보충이 필요하다. 아스코르빈산 요법이 위험하다는 근거는 어디에도 없다. 따라서 과잉 투여 여부 또한 실질적으로 중요하지 않다."[4]

미 국립보건연구소 산하 관절염 및 대사성 질환 연구소에서 발간하는 〈소화성 궤양〉 회보에서조차 아스코르빈산에 대한 언급이 단 한마디도 없다.[5] 앞에서도 이미 인용한 바 있지만, 아스코르빈산에 관해 40년 이상의 세계적인 연구 성과와 배경이 있음에도 불구하고 궤양의 형성과 치료에 아스코르빈산이 발휘할 수 있는 역할을 전혀 언급하지 않고 있다. 이것이 바로 소화성 궤양의 원인과 치료에 관한 정보를 일반인에게 유료 제공하는 회보의 현실이다. 한 달에 두 번씩 최신 의학 치료에 관하여 권위 있는 의견을 전달하는 〈메디컬 레터The Medical Letter〉 1969년 12월 26일자에는 '소화성 궤양의 의학적 치료'에 관한 내용이 대부분을 차지하고 있다. 그러나 여기에도 2페이지 반이나 되는 토의 내용 중에 아스코르빈산에 관한 언급이 단 한마디도 없다.[5] 이 두 출판물에 궤양 치료에 있어서 아스코르빈산의 역할에 대한 문헌이 더해졌다면 매우 훌륭한 자료가 되었을 것이다. 그러나 그럴 경우 논란을 불러일으킬 수 있기 때문에 의도적으로 피했을 수 있다. 이는 그 동안 궤양 치료에 아스코르빈산이 임상적으로 그다지 널리 사용되지 않았다는 것을 의미하고, 환자들 입장에서는 앞서 언급된 아스코르빈산의 장점이 무시되어 왔다는 것을 시사한다.

앞으로의 임상 연구 계획은 공공의 성격이 강한 보건재단이나 정부의 보건기관에서 검증할 수 있기를 기대한다. 궤양의 예방과 치료에 아스코르빈산 대신 소듐아스코베이트를 사용하는 기준은 아스코르빈산을 사용할 때 제산제를 병행해야 할 정도의 고용량을 사용하거나, 소듐아스코베이트의 완충작용으로 상처 치유나 지혈 효과가 있을 정도로 한다. 연구 계획에는 소듐아스코베이트를 반에서 한 티스푼 정도(1.5~4그램) 우유에 녹여 식전과 취침 전에 복용하도록 하는 내용을 포함해야 한다. 다른 시간대에 실시하여 위장에 부담이 가는 경우에는 반 티스푼 정도의 소듐아스코베이트를 2온스(약 56.7그램)의 물에 녹여 마시면 대개의 경우 증상이 곧바로 완화된다. 이러한 간단한 요법을 통해 궤양 환자 중 자발적 참여자들이 성공적인 결과를 얻은 바 있고, 또한 그들에게 수술을 피할 수 있는 기회가 되었다. 소듐아스코베이트 사용에 대해서는 앞으로 대규모 임상 연구를 통해 소화성 궤양의 예방 및 치료를 위한 적정 용량을 결정해야 한다.

22
신장과 방광 질환

해마다 약 십만 명의 미국인이 신장 질환이나 그 합병증으로 인해 사망하는 것으로 추정된다. 미국 여성에게 신장 및 관련 질환은 노동력 손실의 가장 큰 원인이다. 약 350만 명의 미국인이 신장이나 요도에 감염증이 있고, 대부분 이를 인식하지 못하거나 진단이 미정된 상태로 지내고 있다. 통증이 나타나면 즉시 의사를 찾는 사람은 일부고, 대다수는 병이 상당히 진행될 때까지 주의를 기울이지 않는다. 건강을 위해 효과적인 예방책이 즉시 도입되어야 할 시점이다.

신장은 매우 복잡한 생화학적 기관으로, 주로 신체 내부 환경을 조절하고 유지하는 역할을 수행한다. 신장은 소변의 양과 소변 내 분비물의 양을 조절하는데, 이 분비물 속에는 인간의 시스템을 오염시킬 수 있는 체내 찌꺼기가 포함되어 있다. 적갈색 콩 모양으로 생긴 신장은 허리의 잘록한 부분에 위치하고 있으며 많은 혈관과 연결되어 있다. 신동맥을 통해 오염된 혈액이 신장으로 들어오고, 정화된 피는 신정맥으로 빠져나간다. 완전한 신장 여과 시스템으로 생성된 소변은 수뇨관으로 모여 방광에 저장된 후, 또 다른 관인 요도를 통해 몸 밖으로 빠져나간다. 진화론적 관점에서 보면 진화상 해부학적 절충의 결과로 비뇨기가 생식기와 붙어 있게 되었고, 이는 애초부터 복잡한 시스템을 더욱 복잡하게 만들었다. 이렇게 신장으로부터 체외로 나가는 전체 구조를 비뇨생식기라고 부른다.

비뇨생식기 질환을 고용량 아스코르빈산으로 치료할 때에는 용액을 짧은 주기로 복용하는 것이 좋은데, 2시간마다 2그램 정도가 알맞다. 이는 티스푼 절반 정도의 아스코르빈산을 과일이나 토마토주스 4온스에 혼합하거나, 설탕이나 인공감미료로 단맛을 낸 2온스의 물에 섞으면 쉽게 만들 수 있다. 의사의 뜻에 따라 아스코르빈산을 주사 형태로 투여할 수도 있다.

아스코르빈산은 빠르게 흡수되어 혈류와 같이 순환하며, 신장의 한계점 바로 아래까지 체내 아스코르빈산 농도가 증가한다. 신장은 아스코르빈산을 혈액으로부터 분리하여 소변으로 빼낸다. 이 같은 신장의 아스코르빈산 분리작용이 계속되는데, 혈액 내 아스코르빈산이 다 빠져나가기 전에 다시 다량 투입하면 배설 기능이 빠른 속도로 지속된다. 소변에 섞여 나오는 아스코르빈산은 세균 성장 저지, 살균, 살바이러스 효과 등이 나타날 정도의 농도가 된다. 이로 인해 주변 기관의 포식세포가 자극을 받아 효과적으로 모든 박테리아를 소화시킨다. 그런 다음 신장세

관으로부터 요도에 이르는 모든 비뇨생식기관은 세균과 박테리아를 제거하는 유체로 계속 세척되고 해독과 상처 치유 효과를 갖게 된다. 이 식이요법을 통해 요로에 있는 감염을 더 쉽게 제어할 수 있다. 항생제나 다른 약물을 병용하면 아스코르빈산이 이를 도와 효과를 증대시킨다. 아스코르빈산이 지속적으로 이러한 조직을 지나면, 질병의 초기에 감염이 진행되는 것을 예방할 수 있다.

비뇨기 수술 시에는 수술 전에 환자에게 수 일에서 일주일까지 권장 투여량의 절반 정도를 섭취하게 하는 것이 좋다. 수술 동안 또는 그 후에도 투여 계획을 유지해야 하고, 치료가 완전히 끝날 때까지 계속해야 한다. 그 후 환자는 관리 차원에서 하루 5그램 정도의 아스코르빈산을 섭취할 수 있다. 이 모든 투여량은 오로지 시작단계에서만 권장하는 것이고, 치료 경험에 따라 변할 수 있다.

신장 질환의 발생과 재발을 방지하기 위한 간단한 예방법 중 하나가 소변 내 아스코르빈산을 높은 수준으로 유지하는 것이다. 이를 위해서는 하루 3~5그램 정도의 아스코르빈산을 세 번에서 다섯 번에 나누어 장기간 섭취해야 한다. 대규모 임상시험으로 이 간단한 식이요법을 측정한 후, 통계를 구하여 효과를 측정할 수 있을 것이다.

방광 종양

1969년 슈레겔Schlegel, 피프킨Pipkin을 비롯한 공동 연구자들은 툴레인 의과대학에서 방광종양의 형성에 관한 연구 결과를 집약했다.[1] 이에 따르면, 다량의 아스코르빈산을 경구 복용하여 소변 내 아스코르빈산 농도를 충분히 증가시킬 수 있고, 산도가 증가하면 방광암을 예방할 수 있다. '노화나 흡연 등의 요인으로 인해 방광종양이 생기기 쉬운 사람들'에게 하루 1.5그램의 아스코르빈산을 세 번에 나누어 섭취할 것을 권장했다.

신부전증

신부전증 역시 아스코르빈산이 도움을 줄 수 있음에도 아직까지 연구가 되지 않은 분야다. 신부전증이 발생하면 신장의 기능부전과 혈액 내에 화학적 불균형 상태가 생겨서 매우 치명적일 수 있다. 환자를 살리기 위해서는 특단의 조치가 필요하다. 한 가지 방법은 병이 발생한 신장의 기능을 대체하기 위해 인공신장에 환자의 혈류 시스템을 연결하는 것이다. 이를 혈액투석이라고 부른다. 이 기계는 오염된 혈액을 정화하여 깨끗한 피를 환자에게 돌려보낸다. 신장이 정상적으로 돌아올 때까지 환자는 생존을 위해 지속적으로 기계에 의존해야 하는데, 이는 비용이 매우 많이 들고 육체적으로도 힘든 과정이다.

1968년과 1970년, 투석 장치를 환자에게 연결하면 혈액 내 불필요한 물질뿐만 아니라 많지 않은 아스코르빈산마저 상당히 제거되는 것으로 밝혀졌다.[2] 이 환자에게는 아스코르빈산 보충이 필요한데, 1970년 논문에 다음과 같은 내용이 적혀 있다.

혈액투석에 의해 제거되는 아스코르빈산은 음식으로 섭취하는 것만으로는 충분히 공급되지 않는다. 따라서 혈액투석 환자는 치료의 중요한 부분으로 아스코르빈산을 보충해야 한다.

앞으로 실시할 임상시험은 신부전증에 있어 다량의 아스코르빈산을 경구 복용하거나 정맥주사 형태로 매일 투여하는 것이 혈액 내에 증가한 독성 물질을 제거하는 해독 효과가 있는지를 증명하는 데에 집중해야 할 것이다. 아스코르빈산에 독성 성분을 제거하는 효과가 있다면 환자는 혈액투석기에 자주 의지하지 않아도 되기 때문에, 환자의 스트레스는 물론 경제적인 부담까지도 덜 수 있다.

1950년 메이슨Mason, 카슨Casten 린제이Lindsay가 내놓은 신장을 제거한 토끼에 대한 연구보고서는 매우 중요하다.[2] 이 보고서는 신장부전증에 있어 아스코르빈산의 유용성을 밝히는 연구에 흥미를 갖게 한다. 보고서에 따르면 신장을 제거한 토끼는 모두 3~4일 만에 죽었다. 그러나 아스코르빈산과 p-아미노벤조산 혼합물을 투여하자 다음과 같은 변화가 나타났다.

생존기간이 놀라울 정도로 늘어났다. 5~8일 정도로 말이다. 더 놀라운 건 생존해 있는 동안 대다수 토끼들의 상태가 좋았다는 점이다. 정신이 말짱했고 활동적이었으며, 죽기 몇 시간 전까지 모든 면에서 일반적인 토끼와 비슷하게 행동했다.

고용량 아스코르빈산을 신장 이식에 사용하는 것에 대해서는 아직까지 충분히 연구되지 않았다. 아스코르빈산의 농도를 높게 유지하면 거부반응을 줄일 수 있을 것이고, 수술에 의한 쇼크에 대응하여 환자의 생존률을 높이는 데에 확실히 도움이 될 것이다. 또한 회복기에 신장의 기능을 활성화하고 상처 치유에도 효과적일 것이다. 신장에 대한 연구는 지속적으로 아스코르빈산을 투여하여 손상을 예방하는 쪽으로 방향을 잡아야 하며, 이미 신장 질환이 발생한 경우에는 생화학적 치료가 가능한지를 살펴보아야 한다. 이를 통해 혈액투석과 신장 이식에 의한 엄청난 스트레스를 피할 수 있다. 정부보조를 받는 기관이나 정부기관이 이 연구를 진행할 수 있을 것이다.

결석 형성

여타의 포유류가 하루에 생산해내는 만큼의 아스코르빈산을 사람에게 매일 투여하는 것에 대해 비판이 제기되었다. 요로를 산성화시켜 결석이 생기게 한다는 이유에서였다. 요로에 결석이 생기는 일은 매우 복잡한 주제이기 때문에 대규모 실험을 실시하여 이 중요한 질문의 답을 찾아야 한다.

많은 고고학 자료를 살펴보면 결석은 아주 오래 전부터 인간에게 고통을 주었다. 오늘날 세계 전역에서 결석이 매우 흔한 지역이 존재하는데, 이 지역들을 묶어 '결석 지대stone belt'라고 부른다. 1964년, 결석연구의 아버지로 불리는 제르쇼프Gershoff는 104건의 문헌을 참고하여 "요로결석은 그 형태나 생성 과정, 구성 성분이 다양하기 때문에 하나의 단순한 메커니즘에 의해 생겨난다고 말하기 어렵다"고 전했다.[3] 구성 성분은 신장 결석인지 방광 결석인지, 환자가 어디에 살고 있는지에 따라 다르다. 1935~1960년에 런던 병원에 보고된 28만 건의 수술 중 1% 정도가 요로 결석이었다. 미네소타 대학병원에서 2만 5천 건의 부검을 실시한 결과에서는 신장 결석이 1.12%였다. 태국, 인도, 시리아, 중국, 터키에서는 1~10세의 어린이에게서 방광 결석의 비율이 높았다. 미국에서 1,000건의 요로 결석을 분석한 결과에서는 52%가 인산염, 33%가 옥살산칼슘, 6%가 요산 결석, 3%가 시스틴으로 인한 것으로 관찰되었다. 구성 성분 비율이 매우 다양하기 때문에, 아마도 아스코르빈산이 요로를 산성화하는 효과는 특정 형태의 결석 형성을 억제할 것이다. 특히 미국에서 발생한 요로 결석의 많은 부분을 차지하는 인산염을 포함한 경우가 그렇다.

1947년 맥코믹은 전 세계적인 결석 발생과 그의 임상 경험 및 실험을 조사하여 결석(요로, 침샘, 담즙관 등)은 아스코르빈산 결핍으로 인해 발생한다고 결론지었다.[4] 그는 아스코르빈산 투여가 요로 퇴적과 결정 형성을 완화하는 데 큰 영향을 끼친다고 지적했다. 그에 따르면, "치료를 위해 비타민을 투여하여 평상시 아스코르빈산도에 변화가 생기자마자, 결정을 만드는 유기 퇴적물이 소변으로부터 마법처럼 사라진다. 일반적으로 500~2,000밀리그램의 아스코르빈산을 경구 복용하거나 주사로 수시간에 걸쳐 투여하면 이러한 변화가 나타난다. 그런 다음, 유지 목적으로 100~300밀리그램을 매일 투여하면 소변에 침전물이 생기는 것을 지속적으로 막을 수 있다. 여러 '결석 지대'의 식습관을 살펴보면 비타민 C 결핍이 나타나는데, 아마도 이것이 요로 결석 형성의 주된 요인으로 보인다"고 말했다.

사람들은 대부분 물을 충분히 마시지 않는데, 이 점이 결석 형성에 미치는 영향에 관해서도 연구가 미흡하다. 고농도의 소금이 존재하는 용액일수록 결정을 생성하는 경향이 크다는 것은 상식이다. 수분 섭취량이 적은 사람들의 소변은 당연히 소금의 농도가 높다. '결석 지대'는 물이 귀하고 질이 좋지 않을 뿐더러 날씨가 덥기 때문에 대부분 만성적인 물 부족에 시달리고 있다. 이스라엘에서는 요로 결석 포르말린 발생률이 매우 높은데, 프랭크Frank와 동료들은 주민들에게 물을 더 많이 마시도록 교육하는 것만으로도 결석의 발병을 줄일 수 있었다.[5] 그들은 "3년의 연구를 요약한 예비 결과물에 따르면, 고온 건조한 기후에서 교육을 통해 소변 배출량을 늘려서 요로 결석증을 예방할 수 있었다"고 말했다. 많은 양의 아스코르빈산과 함께 좋은 물을 매일 많이 섭취하면 결석으로부터 해방될 수 있을 것이다. 본 저자는 지난 30년 이상 다량의 아스코르빈산을 섭취해왔고 결석으로 인한 문제를 전혀 겪지 않았으며, 매일 다른 음료와 더불어 최소한 물 1쿼트(약 800밀리리터)를 마신다. 이에 대해 대규모의 임상 연구를 진행해서 더 많은 자료를 수집해야 한다. 왜냐하면 대략 수백만 명의 미국인들이 많은 아스코르빈산을 스스로 섭취하고 있기 때문이다.

　수산염의 소변 배출에 관한 소규모 연구도 있었다. 수산 결정은 체내 아스코르빈산 분해의 결과로 생길 수 있고, 옥살산칼슘은 여러 결석의 구성 성분이다. 1954년, 램든Lamden과 동료들은 51명의 남성을 대상으로 실험을 진행했다.[6] 그 결과, 하루 4그램의 아스코르빈산 섭취로는 수산염 배출 증가에 별다른 영향을 끼치지 못했다. 하루 8그램을 섭취한 경우에는 45밀리그램, 9그램을 섭취한 경우에는 평균 68밀리그램의 수산염이 추가로 배출되었다. 아스코르빈산을 섭취하기 이전에 피실험자의 수산염 배출 범위는 하루 10~64밀리그램이었다. 즉, 피실험자 간 하루 54밀리그램의 일반적 차이는 8그램의 아스코르빈산 섭취 실험에 의한 평균적인 증가량보다 많은 셈이다. 1966년 일본과 1970년 이집트에서 나온 두 건의 논문에서도 비슷한 결과를 발견할 수 있다.[6] 다케누치Takenouchi와 동료들의 실험에 의하면, 3그램의 아스코르빈산을 섭취한 피실험자들은 수산염 배출이 거의 증가하지 않았고, 하루 9그램을 섭취한 경우에는 20~30밀리그램 정도가 증가했다. 아스코르빈산 섭취 이전의 수산염 배출 차이(하루 11~64밀리그램)는 9그램의 아스코르빈산 섭취로 인한 증가량보다 여전히 컸다. 다카구치Takaguchi와 동료들은 각 10명의 피실험자로 구성된 3개의 집단에 아스코르빈산을 90~180일 동안 1~2그램 정도 투여했다. 실험 결과, 수산염 배출에 있어 눈에 띄는 변화는 나타나지 않았다. 아스코르빈산을 섭취하기 이전에 똑같은 식단을 먹은 피실험자의 일반적 수산염 배출 차이는 최소 11밀리그램에서 최대 55밀리그램이었다. 엘 다카니El-Dakhakhny와 엘 사예드El-Sayed는 8명의 피실험자에게 똑같은 식단을 제공하면서 아스코르빈산 4그램을 투여했는데, 아스코르빈산을 투여하기 전에 수산염 배출량을 측정했더니 하루 17~132밀리그램 정도였다. 아스코르빈산 투여 후 수산염 배출량을 다시 측정한 결과, 한 명은 변화가 없었고, 2명은 32~56밀리그램 감소했으며, 5명은 하루 10~18밀리그램 정도 증가했다. 아스코르빈산 이외에 수산염 배출에 영향을 끼치는 요인이 많이 있음을 짐작할 수 있는 실험 결과다.

시스테인 결석은 상대적으로 드물며, 이를 조절하기 위한 고용량 아스코르빈산 치료법은 아직 고려되지 않았다. 시스테인은 비수용성 황산 아미노시스테인의 산화형이다. 시스테인은 아스코르빈산과 같이 결석을 줄이는 물질이며, 둘 다 생체 산화 방지 체계의 일부다. 이들은 산화로 인한 나쁜 효과로부터 서로를 보호한다. 시스틴뇨(시스틴 결석에 걸리기 쉬워진다)의 배뇨 체계에서 아스코르빈산이 급감하는 상태가 지속될 경우, 시스테인의 양이 높은 수준으로 유지되어 결석이 굳어지고 형성되는 것을 막아준다. 이런 방식으로 사용된 시스테인의 초과분은 산화된 아스코르빈산처럼 소변으로 배출된다. 이는 슈레겔과 피프킨 및 동료들의 보고와 비슷한데,[1] 이들은 방광암 예방에 아스코르빈산의 항독소 효과를 이용하였다. 이런 이유로 시스테인 결석을 예방하는 것은 다량의 아스코르빈산을 사용하는 치료 개념에 있어 완전히 새로운 임상시험의 분야다.

23
당뇨병과 저혈당

당뇨병과 저혈당은 혈당의 섬세한 생화학적 균형에 혼란이 생기면서 발생하는 질병이다. 당은 정상적인 혈중 물질이며 인체 에너지의 재료다. 인체가 당을 에너지로 사용하기 위해서는 인슐린을 비롯한 20여 가지 효소의 화학반응이 필요하다. 인체의 정상적 기능을 위해서는 혈중 당 농도가 일정한 범위 내에서 유지되어야 한다(정상범위는 80~120mg%).

인슐린은 혈당을 조절한다. 인슐린은 췌장의 랑게르한스섬에서 생산되어 혈액 속으로 들어간다. 식사를 하고 나면 혈중 당의 양이 변화하는데, 이를 통제하기 위해서는 췌장에서 인슐린이 적절하게 분비되어야 한다. 혈중에 인슐린이 너무 적으면 당이 올라가서 당뇨병 상태가 된다.

혈당이 신장의 역치인 170mg%의 댐을 넘으면 소변으로 넘쳐서 소변 당 검사에서 양성으로 나타난다. 반대로 인슐린이 너무 많은 것도 좋지 않은데, 이는 인체를 저혈당 상태로 만들어 당뇨 환자를 심각한 상태에 이르게 한다.

당뇨병을 치료하기 위해 인슐린을 투여할 때는 주사법을 시행하는데, 인슐린을 경구 복용하면 소화효소에 의해 파괴되기 때문이다. 인슐린 투여량은 매우 조심스럽게 조절해야 한다. 자칫 너무 많이 투여하면 저혈당으로 쇼크에 빠질 수 있다.

췌장의 인슐린 분비가 정상인지 알아보기 위해서는 당 부하 검사를 해야 한다. 공복인 환자에게 과량의 당을 먹게 한 뒤, 매 시간마다 혈중 농도를 측정한다. 그 측정 결과를 토대로 정상과 당뇨, 저혈당을 판별할 수 있다. 만약 인체에서 요구하는 양 이상의 당이 혈액 속에 있으면, 그 당은 비 용해성 탄수화물인 글루카곤으로 변하여 간에 저장된다. 비축된 당인 글루카곤은 필요 시 다시 용해성 당으로 변한다.

약 400만 명의 미국인이 당뇨병을 앓고 있으며 그 중 절반 정도는 진단도 받지 못한 상태다. 당뇨병은 유전성이 매우 중요하여 약 50%의 환자가 가족력을 가지고 있다. 미국인의 약 22%는 당뇨병 열성 유전자를 후손에게 전한다. 미국에서 당뇨병은 전체 사망률 중 8위, 실명 원인 중 3위다. 이러한 점을 감안할 때, 인슐린의 섬세한 생화학적 균형을 유지하는 것이 매우 중요하다. 1920년에 캐나다 학자 프레데릭 밴팅Frederick Banting과 존 맥클리오드John Macleod가 당뇨병 치료제로 인슐린을 처음으로 사용했으며, 이 발견의 공로를 인정받아 1923년에 노벨상을 수상하였다.

아스코르빈산을 발견한지 얼마 지나지 않은 1934년, 피츠버그 대학의 킹과 그의 동료는 기니피그를 이용한 실험을 통해 아스코르빈산이 체내의 당 이용에 중요한 영향을 미친다고 발표했다.[1] 이들은 기니피그의 혈중 아스코르빈산 농도를 낮게 유지했을 때 랑게르한스섬이 퇴행적으로 변화하는 모습을 발견했다. 아스코르빈산을 박탈하자 당 내성이 떨어졌으며 다시 아스코르빈산을 먹이자 재빨리 회복되었다. 더불어 1934년과 1937년의 실험에서 아스코르빈산 손실로 인한 당 내성 감소가 디프테리아 독소를 치사량에 가깝게 주입했을 때의 당 내성 감소와 비슷한 수준으로 나타나는 것도 관찰했다.

1943년, 인도의 바네르지Banerjee는 이 결과를 재차 확인하고 이해를 넓히는 계기를 마련하는 보고서를 발표했다.[2] 그는 괴혈병에 걸린 기니피그의 당 내성이 떨어져 있을 뿐만 아니라 췌장의 용적이 정상 기니피그보다 1/8이나 감소되어 있음을 발견했다. 그는 괴혈병에 걸린 기니피그의 췌장의 변화를 현미경으로 관찰했는데, 아스코르빈산을 투여하니 췌장이 정상으로 돌아온 것을 볼 수 있었다. 또한 괴혈병에 걸린 기니피그에게서는 여분의 당이 간에서 글루카곤으로 저장되는 정상적인 과정이 제대로 이루어지지 않았다고 보고했다. 1947년에는 개선된 실험도구를 이용하여 이전의 실험을 재연했고, 괴혈병에 걸린 기니피그의 췌장 용적이 정상 기니피그의 1/4로 줄어들었다고 보고했다. 이 보고서에는 "괴혈병에서 발견되는 탄수화물 대사 이상은 인간의 당뇨병 원인 인자 중 하나로 생각되는 만성적인 비타민 부족과 인슐린 분비 감소 때문이다"라고 적혀 있다. 1958년에는 초기에 수행했던 보고를 확정하는 추가 연구를 시행하여 그 결과를 발표했다.

1964년 보고서에는 당의 장 내 이동에 관한 결과도 포함되어 있다. 아스코르빈산이 부족할 때는 기니피그의 장 내 당 흡수가 2배로 증가하고, 당이 다시 공급되면 정상으로 돌아갔다. 이 결과를 인간에게 적용하면, 만성적으로 아스코르빈산이 부족한 당뇨 환자의 소장은 식후 많은 당을 빨리 흡수할 것이라고 예상할 수 있다. 혈당 수치는 더 높게 올라갈 것이고, 긴장 상태에 있는 췌장은 인슐린을 생산하며 비정상적인 스트레스를 받게 된다.

수많은 연구자들이 이와 동일한 결과를 얻었고 보고서를 발표했다. 여기서 그 연구를 일일이 언급하지는 않는다. 향후 더욱 연구를 확장해야 할 결과물에 대해서만 논의하려고 한다.

1936년, 알텐버거 Altenburger 는 아스코르빈산을 박탈당한 기니피그의 간에서는 당을 글루카곤으로 변환시키지 못했으며, 이 상태는 아스코르빈산을 투여하자 곧바로 회복되었다고 보고했다. 1952년, 스튜어트 Stewart 와 연구진은 정상 원숭이에서는 한 단위의 인슐린이 혈당을 상당량 저하시키는 반면, 아스코르빈산을 박탈당한 원숭이에게서는 거의 영향이 없었다고 보고했다.

이 밖에도 인슐린과 아스코르빈산 사이에 밀접한 관계가 있다고 언급한 보고는 수없이 많다. 1940년과 1948년, 랠리 Ralli 와 셰리 Sherry 는 사람과 개와 쥐에게 인슐린을 주입했을 때 혈중 아스코르빈산 농도가 떨어지는 것을 관찰했고, 1941년에 하이드 Haid 는 이러한 아스코르빈산 저하가 인슐린 주입 후 뿐만 아니라 인슐린 쇼크에 빠진 환자에게서도 관찰되었다고 보고했다. 빌레 Wille 는 그보다 이전인 1939년에 아스코르빈산이 인슐린 쇼크 치료를 받는 정신분열증 환자에게 도움이 된다고 보고했다. 그는 아스코르빈산이 저혈당 발작 시에 혈당을 올려줄 뿐만 아니라 지속적으로 아스코르빈산을 투여하면 저혈당 발작을 예방할 수 있다고 언급했다.[3]

아스코르빈산은 인슐린 효능의 역가를 높여주며 상당히 적은 양의 인슐린에서도 같은 효과를 나타낸다. 1939년 바르텔하이머 Bartelheimer 가 이와 같은 사실을 관찰하였고, 1944년 로고프 Rogoff 와 연구진이 이를 확인했다.[4] 로고프와 연구진은 피츠버그 병원의 당뇨병동에서 2명의 소아당뇨병 환자가 통상적인 용량의 인슐린에 훨씬 과민하게 반응하는 것을 발견했다. 그 원인을 찾는 과정에서 그들이 아스코르빈산을 투여받았다는 것을 알게 되었고, 아스코르빈산이 과도한 인슐린 효과의 원인이라고 믿었다. 그들은 딘스트 Dienst, 다이머 Diemer, 쉬어 Scheer 의 논문을 인용하여 그들이 당뇨 환자 실험에서 사용한 아스코르빈산이 12단위 인슐린의 효과와 같았다고 보고했으며, 1937년에 "아스코르빈산은 당뇨 환자에서 인슐린의 효능을 상당히 향상시켜 매우 적은 양의 인슐린에서 당 내성을 조절할 수 있다"고 보고한 플레거 Pfleger 와 숄 Scholl 의 연구 결과도 언급했다.[4]

이상의 연구 결과는 사람을 힘들게 하는 인슐린 투여를 줄이고 당 대사를 잘 조절하기 위해 얼마만큼의 아스코르빈산이 필요한지에 대한 대규모 연구 프로젝트를 실시해야 하는 근거가 된다. 이를 통해 인슐린 투여를 위해 치르는 수백만 달러의 비용도 아낄 수 있을 것이다. 아스코르빈산과 경구용 복용약을 함께 사용하면, 당뇨병 치료에 의한 혈관 부작

용을 줄이는 데 도움이 될 것이다.[5]

1930년대 초부터 아스코르빈산 투여가 당뇨병 환자의 혈당 감소에 얼마나 영향을 미치는지에 관한 실험이 시작되었고, 여러 의학 논문에 결과가 보고되었다. 단기간의 아스코르빈산 사용이 여러 질환의 치료에 미치는 영향에 관한 논문이 발표될수록 혼란도 가중되었다. 어떤 의사들은 당뇨 조절에 효과가 있었다고 발표했으나, 반대로 효과가 없다는 사람들도 있었다. 여기서 일일이 재검토할 수 없을 만큼 다수의 찬반 결과가 발표되었고, 1935년에 접어들면서 기존의 연구에서 무언가 부족했다는 결론에 다다랐다.[6] 당뇨 조절에 효과가 있는지 없는지의 문제가 아니라 연구의 방향 자체가 잘못되었다는 것이다.

기존 실험들은 아스코르빈산을 단기간 투여했을 때 손상된 췌장에서 당뇨가 조절되는지를 살펴보았다. 그러나 아스코르빈산 투여는 췌장이 손상되어 점차 당뇨로 진행되는 것을 막아주는 것과 같은 예방의 범주 아래에서 장기간에 걸쳐 시행해야 한다. 그 이유를 설명하기 위해 수십 년 동안 퍼즐의 조각처럼 흩어져 있던 의학 논문에서 여러 사실을 조합했다. 여러 의학 논문에서 밝혀진 사실을 함께 묶으면 후에 당뇨 환자, 특히 유전 형질에서 열성 유전자를 옮길 수 있는 수백만 당뇨 환자를 미리 예방할 수 있다.

이런 기획된 연구의 형태는 유전 질환인 저아스코르빈산혈증을 교정할 뿐 아니라 당뇨병을 예방하는 목적이어야 한다. 지금까지의 사실을 토대로 다음과 같은 사실을 정리할 수 있다.

1. 실험 동물에게 주사하여 당뇨를 유발시킬 수 있는 '알록산'이라는 물질이 있다. 알록산은 1943년 이전부터 이미 연구 목적으로 사용되었으며, 실험 동물에게 빠르게 당뇨를 유발시키는 물질로 알려져 있다.

2. 아스코르빈산이 산화되면 알록산과 매우 유사한 구조가 된다. 아스코르빈산, 산화 아스코르빈산과 알록산의 구조식은 〈그림 6〉과 같다. 화학자가 아니라도 산화 아스코르빈산과 알록산의 유사성을 알아볼 수 있을 것이며, 아스코르빈산과는 다르다는 것도 알 수 있을 것이다. 1950년, 패터슨Patterson은 알록산과 산화 아스코르빈산의 화학적 특성이 매우 유사하다고 보고했다.

3. 1949년, 패터슨은 쥐에게 산화 아스코르빈산을 주사하면 알록산과 마찬가지로 당뇨병을 유발한다고 보고했다. 더불어 1951년에는 당뇨병성 백내장을 유발한다고 보고했다. 1946년, 레비Levey와 수터Suter는 아스코르빈산 주사는 당뇨를 유발하지 않는다고 보고했다.

4. 1952년, 바네르지는 정상 기니피그의 췌장을 포함한 조직에서는 산화 아스코르빈산이 발견되지 않았으나, 괴혈병에 걸린 기니피그의 조직에서는 많은 양의 산화 아스코르빈산이 발견되었다고 보고했다.[7]

5. 포유동물의 유전병인 저아스코르빈산혈증은 간 대사물인 아스코르빈산의 생산을 방해한다. 이러한 유전병을 충분히 교정할 수 있다는 점에서 인간이 더 많은 양의 아스코르빈산을 섭취해야 하는 이론적 근거를 찾을 수 있다.[8]

유전적 잠재성 당뇨병의 경우, 젊은 시절에는 췌장에서 정상적으로 인슐린이 생산되고 분비되지만 노년에는 당뇨병 상태로 진행되기 쉽다. 인슐린 생산 조직의 섬세한 생리적 균형에 영향을 미치는 요소에 더욱 과민한 집단도 있다. 사실 이것은 매우 섬세한 균형이다. 인슐린이 너무

알록산

산화 아스코르빈산

아스코르빈산

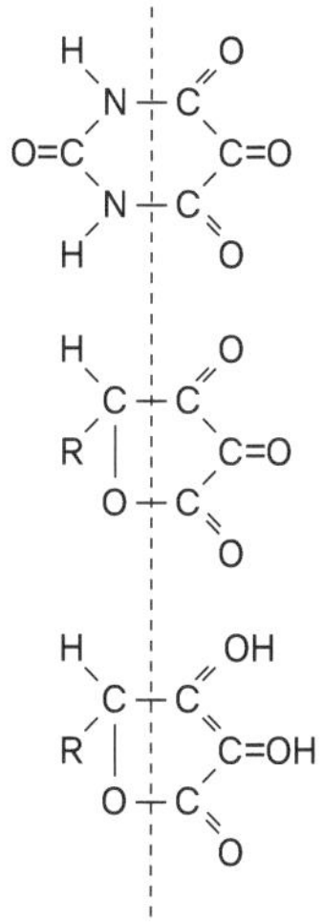

그림 6 알록산과 산화 아스코르빈산 분자구조의 유사성(점선 우측)

적으면 당뇨병이 되고 너무 많으면 심각한 저혈당에 빠지게 된다. 유전적으로 과민한 사람은 평생 동안 아스코르빈산이 최적에 미달하는 상태로 살아갈 것이다. 아무리 좋은 식품도 개개인의 요구를 제대로 충족할 수 없다.

만성적인 아스코르빈산 결핍은 인체가 비정상적으로 인슐린을 생산하게 만든다. 이렇게 만성적인 상태로 췌장을 방치하면 산화 아스코르빈산의 비율이 점점 높아진다. 결국 정상적인 기능과 세포 재생이 불가능한 상태에 이르게 되고, 분비세포의 손상을 초래하여 비정상적인 당반응이 일어난다.

당뇨병은 장기간 매일 적절한 양의 아스코르빈산을 섭취하면 예방할 수 있다. 그러나 이 사실을 증명하거나 부정하기 위해서는 장기적인 연구가 필요하고 많은 비용이 든다. 그럼에도 불구하고 당뇨병과 저혈당으로 신음하는 수백 만 명의 환자를 예방하는 비용으로는 분명한 가치가 있다.

24

화학적 스트레스 – 독과 독소

비타민 C가 포유류의 체내에서 수행하는 주요 기능 중 하나는 주변 환경으로부터 스트레스를 받는 신체의 기능을 정상으로 유지하는 것이다. 이를 위해 스트레스 상황에 놓인 대부분의 포유류의 간에서는 그렇지 않을 때보다 많은 양의 비타민 C를 만들어낸다. 스트레스의 범위는 매우 넓기 때문에 여기서는 화학적 스트레스를 주로 다루기로 한다. 화학적 스트레스는 접촉하거나 호흡하거나 입으로 섭취하거나 흡연 등의 피해를 입거나 독을 가진 벌레나 파충류에 물리거나 강력한 세균에 감염되었을 때 주로 나타난다.

화학적 스트레스로 인한 피해를 제거하기 위해 비타민 C를 사용한 연구사례는 일일이 열거할 수 없을 정도로 많다. 먼저 무기화합물에 관한 의학 자료를 살펴보자.

무기화합물

해를 끼치는 무기화합물은 대부분 독성을 가진 중금속이다. 어류의 몸속에 남아 있는 수은이나 아동에게 해를 끼치는 페인트 부스러기의 납 성분, 비소 등이 대표적이다.

수은 1951년, 바우데이Vauthey가 기니피그에게 일정량의 시안화수은을 주사했더니 1시간 내에 모두 죽었다. 수은을 주사하기 전에 기니피그에게 비타민 C를 대용량으로 유지한 경우에는 40%가 수은중독에서 살아났다. 이보다 10년 전에 염화 제2수은에 대한 예방 효과 역시 아르헨티나에서 마빈Mavin에 의해 보고되었고, 1964년에 모크란작Mokranjac과 페트로빅Petrovic이 이 자료를 재차 검증했다. 어떤 수은 화합물은 이뇨제와 같은 의약품으로 쓰여 환자에게 독성을 일으키기도 한다. 1947년에 채프만Chapman과 샤퍼Shaffer는 비타민 C를 수은 이뇨제 복용 전이나 복용 시에 함께 투여하면 독성이 감소하는 것을 관찰하였다. 그들은 신부전 환자에게 비타민 C 150밀리그램을 투여했을 때는 이뇨효과가 50% 증가했다고 보고하였다. 1952년에는 러스킨이 비타민 C와 수은이뇨제의 관계에 관한 추가논문을 보고하였다.[1]

납 1939년, 홈즈와 그의 동료들은 납에 자주 노출되는 거대 산업단지 근로자 400명을 조사했다. 그 결과, 만성 납 중독 증상이 잠재적 괴혈병과 같은 양상을 보인다는 사실을 발견했다. 그들은 만성 납 중독 환자 17명에게 매일 비타민 C 100밀리그램을 투여했다. 그러자 일주일이 채 되지 않아 대부분의 환자들이 잠을 잘 자게 되었고, 납 중독 치료용 고칼슘 투여로 인해 생겼던 불안감과 신경쇠약이 줄었으며, 식욕이 좋아졌고 떨림 등의 증상이 사라졌다. 일부 백혈구 감소증 환자들은 비타민 C 치료로 회복되기도 하였다.

1941년, 마라크몬트 로빈슨Marachmont-Robinson은 납 가스와 먼지가 가득한 자동차 본체 제작공장에서 일하는 노동자 303명을 대상으로 조사를 진행했다. 그들에게는 1939년 6월부터 점심식사와 함께 비타민 C 50밀리그램이 함유된 껌이 2개씩 제공되었다. 마라크몬트 로빈슨은 이 연구를 통해 비타민 C가 인체에서 납의 독성을 제거한다는 홈즈의 주장을 확인했으며, 매일 50밀리그램의 비타민 C를 공급하면 만성 납 중독 피해를 예방할 수 있다고 발표했다.[2]

필레머Pillemer 등은 고량의 탄산납(예전 백색 페인트의 색소)에 중독된 기니피그에게 비타민 C 용량을 다르게 조절하여 먹이며 관찰했다.[2] 〈마비, 경련, 사망〉이라는 주제 토론에서 그들은 다음과 같이 언급했다.

실험 결과, 고용량 비타민 C 투여는 뚜렷하고 명백한 효과를 나타냈다. 고용량 투여군에서는 26마리 중 2마리만이 확실한 경직과 마비 증상을 보였고, 관찰 기간 중에 한 마리도 죽지 않았다. 반면 저용량을 투여한 기니피그 44마리 중 18마리가 신경 납 중독 소견을 보였으며 12마리가 명백한 납 중독으로 죽었다.

여기서 말하는 고용량, 저용량 투여란 기니피그의 평균 무게를 400그램이라 추정했을 때(연구자들은 기니피그의 무게를 기록하지 않았다), 킬로그램

당 비타민 C 50밀리그램과 2.5밀리그램에 해당하는 양이다. 이 계산으로 보면 성인에게 효과적인 고용량은 3,500밀리그램이고, 효과가 없는 저용량은 155밀리그램일 것이다.

이 시점에서 1940년에 단넨베르그Dannenberg 등이 "납에 중독된 생후 27개월인 남자 아이에게 고농도 비타민 C 치료를 실시했으나 효과가 없었다"고 결론 지은 논문에 대해 짧게 언급하고자 한다.[2] 아이는 15개월부터 나무, 신문, 페인트 조각을 먹었다. 처음 보았을 당시 27개월이었고 몸무게는 36파운드에 매우 아파보였으며, 진단명은 만성 납 중독 및 납에 의한 뇌중이었다. 이 아이에게 17일 동안 하루 100밀리그램의 비타민 C를 경구 투여하고 250밀리그램을 주사했다. 하루에 모두 350밀리그램의 비타민 C를 투여한 것이다. 이 비율로 보면 몸무게가 70킬로그램인 성인에게 단지 1.5그램의 비타민 C가 투여된 것과 같다. 이 소년의 혈액 검사 결과, 납의 농도가 정상인보다 12배 정도 높았다. 17일 후에도 환자의 상태가 호전되지 않아서 고농도 비타민 C 대신 다른 치료를 실시했고, 비타민 C는 매일 50밀리그램 정도만 투여하였다. 소년은 입원 후 83일 만에 퇴원했는데 납 중독이 완전히 사라지지는 않았다. 이 소년의 경우, 납 중독이 아주 심해서 고농도 비타민 C가 미흡하게 반응한 것으로 보인다. 이 소년이 입원 후 몇 주 사이에 사망하지 않고 서서히 회복된 것 역시 비타민 C의 숨겨진 작용이라고 생각된다.

1963년에 곤치아Gontzea 등은 납 건전지 공장에서 장기간 근무한 근로자들의 비타민 C 혈중 농도를 검사했다.[2] 그 결과 비타민 C 혈중 농도가 낮게 측정되었고, 납에 노출된 사람들은 급성 괴혈병을 막기 위해 많은 양의 비타민 C를 복용해야 한다고 결론지었다.

한웬W. Han Wen 등 3명의 중국 학자들은 올챙이 100마리를 납 농도가 높은 물에 24시간 방치했는데, 이 중 8마리가 죽었다. 살아남은 올챙이 중 한 그룹은 대조군으로 담수에 두었고, 다른 그룹은 비타민 C가 31mg%로 녹아 있는 담수에 두었다. 6일 후, 비타민 C 담수에 있는 올챙이는 모두 살아 있었지만, 담수에 있던 올챙이는 88%가 죽었다. 우즈베코브Uzbekov는 1960년에 납에 중독된 토끼를 비타민 C와 시스테인으로 치료한 결과를 발표했다. 그는 이 조합이 납 중독을 치료할 뿐만 아니라 해독제 역할도 한다고 하였다.[2]

비소 1940년대 초에는 매독을 치료하기 위한 최신 요법으로 여러 비소제품을 사용했다. 이들 제품은 환자에게 독성 반응을 일으켰는데, 이런 경우 비타민 C를 같이 쓰면 독성을 감소시키는 효과를 낸다는 보고가 이어져 나왔다. 대표적으로 1942년 맥체스니McChesney와 압트Abt, 1943년 라히리Lahiri, 1945년 맥체스니 등의 보고가 있다. 라히리는 "매독 치료 시 비소 중독을 막는 가장 쉬운 방법은 비타민 C를 투여하는 것이다"라고 증언했다. 1962년, 마로코Marocco와 리고티Rigotti는 비소 중독에 따른 콩팥 손상을 비타민 C가 막아준다고 하였다.[3]

크롬, 금 사미츠Samitz 등은 산업 현장에서 크롬 중독과 크롬으로 인한 궤양을 예방하는 데에 비타민 C가 유용하다고 발표했다.[4] 1937년과 1940년에는 금염이 의학적으로 사용되면서, 이로 인해 환자에게 나타나는 독성을 비타민 C로 예방할 수 있다는 내용이 브라질에서 발표되었다.

지금까지 독성 중금속(수은, 납, 크롬, 금)과 비금속(비소)에 대해 알아보았다. 각각의 케이스에서 비타민 C는 독성 효과를 없애는 것으로 나타났다. 그러나 아직까지도 두 가지 측면에서 이 같은 결과가 무시되어 문제를 낳고 있다. 첫째로 납 성분이 섞인 페인트 부스러기를 먹은 아이들의 사망이나 후유증이 지속되고 있으며, 둘째로 수은이 많이 함유되어 있는 일부 위험한 해산물에 사람들이 그대로 노출되어 있다는 점이다.

유기화합물 독극물

이번에는 유기화합물에 의한 독성 증상에 대한 아스코르빈산의 효과를 증명한 문헌을 살펴보자.

벤젠 벤젠은 DDT 등에 포함된 화학물질 중 하나로 휘발성 물질이다. 공장 노동자들은 수증기를 통해 이 물질에 노출된다. 벤젠에 노출되면 인체가 비타민 C 결핍 상태가 되어 급성 괴혈병에 빠질 수 있고 비타민 C를 공급하면 만성 벤젠 중독 증상을 예방하고 개선할 수 있다는 연구가 1937년부터 많이 보고되었다. 루리Lurie는 1965년 보고서에서 이전에 발표된 논문과 보고를 깔끔하게 정리했는데, 그는 남부 아프리카 화학 공장의 노동자에게 매일 오렌지주스로 비타민 C를 공급하여 만성 벤젠 중독을 막을 수 있었다고 보고했다. 1964년, 틸레Thiele는 체코에서 발표한 논문에서 만성적인 벤젠 중독이 괴혈병 증상이 없는 비타민 C 결핍을 일으키고 실핏줄에 독성 손상을 일으키며 심한 출혈을 일으킨다고 했다. 이 증상은 만성적인 비타민 C 부족 시 나타나는 특징적 소견이다. 1947년, 폴스만Forssman과 프릭홀름Frykholm은 스톡홀름 리포트에서 벤젠에 노출되면 비타민 C 수요가 증가하므로 비타민 C를 추가 공급하면 벤젠의 부작용이 줄어든다고 보고했다. 빌포브Bilpov는 러시아에서 발표한 논문에서 쥐에게 DDT 주사를 하면 체내에서 비타민 C 생산을 늘리는 반응이 나타난다고 보고했다. 이를 통해 사람이나 다른 동물의 DDT 중독 치료에 비타민 C가 유용할 것으로 추정되나, 이처럼 중요한 사안에 대한 보고는 더 이상 이어지지 않았다.[6]

약　치료 시 약의 효용성은 그 약이 가진 독성 때문에 제한된다. 약의 용량이란 약의 효과와 독성 사이의 절충안이다. 그런데 비타민 C는 이런 약제의 독성을 제독하고 치료 효과를 높인다.

1965년과 1967년, 데이Dey는 독성이 매우 강한 항전간제인 스트리크닌을 비타민 C와 함께 쓰면 독성이 사라진다고 발표했다.[7] 쥐 실험에서 체중 1킬로그램당 2밀리그램의 스트리크닌을 주사한 쥐는 모두 죽었지만, 스트리크닌 투여 15분 전에 비타민 C 주사를 맞은 쥐는 죽지 않았다. 비타민 C를 100mg/kg 투여한 쥐들은 60%의 생존율을 보였고, 1,000mg/kg 투여한 쥐는 모두 살았다. 70킬로그램의 성인으로 비교하면 7그램과 70그램에 해당하는 양이다. 데이는 이 같은 방식이 파상풍 치료에도 유용하다고 보고했다.

1959년, 슐타이스Schulteiss와 타라이Tarai는 비타민 C가 심장 질환을 가진 노인 환자 치료에 쓰는 디지타리스의 부작용을 없애준다고 하였다. 비타민 C는 설파제의 독성과 부작용을 줄이고 아스피린의 독성을 없앤다. 1938년, 베더Vedder와 로젠베르그Rosenberg는 비타민 A 중독으로 야기된 괴혈병 유사증후군이 비타민 C로 즉각 치료된다는 것을 밝힌 바 있다.[8]

바비튜레이트에 의한 급성 중독의 경우, 1965년에 발표된 중국 논문에서 고용량의 비타민 C 정맥주사가 수면제로 인한 뇌 기능 저하를 막는데 효과가 있다고 보고했다.[9] 비타민 C는 혈압을 올리고 호흡을 증진시키며 좀 더 강력하게 심박동을 유지시킨다. 클레너는 비타민 C 54그램을 주사하여 바비튜레이트 중독을 성공적으로 치료했다고 보고했다.

1960년 기오네Ghione와 로마 대학의 논문에는 100mg/kg의 비타민 C가 쥐에서 몰핀의 효과를 감소시키는 것으로 보고되었다.[9] 마약 중독이 큰 문제가 되고 있음에도 불구하고, 위의 논문들이 비타민 C의 효능으로 약물 중독의 문제를 해결할 연구과제의 기초 논문이 되지 않고 있음이 안타까울 뿐이다. 대부분의 중독자들과 마리화나 흡연자들은 심각한 급성 괴혈병 상태일 것으로 추정된다. 중독 증상을 치료하고 이들을 금단 증상으로부터 벗어나게 하려면 비타민 C 고용량 치료를 시행해야 한다. 급성 괴혈병 상태를 벗어나서 최적의 건강 상태를 유지하게 된다면 약에 다시 중독되는 것도 막을 수 있을 것이다. 그러나 이를 확언하려면 적절한 연구 결과가 필요하다.

마취와 비타민 C의 관계는 1944년의 논문 이래로 수술에 있어서 다양한 반응을 일으켰다. 베이어Beyer 등은 마취가 개의 혈중 비타민 C 농도에 심각한 영향을 주는 것을 발견했다.[10] 그들은 또한 괴혈병은 아니나 비타민 C가 모자란 기니피그는 쉽게 마취되고 마취 정도도 깊다고 했다. 비타민 C가 적당했던 기니피그보다 마취 회복이 늦었고 독성 부작용이 오래 갔다. 클로로포름을 이용한 실험에서 비타민 C로 무장한 그룹은 가벼운 마취 증상을 보였을 뿐이지만, 비타민 C가 부족한 그룹은 호흡 마비로 죽었다. 본 저자는 최근 25년 동안 이에 관한 더 이상의 연구가 이루어지지 않고, 병원에서 환자를 마취할 때 비타민 C의 적정 농도를 측정하지 않는 것에 의문을 던진다. 앞으로 논문이 나와서 환자들이 수술을 받을 때 혜택을 받게 되기를 바란다.

세균 독소 독소는 특정한 염증성 세균이나 거미, 전갈, 독사 등이 분비하는 독성 단백질 성분의 그룹이다. 먼저 병을 유발하는 세균성 독소에 대해 살펴보자. 병의 증상과 예후는 세균 자체보다는 그 세균이 분비하는 독소에 의해 결정된다. 1930년대부터 비타민 C의 디프테리아 독소 해독 능력에 대한 많은 연구가 이루어졌다. 그러나 이제 디프테리아가 사람들의 관심으로부터 멀어진 만큼, 파상풍 독소와 파상풍에 관해 논의하려 한다.

파상풍은 누구나 상처가 깊으면 걸릴 수 있는 위협적인 병이다. 파상풍균의 포자는 곳곳에 널리 퍼져 있고 특히 토양에 많다. 이 균은 염기성이며 공기가 있으면 자라지 못한다. 따라서 공기가 통하지 않는 깊은 상처일 경우에만 감염이 된다. 파상풍에 대한 일반적인 치료 방법은 항독소를 예방적으로 주사하는 것이다.

세계보건기구WHO의 비첸코Bytchenko에 의하면 지난 10년 간 파상풍으로 100만 명 이상이 사망했는데, 이는 천연두, 광견병, 페스트, 탄저병, 소아마비보다 사망률이 높은 것임에도 불구하고 보건당국이나 의학으로부터 관심을 받지 못하고 있다. 예방 조치에도 불구하고 병이 발생한다면 골치가 아파진다. 최근의 치료는 병 자체만큼이나 문제가 있다. 문제를 해결하기 위해서는 확실하게 검증된 해결책이 필요한데, 비타민 C가 해답의 실마리가 될 수 있다.

1966년, 데이 등은 동일한 양의 파상풍 독소를 주입한 동물 실험을 보고했다.[11] 첫 번째 그룹에게는 독소만 주입했는데 모든 동물이 47~65시간 내에 죽었다. 두 번째 그룹에게는 독소를 주입한 후에 3일간 하루 2회씩 몸무게 1킬로그램당 1그램씩의 비타민 C를 투여했더니, 한 마리도 죽지 않고 경미한 증상만 보였다. 세 번째 그룹에게는 독소를 주입하기 3일 전부터 비타민 C를 주고 독소 투여 후에도 3일 동안 주었는데, 한 마리도 죽지 않았을 뿐만 아니라 독성 증상도 전혀 나타나지 않았다. 4번째 그룹에게는 독소를 주입하고 나서 파상풍 증상이 나타날 때까지(평균 16~26시간) 보류하다가 증상이 시작됨과 동시에 비타민 C를 1g/kg씩 하루에 2번 3일 동안 주사했는데, 비타민 C가 증상의 발현을 없앴고 실험 동물은 모두 살았다. 5번째 그룹은 파상풍 독소를 주사하고 나서 40~47시간 동안 증상이 심해지기를 기다린 후 비타민 C를 투여했는데 실험 동물이 모두 살았다. 이 실험은 현대 의학으로 낫지 않는 병을 치료할 때에는 여러 가지 스케일의 연구가 반드시 동반되어야 한다는 것을 보여주었다. 데이가 사용한 비타민 C의 양을 70킬로그램의 성인으로 환산하면 하루 140그램에 해당한다.

누군가는 이 양이 엄청난 것이라고 할지 모르지만, 녹내장 환자의 안압을 내리기 위해 하루 70그램의 비타민 C를 투여하는 것과 대동소이하다. 정확한 사용량은 좀 더 연구가 진행되어야 분명해질 것이다.

1954년 클레너가 비타민 C 고용량 요법으로 파상풍을 성공적으로 치료했다고 발표한 논문은 매우 중요하고 관심을 끈다. 1938년에도 니체스코Nitzesco와 그 동료들이 비타민 C로 파상풍 독소를 약화시킨 논문을 내놓았다. 향후 요구되는 연구는 보툴리누스 중독과 연관된 문제를 살펴본 뒤에 다시 토론하도록 하자.

보툴리누스 중독　보툴리누스 중독은 클로스트리디움 보툴리눔이라는 세균이 증식하면서 생긴 음식 내 독소를 섭취하여 발병하는 치명적인 식중독이다. 이 세균은 파상풍을 일으키는 세균과 밀접한 관계가 있으며, 산소가 없는 조건에서 산성이 아닌 음식에서 자란다. 이는 포장이 제대로 되지 않은 식품에서 주로 발생한다. 이 질환은 갑작스럽게 나타나며 치사율이 약 65%로 매우 높다. 보툴리누스 독소는 5가지로 분류되는데, 치료를 위해서는 각각의 항혈청이 필요하다. 일단 증상이 나타난 후의 항혈청 치료 결과는 실망스러우나, 증상이 시작되기 전에 항혈청 치료를 하면 결과는 만족스러운 편이다. 분명한 것은 좀 더 단순하고 효과적인 치료가 필요하다는 점이다. 비타민 C의 제독 효과는 이미 잘 알려져 왔고, 1930년에는 불러 소우토Buller-Souto, 리마Lima에 의해 다양한 세균 독소에 감염된 동물의 생존률을 증가시킨다는 사실이 보고되었다.[12] 그럼에도 불구하고 보툴리누스 중독의 치료와 생존률 향상을 위해 비타민 C를 연구하지 않은 것은 정말로 놀라운 일이다. 문제가 해결되지 않았고, 연구가 늦어지면 더 많은 생명을 앗아갈 것이기에 이에 대한 연구는 즉각 시작되어야 한다.

파상풍, 보툴리누스 중독을 비롯한 여러 주요한 세균 독소에 관한 연구는 기니피그나 원숭이 초기 실험 등으로 시작할 수 있다. 치사량의 독소를 주입한 후 생존을 유지하고 독성 증상을 없앨 수 있는 비타민 C의 정확한 양을 구하는 것이 첫 번째 작업이 될 것이다. 그 양은 데이와 클레너가 제시한 것과 같은 고용량이 될 것이다.[11]

뱀에 물린 상처　지구상에 존재하는 뱀의 종류는 약 2,500종이며, 이 중 약 10%가 독사다. 아시아에서는 1년에 약 30,000~40,000명이 뱀에게 물려 사망한다. 미국에서는 해마다 7,000명 정도가 독사에 물리는데, 이 중 40~60%가 어린이와 청소년이다. 뱀에 물리는 사고는 미국 남부 지역과 서부 지역에서 주로 발생하고 있으며, 1950~1959년에는 158명이 뱀의 독으로 인해 사망했다. 치료에는 보조적인 치료와 항사독소antivenin 주사가 있다. 뱀 종류마다 특이성이 있어서 정확한 항사독소를 얻기 위해서는 뱀의 종류를 식별해야 한다. 예를 들어 살모사의 항사독소는 산호뱀에 물렸을 때는 쓸 수 없다. 뱀에 물렸을 때는 응급을 요하므로, 특이한 종에만 해당되는 항사독소보다는 일반적으로 쉽게 구할 수 있는 물질로 치료하는 것이 더 바람직하다.

1938년에 니제스코 등은 코브라 독과 비타민 C를 섞어 놓으면 독성이 사라진다고 보고했다.[11] 뱀독과 비타민 C 혼합물을 기니피그에게 주사했으나 모두 살아남았고, 뱀독에 중독된 소견을 보인 경우는 하나도 없었다. 그들은 고용량 비타민을 강조했다. 비타민 C를 25밀리그램 주었을 때는 모든 동물이 살아남았고, 10밀리그램 주었을 때는 기니피그가 잠시 생존하다가 죽었으며, 5밀리그램으로는 아무 효과가 없었다.

1947년, 콜롬비아 보고타의 석유회사 병원에서 종류를 모르는 독사에 물린 사고를 성공적으로 응급처치한 3건의 사례를 보고했다.[13] 뱀에 물린 환자들에게 상처 절개와 흡인, 지혈대를 이용한 응급처치를 했고, 경구로 오렌지주스나 레몬주스를 주었다. 그런 다음 2그램의 비타민 C를 3시간마다 정맥주사했다. 논문의 저자인 페르도모Perdomo는 비타민 C 주사가 들어가자마자 상태가 급격히 호전되었으며, 2차 주사 후에는 모든 증상이 완전히 사라졌다고 보고했다. 환자들은 이후 7일 동안의 추적 관찰에서 아무런 합병증을 보이지 않았다. 향후 이에 대해 더 많은 조사가 이루어져야 하는 것은 당연하다.

1943년 인도의 칸kahn은 비타민 C가 코브라 독을 주입한 개의 죽음을 예방하는 데 효과가 없었다고 발표했다.[13] 그는 코브라 독의 치사량에 대항할 비타민 C를 한 번만 주사하였다. 투입된 양도 단지 체중 킬로그램당 70~140밀리그램이었다. 데이는 파상풍 독소에 대항하려면 체중 킬로그램 당 1,000~2,000밀리그램의 비타민 C가 필요하다고 보고한 바 있다.[11] 칸은 실험 동물에 페르모도가 사람에게 사용한 비타민 C의 1/3~2/3 이하를 사용했고, 데이가 제시한 양의 1/7~1/3 정도를 사용했다. 칸의 실험이 고용량 비타민 C로 이루어졌다면 그 결과는 다른 실험처럼 성공적이었을 것이다.

1953년, 클레너는 뱀독에 대한 비타민 C의 유효성을 입증했다. 고용량 비타민 C 요법이 뱀에 물린 사람뿐만 아니라 개를 치료하는 데에도 성공했다는 이야기를 하는 사람도 있었는데, 이는 칸의 주장을 완전히 뒤집는 것이다. 1957년에는 흑거미에 물렸을 때 비타민 C가 치료에 유용했다는 보고가 있었고, 1952년에는 맥코믹이 전갈 독에 대한 비타민 C의 유용성을 발표했다.[13]

이제 우리는 다양한 동물의 독에 효과가 있으나 여러 해 동안 관심 밖에 머물러 있던, 간단하고 인체에 해를 끼치지 않는 효과적인 치료의 기본을 알게 되었다. 파상풍이나 보툴리누스 중독에서 사용한 것과 같이 뱀독, 흑거미독, 전갈독, 심각한 벌독 등에 비타민 C 고용량 주사요법을 사용하면 새롭고 효과적이며 즉각적인 치료 방법을 제공할 수 있다. 향후 연구에 대한 기초작업이 이미 이루어져 있는 셈이다.

지금까지 세균과 동물 독소에 관해 이야기했지만, 1938년에 홀랜드Holland와 클로스타Chlosta가 논문에서 제시한 것처럼 비타민 C는 버섯 중독과 같은 식물 독소에 의한 중독에도 효과가 있을 것으로 보인다.[14] 앞으로 연구가 더 필요하고 절실하지만, 아직까지는 이에 대한 응답이 나오지 않고 있다.

인체는 비타민 C 이외에도 다른 생화학적 제독 경로를 가지고 있으며, 간은 제독을 담당하는 장기로 알려져 있다. 자연은 포유류가 진화할 때 비타민 C를 형성하는 엔자임을 간으로 이동시켰다. 그로 인해 간은 제독 기능을 담당하는 가장 중요한 장기가 되었고, 간에 농축되어 있는 각종 독소가 조직에 피해를 주는 것을 막는 역할을 한다. 간 손상을 막아주는 비타민 C의 역할에 대해 1943년에는 베이어Beyer, 1965년에는 솔리먼Soliman 등이 발표하였다.[15] 만성적으로 독소가 쌓여서 생기는 지방간이나 간경화의 경우, 장기간의 비타민 C 고용량 요법으로 예방할 수 있다는 추가 논문이 나올 것이다. 간 손상과 간경화가 올 수밖에 없는 알콜중독자들이 향후 이 분야 연구로부터 혜택을 받게 될 것이다.

25
물리적 스트레스

물리적 스트레스란 열, 추위, 부상, 화상, 소음, 고산증, 익사, 전리 방사선 등을 말한다. 포유류가 이 같은 스트레스에 대응하는 통상적인 반응은 부신 호르몬 분비를 증가시키는 것이다. 부신의 활동이 증가하면 신체의 다른 부위보다 많이 가지고 있던 비타민 C가 고갈되기 시작한다. 대부분의 포유류는 비타민 C를 합성할 수 있으므로 부족량을 빠르게 보충할 수 있다. 그러나 기니피그와 몇 종의 원숭이와 인간은 문제가 다르다. 이들은 비타민 C를 스스로 합성할 수 없기 때문에, 조직 내 비타민 C 양이 줄어들면 부신의 비타민 C 양도 적어져서 스트레스에 대한 정상적인 부신 호르몬의 반응이 이루어지지 않는다.

1952년에 피라니 Pirani는 비타민 C 시대가 시작되고 나서 20년 동안의 연구를 정리했는데,[1] 참고 문헌 중에 비타민 C와 스트레스에 관한 자료는 242개였고 이 중 도움이 되는 논문은 몇 개 정도에 불과했다. 이들 논문의 결론은 정상적인 상황에서는 비타민 C의 조직 내 농도가 충분하기 때문에 급작스런 스트레스에 반응할 수 있으나, 만성적인 스트레스 상황, 특히 상처를 입거나 화상을 입어서 오랫동안 부신피질을 자극하는 상황에서는 비타민 C 공급이 필요하다는 것이다.

열과 화상

1938년, 쥬크Zook와 샤플리스Sharpless는 기니피그와 사람을 높은 온도에 노출한 후에 발표한 〈인공 열Artificial fever〉이라는 논문에서, 인체가 고온에 노출되면 비타민 C 파괴가 촉진되고 조직 내 수요가 증가한다고 보고했다. 21년 후, 톰슨Thompson 등은 남부 애리조나에서 살고 있는 여성의 사례에서 이를 재확인했다. 이들은 겨울보다 여름에 비타민 C 혈중 농도 감소율이 훨씬 높다는 사실을 발견했고, 대부분의 경우 기초대사량도 겨울보다는 여름에 조금 더 낮은 경향을 보였다. 이들은 비타민 C 요구량이 늘거나 파괴량이 늘면 비타민 C 대사가 어느 정도 변하는 것이 확실하다고 주장했다.[2]

1944년, 헨셀Henschel 등은 더운 환경에서 일하는 능력에 관한 단기적인 시험을 진행했다.[2] 동일한 환경, 음식, 작업조건 하에서 참가자들을 3시간~4일 동안 고온에 노출시켰다. 참가자 중 몇 명에게는 하루에 비타민 C 500밀리그램을 제공했다. 이 논문은 비타민 C 투여가 별다른 효과를 나타내지 않았다고 결론지었다.

그 후, 1948년에 웨버Weaver는 버지니아의 고온 다습한 레이온 공장에서 일하는 노동자를 대상으로 열로 인한 탈진 예방에 대해 장기간 연구한 결과를 발표하였다.[2] 이 연구를 통해 웨버는 단지 100밀리그램의 비타민 C를 매일 공급하는 것으로 일사병을 없앨 수 있다는 것을 알아냈다. 이 처방을 쓰기 전인 1938년에는 27명의 일사병 환자가 발생했으나, 매일 100밀리그램의 비타민 C를 먹은 그룹은 9년 동안 단 한 명도 일사병을 일으키지 않았다. 그는 협력업체에서 근무하던 중 일사병으로 탈진해서 병원에 이송된 환자에 대한 사례를 설명했다. 오후 3시경에 이송된 환자가 500밀리그램의 비타민 C 정맥주사를 맞고 나서 오후 6시쯤 주차장으로 걸어가 차를 타고 집으로 돌아갔으며, 다음 날 직장에 출근했다는 것이다.

샤우디Shoudy와 콜링스collings는 주물 공장의 용광로에서 나오는 고열의 환경에서 비슷한 실험을 실시했는데, 소금정제와 비타민 C를 주었지만 효과가 없었다. 그들은 이 실험에서 웨버가 사용한 최소량보다 더 적은 비타민 C를 사용했다. 향후 이와 같은 실험을 하려면 고용량의 비타민 C를 사용해야 할 것이다.

충분한 비타민 C는 심한 열 스트레스 상황에서 항상성을 유지하기 위해 반드시 필요하다. 웨버는 체중 킬로그램 당 단지 1밀리그램만 사용하였는데, 1962년 아가코브Agarkov는 킬로그램당 15밀리그램을 썼더니 열 저항에 도움이 되었다고 보고했다.[2] 향후 열 스트레스에 관한 더 많은 연구가 이루어져야 한다.

1951년에 클라손Klasson이 극심한 화상을 입은 환자의 치료에 비타민 C가 대단히 효과적이라는 연구결과를 발표했는데,[3] 그럼에도 불구하고 이후 화상 환자 치료에 비타민 C 사용은 이루어지지 않았다. 그의 기본 치료 방법이 널리 사용되었다면 많은 화상 환자들이 고통을 덜고 생명을 구했을 것이다. 클라손은 뜨거운 물, 뜨거운 기름, 가솔린 폭발, 화학 물질 등으로 피해를 입은 62명의 화상 환자를 대상으로 한 연구 결과를 발표했다. 그는 비타민 C를 연고제로 쓰고 점차적으로 정맥주사를 실시했다. 0.9% 생리식염수에 1% 비타민 C 수용액을 만들어 바르거나 물에 녹는 베이스로 만든 2% 비타민 C 연고를 사용했더니 통증이 즉각적으로 사라져서 몰핀의 양을 줄일 수 있었다. 1% 비타민 C 수용액을 목에 스프레이하거나 가글하자, 화염 매연으로 인한 목의 통증과 목쉼 증상이 즉시 사라졌다. 그는 이와 함께 2,000밀리그램의 비타민 C를 경구나 주사로 매일 공급했으나 비타민 C 제제에 대한 부작용은 없었다고 발표하였다. 심한 화상의 경우 소변 형성 장애가 종종 동반되는데, 비타민 C로 치료하면 소변도 정상적으로 생성된다고 했다. 그의 연구 결론은 비타민 C가 통증을 줄이고, 심한 화상 시 축적되는 독성 단백질을 없앰으로써 치료를 촉진하여 피부 이식을 하기 전에 필요한 시간을 줄일 수 있다는 것이었다.

1971년에 클레너는 심한 화상 환자의 패혈증을 예방하고 통증과 감염을 줄일 수 있는 비결을 찾았다고 발표하였다.[4] 그 방법은 5단계로 요약된다.

1. 환자를 따뜻한 침대에 눕힌 후, 드레싱을 하지 않은 채로 옷을 벗겨 둔다.
2. 3%의 비타민 C 용액을 화상 부위 전체에 2~4시간 간격으로 5일 간 도

포한다.

3. 비타민 A와 비타민 D 연고를 3% 비타민 C 용액과 교대로 바른다.

4. 체중 1킬로그램 당 500밀리그램(70킬로그램 성인의 경우 35그램)에 해당하는 고용량 비타민 C를 소듐아스코베이트 형태로 경구 투여한다. 처음 며칠 동안은 8시간 간격으로 주고(하루 105그램), 그 후에는 12시간 간격으로 준다(체액에서 빠져나가는 칼슘을 보충하기 위해 매일 1그램의 칼슘 글루코네이트를 공급한다).

5. 보조적인 치료를 한다.

클라손은 1936년 이후의 의학 논문을 뒤져서 15개의 참고 문헌을 찾아낸 후에 비타민 C를 사용했다. 이후의 논문에서는 화상이 비타민 C 대사에 심각한 영향을 준다고 발표하고 있는데, 그럼에도 불구하고 고용량 비타민 C 요법(피부 도포, 경구 투여, 정맥주사)이 화상 치료에 얼마나 도움이 되는지에 관한 대규모 임상시험은 이루어지지 않고 있다.[5]

추위

추위가 몸속 비타민 C에 미치는 영향에 대한 많은 논문이 있다. 그 중 대표적인 것이 캐나다에서 두갈Dugal과 연구진이 1947년부터 수 년 간 지속하고 1961년에 종합한 논문이다. 1947년 논문은 오랫동안 추위에 노출된 쥐에 관한 보고서다.[6] 추위에 적응할 수 있는 쥐의 경우에는 조직 내 비타민 C 농도가 증가했고, 적응할 수 없는 경우에는 농도가 감소했다. 그들은 낮은 온도에서 생명을 유지하려면 많은 양의 비타민 C가 필요하다고 결론지었다. 이런 결과는 추후 기니피그 실험에서도 확인되었다.

1952년, 장기간의 원숭이 실험을 실시한 두갈과 포티어Fortier는 6개월 동안 추위(10℃)에서 지내게 한 다음 영하(-20℃)의 온도에 있게 했더니, 그 기간 동안 매일 325밀리그램의 비타민 C를 공급한 그룹이 25밀리그램을 공급한 그룹보다 훨씬 더 잘 버텼다.[6] 12.5파운드인 원숭이의 몸무게를 성인 70킬로그램으로 환산하면, 추위에 저항성을 보인 그룹의 비타민 C 용량은 4그램이고, 저항성이 없는 그룹의 용량은 300밀리그램이었다.

비타민 C를 4그램 이상 사용했을 때 인체가 추위에 저항성을 갖게 되는지에 관한 실험은 아직까지 실시된 바 없다. 1954년에 군인을 대상으로 13일 간 짧은 테스트를 실시했는데, 한 그룹에는 525밀리그램, 다른 그룹에는 25밀리그램의 비타민 C를 매일 공급했다. 이후 두 그룹을 생존 투쟁을 위해 추위에 노출시켰다. 525밀리그램을 공급받은 그룹은 25밀리그램을 공급받은 그룹보다 추위에 더 잘 견뎠고 족부의 동상 문제도 많이 감소했다. 1946년에 글릭먼Glickman 등도 단기간 연구를 실시했는데, 여기서는 반복적으로 추위에 노출되었을 때 비타민 C나 여타 비타민을 적절한 양 이상 공급한다고 해서 손상으로부터 버틸 수 있는 인간의 능력이 증가하는 것은 아니라고 결론내렸다. 그러나 그들이 말한 대용량 비타민 C라는 것은 하루 고작 200밀리그램 정도였다. 이 양은 이전에 실시한 원숭이 실험에서도 효과가 없었던 양이다.[6]

이 시점에서 비타민 C 고용량 요법이 추위에 대한 인체의 저항을 증진시킨다고 말할 수는 없다. 추후 연구를 진행할 때는 원숭이 실험에서 효과가 있었던 양 정도는 사용해야 제대로 된 실험이 될 것이다. 그러한 연구가 성공적인 결과를 낸다면 수백만 명의 사람들이 겨울 추위로 인한 피해를 줄일 수 있을 것이다.

물리적 충격

살상 탄도학Wound Ballistics을 연구하는 자유 프랑스 군대 소속 연구자 운가Ungar는 제대로 연구가 되었다면 수천 명의 군인과 자동차 사고 희생자의 생명을 구할 수 있는 중요한 생명지표의 정보를 제공했다.[7] 이 연구의 목적은 손상의 정도를 사망할 수 있는 쇼크의 위험도를 가진 물리적 에너지 용어로 나타내는데 있다. 운가는 마취된 기니피그에 높이를 달리하여 일정한 무게의 물체를 떨어뜨려 충격에 전해진 에너지, 조직의 손상, 사망률 사이에 뚜렷한 연관관계를 발견했다.

그의 연구에서 놀랄 만한 사실 한 가지가 등장하는데, 기니피그를 100% 사망시키는 물체를 떨어뜨린 직후에 몸무게 킬로그램당 100밀리그램의 비타민 C를 주사하자 이 동물이 살아났다는 것이다. 그가 주사한 비타민 C의 양을 몸무게 70킬로그램으로 환산하면 7그램 이상이었다. 전쟁터에서 부상당한 군인이나 교통사고 환자에게 곧바로 7그램 이상의 비타민 C를 주사하면 병원에 도착할 때까지 쇼크를 예방하고 생존률을 높일 수 있을 것이다.

골절

1946년, 안드레아Andreae와 브라우네Browne는 화상과 골절을 입은 사람의 혈액과 백혈구에서 비타민 C가 빨리 감소하는 사실을 발견했다.[7]

1962년, 구 소련의 멜레진스키Merezhinskii는 골절을 입은 기니피그에 대한 검사 결과를 발표했다. 멜레진스키는 사고에 의한 비타민 C 손실을 보충하기 위해 매일 10밀리그램을 투여했으나, 그 정도로는 부족했고 40밀리그램으로는 충분했다고 보고했다. 그는 많은 양의 비타민 C를 공급하면 골절 회복이 상당히 빨라지는 것을 발견했다. 기니피그에게 투여한 40밀리그램을 몸무게 70킬로그램인 성인에 비교하면 9그램이고, 효과가 없었던 10밀리그램은 2.3그램이다.

높은 고도

고도가 높아지면 산소 부족으로 산소결핍증에 빠져 스트레스가 심해지는데, 이런 증상을 저산소증이라고 부른다. 저산소증이란 혈액과 조직에 산소의 농도가 부족해지는 것이다. 심각한 저산소증은 높은 고도에서는 물론 익사 사고에서도 나타난다.

평지에서 살다가 고산 지대로 가면 고도에 적응할 때까지 고산증이 발생한다. 이 병은 안데스에서는 소로체soroche라고 부르며, 여러 산악 지역마다 이에 대한 다른 이름이 있다. 평지에서는 산소가 20% 정도 존재하는데, 15,000피트(약 4,500미터) 정도의 고도에서는 15%로 낮아진다. 높은 고도는 여압실이 발달하기 전까지 항공술에서도 큰 문제였다.

1938년에는 비타민 C가 스키부대와 토끼의 고산 적응 능력을 증가시킨다는 발표가 있었다. 1941년, 피터슨Peterson은 비타민 C를 주사한 쥐는 정상의 1/6 수준의 기압에 반복적으로 노출되어도 견뎌냈으나, 비타민 C를 주지 않은 쥐는 견디지 못했다고 발표했다. 1950년에 크라스노Krasno 등은 인체를 18,000피트(약 5,500미터)에 반복 노출시킨 결과, 비타민 C 사용량이 증가하여 체내에서 고갈되었다고 보고했다. 같은 고도에 노출시킨 기니피그에서도 조직 내 비타민 C의 농도가 비정상적으로 낮아진 것이 확인되었다. 1959년, 유고슬라비아의 웨슬리Wesley 등은 기니피그를 30,000피트(약 9,100미터) 고도에 해당하는 기압에 한 시간 동안 노출하였더니, 비타민 C 농도가 감소하고 독성 물질인 산화 비타민 C가 점진적으로 증가했다고 보고했다. 이와 같은 결과는 개를 이용한 실험에서도 확인되었으며, 저산소증의 강도와 기간 등에 반응하는 인체 실험도 실시되었다.[8]

이와 같은 광범위한 조사에도 불구하고 고산병이나 저산소증을 예방하기 위해 고농도의 비타민 C를 사용했다는 자료를 찾을 수는 없었다. 가장 근접한 실험은 1948년 브룩스Brooks가 메틸렌블루라는 염료를 사용한 실험이다.[8] 그는 고산병을 앓는 사람에게 4시간 동안 자동차를 타고 15,000피트(약 4,500미터) 위로 올라가기 전에 메틸렌블루 0.2그램을 주면 병을 앓지 않는다고 보고했다. 또한 10,000피트(약 3,000미터)에서 두통과 구역질을 경험한 사람에게 메틸렌블루 0.1그램을 주었더니 1시간 안에 증상이 호전되었다고 전했다.

메틸렌블루와 비타민 C는 산화 환원에 작용하는 비슷한 치료 효과가 있는 물질이다. 메틸렌블루가 할 수 있는 일은 비타민 C가 더 잘할 수 있다. 비타민 C의 이뇨 효과는 고산 지대에서 생길 수 있는 폐부종을 감소시키는 데에도 도움을 준다. 이제 저산소증은 고산병에 국한되지 않는 광범위한 문제이므로 포괄적인 임상 연구가 필요하다. 이러한 결과는 물에 빠졌을 때, 신생아 출산 시, 수술 중 마취 상태 시, 수술 연장 시 등의 상황에서 발생할 수 있는 뇌 손상을 예방하기 위한 저산소증 치료에 상당히 중요하게 작용할 것이다.

방사선

살아 있는 생명체가 방사선에 노출되면 상당한 스트레스가 발생한다. 방사선이란 복사에너지 스펙트럼을 내는 자외선, 엑스선, 감마선, 전이선 등을 말한다. 방사선 노출의 위험은 이미 잘 알려져 있는데, 원자폭탄의 방사능 사망자들이 그 피해의 증거다. 방사선과 의사처럼 직업적으로 방사선에 자주 노출되는 경우에도 다른 의사에 비해 병에 잘 걸리고 수명도 줄어드는 것이 확인되었다.[9]

엑스선에 노출되면 몸 안의 비타민 C 농도가 감소한다는 논문은 많이 나와 있다. 1947년 크레체머Kretzschmer와 연구진, 1952년 모니어Monier와 와이스Weiss, 1953년 호크먼Hochman과 오스터Oster 등, 1962년 돌고바Dolgova, 1963년부터 구 소련에서 나온 논문 등이 그것이다.[10] 이들 논문 대부분은 스트레스 상황에서 비타민 C를 생성하지 못하는 기니피그에게 방사선을 쬔 후, 조직과 혈액에서 비타민 C가 감소했다는 내용을 담고 있다. 쥐나 토끼 같이 스트레스 상황에서 비타민 C를 생성하는 동물은 체내 비타민 C가 감소했다가도 간에서 부족분을 보충할 양을 다시 만들어낸다. 방사선 노출이 비타민 C 형성을 방해할 만큼 과도한 것만 아니라면 말이다.

수십 년 전부터 방사선 부작용을 막으려는 목적으로 비타민 C 사용이 이루어져 왔는데, 실험자들이 아주 적은 양을 사용했음에도 불구하고 좋은 결과가 나왔다. 1939년, 캐리Carrie와 쉬네틀러Schnettler는 하루에 200밀리그램의 비타민 C를 사용하여 좋은 결과를 냈고, 이것이 최선의 치료제라고 하였다. 그들은 비타민 C가 엑스선 노출로 인한 백혈구 감소증을 예방할 수 있다고 보고했다. 1942년에 클라우젠Clausen이 이 사실을 다시 확인했는데, 그는 방사선으로 치료한 10명의 위암 환자에게 매일 500밀리그램의 비타민 C를 주사하여 백혈구 감소증을 예방했다. 1941년, 월리스Wallace는 매일 50밀리그램의 비타민 C를 주사하면 여러 가지 방사선 부작용과 심한 구토, 구역질 증상을 예방할 수 있다고 보고했다. 그러나 강력한 골반 엑스선 치료로 나타나는 창자의 변화는 예방하지 못했다.[11]

1953년, 스웨덴 출신으로 이 분야에서 여러 차례 논문을 발표한 칼닌스Kalnins는 하루 50밀리그램의 비타민 C를 투여한 기니피그가 1밀리그램의 비타민 C를 투여한 경우보다 방사능 부작용이 훨씬 적었다고 보고했다. 그는 방사선에 노출된 조직에서 생기는 히스타민 유사물질과 류코톡신 등을 제독하기 위해 많은 양의 비타민 C를 투여하는 것이 효과적이라고 생각했다. 구 소련의 유시피브Yusipiv는 1959년에 토끼와 쥐를 대상으로 실험한 2개의 짧은 보고서를 발표했다. 이 보고서에는 비타민 C의 양이 언급되어 있지 않지만, 방사선을 조사하기 전에 비타민 C를 공급하면 좋지 않은 영향을 줄 것이고, 조사한 후에 공급하면 이로울 것이라고 밝혔다. 그는 급성 방사선 후유증이 잠재기에 있거나 최고조에 있을 때 치료를 위해 비타민 C를 사용할 것을 권했고, 머지 않아 방사선 후유증에 대한 비타민 C의 효능이 밝혀질 것이라고 언급했다.[11] 방사선 이온으로 파괴된 신체 효소에 대한 비타민 C의 방어 역할을 다룬 여러 편의 논문이 있다. 1965년, 샤피로Shapiro 등은 동물을 방사능으로부터 보호하는 비타민 C의 역할에 대한 포괄적인 테스트를 제안했다.[12]

비타민 C의 유효성이 여러 차례 제시되었음에도 불구하고 고농도 비타민 C를 이용한 결정적인 임상시험은 진행되지 않았다. 이미 진행되었어야 할 임상시험이 이제라도 시작되어야 할 것이고, 그 조사는 매우 철저하게 이루어져야 할 것이다.

26
환경오염과 흡연자 괴혈병

우리가 살고 있는 오염된 환경을 회복시키기 위한 노력이 곳곳에서 진행되고 있다. 인간에 의한 오염을 최소화할 수 있을 것이라는 희망이 있는 반면, 완전히 사라지기 어려울 것으로 보이는 오염도 존재한다. 이 중 하나로 태양 등 우주에서 오는 방사선으로 인한 자연 배경 방사능이 있다. 사람의 신체에서도 체내 방사성 포타슘에서 방사선이 나오는데, 이는 자신을 포함한 주변 사람들을 피폭시킨다.

또 다른 오염원으로 일산화탄소 노출을 들 수 있다. 대기 중 일산화탄소 축적의 주 원인은 연료의 연소에 의한 것이지만(연간 약 2억 톤이 생성되는 것으로 추정된다) 이를 완전히 제거한다 해도 다른 경로로 일산화탄소가 생성된다. 연료 연소 외에 일산화탄소 생성의 주 원인은 흡연이지만, 자연적으로도 인체는 시간당 0.42밀리리터 속도로 일산화탄소를 생성한다.[1] 식물과 바다 또한 이를 생성한다.[2] 인간의 오염에서 벗어난 바다와 열대우림을 덮고 있는 공기에도 낮은 농도이지만 분명히 일산화탄소가 존재한다. 심지어 용기에 저장된 음료수에도 미량의 일산화탄소가 발견된다.[3] 그러므로 일산화탄소를 완전히 피하는 것은 사실상 불가능하다고 할 수 있다.

공기와 토양의 직접적인 오염을 줄일 방법이 개발되고 있으나 이로 인한 효과가 드러나려면 수 년의 시간이 걸릴 것으로 보인다. 그때까지 이 문제에 대한 보완책으로 아스코르빈산을 이용해 오염 물질의 위해로부터 인간의 저항력을 기르는 방법이 대두되고 있다. 매일 단 몇 그램의 아스코르빈산 섭취만으로 만성 독성 환경 스트레스에 대한 저항력을 충분히 높일 수 있다. 앞에서 다루었던 여러 화학적, 물리적 스트레스에 대항한 아스코르빈산의 효능은 이 새로운 접근법에 대한 이론적 근거를 제시한다.

1962년 구 소련에서 발표된 일산화탄소 중독에 관한 연구 사례는 만성적으로 일산화탄소에 노출된 기니피그에서 아스코르빈산의 소모 및 요구량이 증가한다고 보고했다.[3] 이 기니피그에게 하루 40밀리그램의 아스코르빈산을 공급한 경우, 만성 일산화탄소 중독의 효과가 상쇄되었다. 체중 300그램인 기니피그에게 40밀리그램이란 약 70킬로그램의 성인에 있어 9그램에 해당하는 양이다. 1955년 클레너 박사는 급성 및 만성 일산화탄소 중독 치료의 핵심으로 아스코르빈산을 꼽았다.[3] 여기서 짚고 넘어가야 할 연구가 두 가지 더 있다. 각각 1930년과 1958년에 발표된 연구다. 먼저 1930년 운가와 볼거트Volgert는 아스코르빈산을 이용해 고농도의 염산, 산화질소 등의 독성 증기에 노출된 기니피그를 죽음으로부터 보호할 수 있다고 했다.[4] 이때 그 효과를 보기 위해서는 체중 1킬로그램당 500밀리그램 이상의 아스코르빈산을 공급해야 한다고 했는데, 이는 70킬로그램의 성인으로 환산할 경우 3,500밀리그램에 해당하는 양이다. 1958년 미틀러Mittler는 오존수치가 백만분의 8~25인 공기에 3시간 동안 쥐를 노출시키는 실험을 실시했다.[4] 오존은 대기권의 필수 구성 요소이자 특수 환경에서 형성되는 오염 물질로, 독성 산화 물질이다. 그는 실험 결과, 노출 전 아스코르빈산을 주사한 그룹이 주사하지 않은 그룹보다 높은 생존률을 보였다고 보고했다.

흡연

흡연은 개인 차원에서의 대기 오염 주범이다. 우리가 대기 정화를 위해 기울이는 노력이 무색하게도 흡연자들은 태연하게 코 앞에서 형성된 농축된 담배 연기를 마시고 있다. 담배 연기에는 일산화탄소, 시안화수소, 산화질소, 아황산가스, 아세토니트릴을 포함한 각종 대기 오염원이 고농도로 존재한다. 뿐만 아니라 담배 연기에는 발암물질인 타르와 니코틴과 같은 독소, 폴로늄210과 같은 방사성 먼지 등의 성분도 포함되어 있다. 흡연을 통해 이러한 물질은 입, 혀, 인후, 기관지 및 코 내벽의 조직에 침착되고, 각각의 위치에서 매우 자극적인 국소 화학 스트레스로 작용하여 조직 내에 저장된 아스코르빈산을 고갈시킨다. 우리는 추후 연구를 통해 이러한 만성적인 자극과 아스코르빈산 고갈이 결국 암으로 이어진다는 것을 밝힐 수 있을 것으로 본다.

담배 연기가 체내 아스코르빈산 농도를 낮춘다는 것은 여러 의학 논문을 통해 보고되었다. 1939년 스트라우스Strauss와 쉬어Scheer는 흡연 시 소변을 통한 아스코르빈산의 배출이 뚜렷이 감소한다고 발표했다.[5] 이는 담배 연기에 포함된 성분에 의해 체내에서 아스코르빈산의 파괴가 일어난다는 것을 의미한다. 맥코믹은 1952년에 다음과 같이 발표했다.[5]

> 비타민 C의 항감염 용량을 결정할 때 일반적으로 간과되는 요소가 있다. 비타민 C를 외인성 또는 내인성 독소를 중화하기 위해 사용할 때, 상호작용으로 비타민 C의 중화가 일어나 생체에서 필요할 때, 가용 비타민 C가 부족해진다는 점이다. 나는 임상과 실험을 통하여 담배 한 개를 피우면 신체의 비타민 C가 25밀리그램 중화되고, 이는 중간 크기의 오렌지 하나에 해당하는 양이라는 것을 밝혔다. 이 사실은 하루에 한 갑의 담배를 피우는 흡연자가 음식을 섭취하여 몸에 적절한 비타민 C의 양을 유지하는 것이 얼마나 어려운지를 보여준다. 다시 말해 오랜 기간 꾸준히 흡연을 한 사람의 경우(대개 음식의 섭취도 충분치 않다) 같은 치료 효과를 위해서는 비흡연자보다 훨씬 고용량의 비타민 C가 필요하다.

부르퀸Bourquin과 무스마노Musmanno는 1953년 혈액에 니코틴을 첨가할 경우 혈액 내 아스코르빈산의 용량이 24~31% 감소된다고 보고했으며, 장기 흡연자의 경우 더 고용량의 아스코르빈산 복용이 필요하다고 결론지었다.[5]

1951년에서 1956년까지 베눌레트Venulet는 동물과 사람을 대상으로 담배 연기를 흡입할 때 나타나는 아스코르빈산 수치 저하에 대하여 일련의 논문을 발표했고, 이는 추후 안드레예키Andrzejewski가 재검토했다.[5] 이 중 60명의 의과대학생을 대상으로 한 연구 결과, 비흡연자의 혈중 아스코르빈산 수치는 1.0~1.2mg%인데 비해 흡연자는 0.6~0.9mg%였다. 이 비흡연자 중 일부 지원자에게 하루에 6~8개의 담배를 피게 한 결과 3일째부터 혈중 아스코르빈산 농도가 현격하게 저하되었다. 이들의 혈중 아스코르빈산은 흡연을 멈추고 5일째에야 원상태로 복원되었다. 인체 내 아스코르빈산 분포가 동물과 유사하다고 한다면, 혈중 아스코르빈산 저하 시 각 내장 기관 내 아스코르빈산 농도가 상당히 감소될 것을 예측할 수 있다.

모유 내 아스코르빈산 함량에 있어서도 흡연자와 비흡연자 수유부는 큰 차이를 보였다. 계절 중 봄에 최대의 차이를 보이는데, 평균적으로 비흡연자 모유에서는 5.9mg%, 흡연자 모유에서는 2.1mg%로 아스코르빈산의 농도가 측정되었다. 베눌레트는 흡연이 체내 아스코르빈산 고갈을 일으킬 뿐만 아니라 질병에 대한 신체의 저항력 또한 감소시켜 괴혈병, 위궤양, 심혈관 질환 등 전신에 나타나는 특정 질환 발생에 영향을 준다고 결론지었다.

1955년 고얀나Goyanna는 〈담배와 비타민 C〉라는 논문에서 흡연으로 인한 체내 아스코르빈산의 파괴를 다루었다.[5] 그는 장기 흡연자에서는 체내 아스코르빈산이 파괴되어 소변으로 배설되지 않는다는 것을 보였다. 더불어 그는 해독 작용을 포함한 아스코르빈산의 여러 체내 작용을 설명하며 결론적으로 "흡연자들의 구원은 비타민 C에 있을 것이다"라고 기술했다.

1960년 디트리히Dietrich와 뷰크너Büchner는 흡연자의 혈장 아스코르빈산 농도가 낮은 것을 보여주며 비흡연자에 비해 흡연자는 비타민 C 결핍을 겪고 있다고 밝혔다.[5] 그는 모든 흡연자가 비타민 C 결핍으로 인한 증상이 나타나기 전에 충분한 양을 섭취할 것을 권고했다.

듀란드Durand와 그의 동료들 역시 1962년 연구를 통해 흡연자의 혈중 아스코르빈산 농도가 비흡연자보다 낮다는 것을 확인했다.[5] 그는 하루 1.5갑의 담배를 피우는 흡연자에게 하루 1그램의 아스코르빈산을 공급했고, 이때 나타난 혈중 아스코르빈산 농도의 증가가 비흡연자의 혈중 아스코르빈산 최대치에 미치지 못했다. 그 역시 흡연자는 아스코르빈산 결핍을 앓고 있다고 결론지었다. 이후 루프니에스카Rupniewska도 1965년 노인 흡연자에게서 아스코르빈산 농도가 감소되어 있음을 보고했다.[5]

1963년 칼더Calder, 커티스Curtis, 포레Fore는 담배 연기가 용질 내 아스코르빈산을 파괴하며, 흡연자와 비흡연자의 혈장 및 백혈구 내 아스코르빈산 수치를 비교했을 때 통계적으로 유의한 차이를 보인다고 발표했다.[5] 여기서 흡연자는 흡연을 많이 할수록 더 낮은 혈중 아스코르빈산 수치를 보였다.

1968년 브룩Brook과 그림쇼Grimshaw는 여성보다 남성에게서 혈장 및 백혈구 내 아스코르빈산 수치가 낮음을 발견했다.[5] 이들은 또한 비흡연자의 혈장 아스코르빈산 수치는 나이가 증가함에 따라 감소했으나 백혈구 내 수치는 그렇지 않음을 발견했다. 반면 흡연자는 혈장 및 백혈구 내 수치가 모두 이미 현저히 낮아져 있었다. 이는 과도한 흡연이 혈장 아스코르빈산 수치에 있어서 나이 40살을 더 먹은 것과 같은 영향을 끼친다는 것을 보여주었다.

펠레티어 Pelletier 가 5명의 흡연자와 5명의 비흡연자를 대상으로 한 1968년의 연구는 흡연자의 혈액 및 혈장 아스코르빈산 농도가 비흡연자의 40% 정도라고 밝혔다.[5] 그는 연구 대상자에게 일일 2그램의 아스코르빈산을 꾸준히 투여하였고, 이로 인해 두 그룹의 혈중 아스코르빈산 농도가 거의 비슷해지는 것을 확인했다. 그러나 흡연자의 소변 내 아스코르빈산 수치는 비흡연자의 수치에 도달하지 못했다. 이는 흡연자에게서는 체내 아스코르빈산이 계속 사용되고 있음을 의미한다. 그는 또한 고도 흡연자가 흡입하는 양에 해당하는 니코틴을 한 달간 기니피그에게 먹이는 실험을 진행했다. 니코틴이 없는 같은 사료를 먹인 기니피그와 비교했을 때 결과적으로 혈중 및 조직 내 아스코르빈산 농도 감소를 볼 수 있었는데, 조직별로 보면 부신에서 49%, 콩팥에서 50%, 심장에서 47%, 간에서 34%의 감소가 있었다.

이러한 연구 결과로 미루어볼 때, 지속적인 흡연자는 이러한 조건을 개선하지 않는 한 필시 만성적인 불현성 괴혈병 상태에 빠지게 된다. 이렇게 되면 괴혈병의 전형적인 증상은 나타나지 않으나, 신체가 생화학적 괴혈병을 앓고 있는 상태가 되어 병에 대한 저항성이 낮아지고 생화학적 해독 작업이 제 기능을 못하게 된다. 본 저자는 이러한 신체 상태를 '흡연자 괴혈병'이라 명명했다. 이 병의 가장 간단한 치료법은 담배를 끊는 것이다. 하지만 도저히 담배를 끊지 못하는 수많은 골초들을 위하여, 담배 회사는 장기간 아스코르빈산을 꾸준히 공급할 경우 암, 폐기

종, 관상동맥 질환을 비롯한 기타 흡연자들이 잘 걸리는 질환이 발생하는 것을 예방할 수 있을지에 대한 연구를 계획할 수 있을 것이다.

이미 툴레인 대학에서 쉬레겔Schlegel과 그의 동료들이 이러한 선상에서 연구를 진행했고,[6] 쉬레겔은 연구를 토대로 흡연자들의 방광암 재발을 막기 위해 매일 1.5그램의 아스코르빈산 복용을 권장하기도 하였다.

27
상처, 골절, 쇼크

아스코르빈산 결핍으로 괴혈병에 걸린 사람은 상처가 잘 치유되지 않고 오래 전에 나은 상처와 흉터도 재발한다는 사실이 이미 알려져 있다. 또한 괴혈병은 뼈를 약하게 하여 골절이 잘 발생하게 만든다. 아스코르빈산이 발견되고 나서 지난 40년 간 상처 회복, 흉터 조직 강화, 골절 치유 속도 감소에 아스코르빈산이 미치는 유익한 영향에 관련한 여러 논문이 발표되었는데, 그 양이 무척 방대하여 여기에서 그 연구 결과를 모두 살펴보기는 불가능하다. 그러므로 이 분야에 흥미가 있는 독자는 1960년 뉴욕 과학 아카데미 New York Academy of Sciences에서 주최한 '비타민 C 과학 학회'에서 발표한 논문을 참고하기 바란다.[1] 앱트Abt, 슈칭 Schuching, 로버트슨Robertson, 굴드Gould, 크랜든Crandon, 풀머Fullmer, 리Lee의 논문이 이와 관련하여 특별히 흥미로운 글이다.

아스코르빈산이 상처 치유에 효과가 있다는 사실은 이미 입증되어 있어, 많은 외과의가 환자의 상처 치유와 회복을 위해 모든 수술 후 환자에게 하루 1~2그램의 아스코르빈산을 제공하고 있다. 하지만 이와 관련하여 방대한 양의 논문이 발표되었음에도 불구하고 상처 치유를 목적으로 사용하는 아스코르빈산의 양이 적절한지, 고용량을 투여할 때 더욱 효과적인지에 대해서는 여전히 알려져 있지 않다. 향후 추가 연구가 필요한 주제라 할 수 있다.

뉴욕 주이시 메모리얼 병원Jewish Memorial Hospital의 스타인버그 박사Dr. Steinberg는 1961년에 매우 흥미로운 논문을 발표했다.[1] 그는 이 논문에서 아스코르빈산나트륨을 사용하여 다리와 발의 괴저gangrene를 성공적으로 치료한 사례를 다루었다. 오랜 기간 다른 형태의 치료를 지속하였으나 효과가 없는, 그리고 그 중 일부는 이미 절단 수술이 예정된 5명의 괴저 환자에게 기존 치료에 추가로 매일 아스코르빈산나트륨을 5그램까지 투여했더니 몇 주 만에 치료 효과를 나타냈다. 이들 괴저 사례는 동맥경화성 혈관폐색, 당뇨병성 동맥내막염, 진성 다혈구증 때문에 생긴 것이었다. 이 연구에서 환자들의 체내 아스코르빈산 상태를 측정하지는 않지만, 아마도 이들은 심각한 만성 불현성 괴혈병을 앓고 있었을 것으로 추정된다. 이제 괴저성 병변 치료에 관하여 이 의미 있는 단서를 이을 후속 연구가 필요하다.

하지만 상처의 치유를 보는 것만으로는 아스코르빈산의 잠재 능력이 모두 드러났다고 할 수 없다. 이를 위해서는 괴혈병 이전 단계에 있는 입원 환자에게 매일 주기적으로 몇 그램의 아스코르빈산을 투여해야 회복이 빨라지고 입원 기간이 줄어드는지를 알아보는 연구가 실행되어야 한다.

질병 이환 지수

앞으로 더 많은 연구가 필요한 새로운 치료 분야로 비타민 C를 진단과 예후 예측의 도구로 사용하는 것이 있다. 의료 현장에서는 보통 환자로부터 혈액 샘플을 채취하고 이를 이용하여 다양한 검사를 수행한다. 그러나 이 혈액 샘플 내 아스코르빈산 측정은 거의 이루어지지 않았다. 지난 수 년에 걸쳐 나타난 방법론에서의 문제 때문에 혈액 내의 아스코르빈산 측정은 그 진단적 가치를 크게 상실했고, 결국 좋지 않은 평판을 얻게 되었다.

1930년대에 사용했던 방법은 혈액 내 '환원형' 아스코르빈산을 측정할 수 있었다. 1943년에는 새로운 측정 방법들이 소개되었고, 이는 환원형 아스코르빈산뿐만 아니라 '산화형' 아스코르빈산 및 다른 분해 물질을 포함하는 '총' 아스코르빈산을 측정했다. 이 두 가지 다른 방법에 의해 얻은 결과는 상이했고, 이는 많은 혼란을 야기했다. 그리고 이런 혼란은 여전히 존재한다. 두 가지 방법을 모두 사용해 아스코르빈산과 산화 아스코르빈산을 각각 별도로 밝혀내는 것이 가능하지만, 이는 지난 40년 간의 연구에서 좀처럼 실행되지 않았다.

이와 연관된 간단한 물리화학적 사실에 대한 공감이 부족하여 무려 40년 동안 이 유용한 진단 도구의 개발이 지연된 것이다. 실제로 필요했던 것은 총 아스코르빈산이나 환원형 아스코르빈산 각각의 양이 아니라 환원형 아스코르빈산과 산화형 아스코르빈산의 비율이었다. 차크라바리 Chakrabaryi와 바네르지 Banerjee는 1955년 이전의 연구를 검토한 후에 산화 아스코르빈산의 역설적인 성향을 지적했다.[2] 이는 산화 아스코르빈산이 낮은 농도에서는 괴혈병으로부터 신체를 보호하거나 괴혈병을 치유하는, 즉 본질적으로 아스코르빈산과 같은 역할을 하지만, 높은 농도일 때는 독성을 지닌다는 것이다. 그들은 많은 환자의 혈액에서 아스코르빈산과 산화 아스코르빈산을 둘 다 측정했다. 이를 통해 그들은 환자의 병이 악화되어 결국 수막염, 파상풍, 폐렴, 장티푸스 등으로 사망에 이르렀을 때, 그들의 혈액 내 아스코르빈산 수치는 감소한 반면 산화 아스코르빈산 수치는 증가한 것을 발견했다. 환자가 살아남은 경우를 보면 그 추세가 반대였다. 1963년, 호퍼 Hoffer와 오스몬드 Osmond는 혈액 내 아스코르빈산 수치에 영향을 미치는 정신적 스트레스와 정신 질환에 관한 여러 참고 문헌을 인용하며 최초로 '아스코르빈산/산화 아스코르빈산'의 비율을 계산했는데, 이를 통해 놀라운 통계 결과를 도출해 냈다.[2] 264쪽 표에 이 결과와 함께 다른 논문 몇 개를 인용하여[3] 그들이 산출한 수치를 정리했다.

이 표의 수치를 검토하면 혈액 내 총 아스코르빈산 수치가 진단 도구로서 부적합함을 알 수 있다. 총 아스코르빈산에 포함된 높은 비중의 산화 아스코르빈산은 사망한 환자 중 다수가 생존자보다 높은 총 아스코르빈산 수치를 나타내게 했다. 지난 30년 동안 여러 연구자가 총 아스코르빈산 수치를 사용해 논문을 발표했고, 이 때문에 혈액 내 아스코르빈산 측정에 대한 혼란을 일으킨 것이다. 실제로 의미 있는 지표는 혈액

예후 측정의 도구이자 생존 지표인 질병 이환 지수

질병과 상태	환자 수	'총' 아스코르브산 (mg/100ml)	'환원형' 아스코르빈산 AA(mg/100ml)	'산화형' 아스코르빈산 DHAA(mg/100ml)	질병 이환 지수 AADHAA
정상	28	0.93	0.87	0.06	14.0
뇌수막염 사망	8	1.22	0.27	0.95	0.3
생존	17	1.04	0.43	0.61	0.7
회복	11	0.72	0.53	0.19	2.8
파상풍 사망	13	1.09	0.36	0.73	0.5
생존	12	0.93	0.52	0.41	1.3
회복	12	0.89	0.74	0.15	5.0
폐렴 사망	7	0.98	0.30	0.56	0.4
생존	19	0.83	0.43	0.35	1.3
회복	15	0.75	0.59	0.15	4.5
장티푸스 사망	4	0.80	0.24	0.68	0.4
생존	19	0.80	0.45	0.40	1.0
회복	15	0.83	0.59	0.16	4.0
만성결핵성 뇌수막염	17	0.83	0.50	0.33	1.5
정상	16	0.95	0.89	0.06	14.8
콜레라	21	0.99	0.62	0.37	1.7
천연두	16	1.07	0.51	0.56	0.9
화농성뇌수막염	16	0.80	0.35	0.45	0.7
결핵성뇌수막염	16	0.92	0.74	0.18	4.2
임질	16	0.79	0.53	0.26	2.0
매독	16	0.92	0.74	0.18	4.2

위 표의 가장 아래 여섯 가지 지표는 바두리 Bhaduri의 연구에서 계산했다.[3] 이를 제외한 나머지 지표는 차크라바리 Chakrabarti의 연구에서 계산했다.[2]

264

내 환원형 아스코르빈산 수치다. 하지만 이보다 더 중요한 지표는 본 저자가 '질병 이환 지수morbidity index'라고 명명한 환원형 아스코르빈산과 산화형 아스코르빈산의 비율(아스코르빈산/산화 아스코르빈산)이다.

정상인의 경우 대략 15 정도의 질병 이환 지수를 보였고, 다량의 아스코르빈산을 섭취한 이들은 훨씬 더 높은 질병 이환 지수를 보였다. 반면 위독한 상태였지만 생존한 환자의 경우 약 1.0 정도의 지수를 나타냈고, 사망한 이들은 0.3에서 0.5 정도로 훨씬 더 낮은 지수를 보였다. 생존한 환자들은 회복기 동안 질병 이환 지수가 3.0에서 5.0까지 가파르게 증가했다.

이러한 질병 이환 지수의 차이는 물리화학적으로 논리적인 설명이 가능하다. 아스코르빈산과 산화 아스코르빈산은 앞에서 설명했듯이 각각 가역적 산화 환원 시스템의 일원이다. 여기에서 산화 환원 전위는 그 시스템 내 각 구성 요소의 상대적인 양에 따라 달라진다. 병리학적으로 질병이 진행되면 조직 전위는 산화 수치에 더 근접해가고, 그 질병이 사라짐에 따라 산화 수치에서 멀어진다. 즉, 체내 조직이 건강하게 활동하기 위해서는 혈중 아스코르빈산의 농도가 높아야 하고 산화 아스코르빈산의 농도는 매우 낮아 산화 환원 전위가 낮게 유지되어야 하는 것이다.

지난 40년 간 수 많은 연구자들이 혈중 아스코르빈산 수치와 질병 진행 사이의 연관성을 찾으려 노력했지만, 이러한 사실을 깨닫지 못한 채 총 아스코르빈산 또는 환원형 아스코르빈산만을 별도로 측정해서 발표했다. 그리고 이렇게 생산된 부적합한 자료로 인해 지난 40년 동안 많은 혼란이 있었던 것이다.

고용량 아스코르빈산 치료의 가치는 조직의 산화 환원 전위를 필요한 만큼 낮게 유지하고 질병 이환 지수를 높게 유지하는 데 있을 것으로 보인다. 아스코르빈산 수치를 지속적으로 높게 유지함으로써 몸에 해로운 산화 아스코르빈산의 형성을 억제하는 것이다.

이제 우리는 실제로 환자가 얼마나 아픈지, 생존 가능성은 어느 정도나 되는지 의사가 판단하는 데 있어 도움을 줄 수 있는 유용한 도구를 보유하고 있다. 질병 이환 지수라는 도구가 얼마나 유용할지에 대하여 추가 연구를 통한 규명이 필요할 것이다.

쇼크

쇼크는 심각한 외상 장애, 화상, 큰 수술, 대량 출혈, 복부 손상, 탈수로 인한 스트레스의 결과로 급격히 나타날 수 있는 매우 위험한 전신 쇠약 상태다. 쇼크가 발생했을 때의 근본적인 문제는 효과적인 혈액 순환이 이루어지지 않아 혈액 내의 중요한 물질들이 기관과 조직으로 제대로 운반되지 못한다는 점이다. 이는 모세혈관의 투과성이 증가하면서 주변 조직으로 혈장이 손실되어 나타난다. 혈액 용량이 줄어들면 혈액 내에서 세포가 차지하는 비율이 증가되고, 이로 인해 동맥과 정맥을 통과해 지나가기가 어려워진다. 즉, 심장의 펌프 작용에 의해 보내지는 혈액량이 감소하고, 이로 인해 혈압도 낮아지는 것이다. 쇼크 환자는 보통 창백하고 피부가 축축해지며, 정신적 능력에 손상을 입은 쇠약한 상태가 된다. 이는 신속한 치료가 필요한 상태로, 일반적으로 온전한 호흡을 보장하고 혈액 용량을 보충하는 것이 그 일차적인 조치가 된다.

쇼크 치료에 있어서 아스코르빈산의 효과는 지난 30년 간 여러 논문을 통해 꾸준히 제기되었다. 이는 동물 실험에 대한 연구 보고 뿐만 아니라 인간을 대상으로 한 사례 보고도 포함하고 있다. 아스코르빈산이 모세혈관의 약화를 방지하는 효과를 지니고 있어서 결핍 시 특징적 증상으로 출혈이 나타난다는 사실이 널리 알려져 있고, 이는 쇼크 치료에 아스코르빈산을 사용하는 것에 대한 충분한 근거가 된다고 할 수 있다. 1941년 스튜어트Stewart와 그의 동료들은 전체 혈액량의 50%를 소실한 고양이에게 아스코르빈산을 정맥주사하여 생명을 연장시킬 수 있었다.[4] 1942년과 1943년에 발표된 연구에서 운가는 부상을 입은 기니피그에게 체중 1킬로그램당 100밀리그램 내지는 그 이상의 아스코르빈산을 주사하여 기니피그의 외상성 쇼크와 죽음을 예방할 수 있었다.[4] 여기서 그는 인간의 외상성 쇼크와 수술로 인한 쇼크를 치료하는 데 있어서 그의 연구 결과가 활용되도록 특별히 주목해야 한다고 기록했다.

맥데비트McDevitt와 그의 동료들이 기니피그를 대상으로 1944년에 발표한 추가 실험은 아스코르빈산이 외상에 대한 저항력을 높여 주며 생존력 또한 향상시킨다는 사실을 보여주었다.[4] 큰 수술을 앞둔 환자 11명을 대상으로 한 또 다른 연구에서 그들은 수술 전, 수술 중, 수술 후 환자의 혈액을 채취해 아스코르빈산 수치를 측정했다. 11명 중 5명이 수술 전 정상 이하의 아스코르빈산 수치를 보였고, 8명은 수술 직후 또는 수술 후 24시간 이내에 정상보다 현저하게 낮은 아스코르빈산 수치를 나타냈다.

1946년 파스칼리니de Pasqualini가 발표한 연구는 기니피그에게 표준화된 관혈수술 시에 유도되는 출혈성 쇼크를 주제로 한 것이었다.[4] 그는 실험을 통해 출혈 시작 5분 전에 200밀리그램의 아스코르빈산을 투여받은 기니피그에서는 쇼크가 예방된다는 것을 밝혀냈다. 아스코르빈산을 미리 투여받은 18마리는 94%가 살아남은 반면, 아스코르빈산을 투여받지 않은 17마리는 90%가 목숨을 잃었다.

1946년 홈즈Holmes는 쇼크 중 발생하는 모세혈관의 투과성 증가를 완화하기 위하여 아스코르빈산을 사용하는 것에 대해 논하였다.[5] 그는 여러 사례를 제시했는데, 수술로 인한 쇼크를 아스코르빈산으로 효과적으로 치료한 협력 외과의들의 성공 사례 및 심각한 개복수술 전후에 아스코르빈산을 성공적으로 사용한 사례뿐만 아니라, 약 2,000건의 발치 수술에서 쇼크 및 수술 후 쇠약 상태를 예방하기 위해 발치 30~45분 전 아스코르빈산을 투여한 사례도 다루었다. 또한 지하광산 사고에서 35명의 부상자가 병원으로 이송되는 긴 시간 동안 견디는 데 아스코르빈산이 도움이 된 사례를 비롯하여 다른 협력 내과의들의 경험도 예로 들었다. 아스코르빈산을 경구 투여한 경우 2~3시간 후 혈중 아스코르빈산 수치가 최고조에 달했고, 정맥 내로 주사한 경우 3~5분 만에 최고조에 이르렀다. 그는 모세혈관 내막이 건강한 상태를 유지하는 데 충분한 양의 아스코르빈산이 매우 중요하다는 점에 의심의 여지가 없으며, 쇼크로 인한 무산소증에 대항하는 역할도 할 것이라고 보고했다.

같은 해 레벤슨S. M. Levenson 박사와 동료들은 심각한 부상, 출혈, 감염에 빠진 급성 환자를 치료하는 데에 고용량의 비타민 B1, 비타민 B2, 니코틴산, 아스코르빈산을 사용하여 도움을 줄 수 있다는 연구 결과를 제시했다.[6] 1962년 레벤슨 박사는 록펠러 연구소Rockefeller institue에서 열린 출혈성 쇼크에 대한 학회에 참석하여 부상당한 동물이 생화학적 괴혈병을 앓는다는 내용의 논문을 발표했다. 이는 시메온Simeone이 〈사이언스〉에도 발표했던 내용이었다. 하지만 당시 아스코르빈산 치료가 출혈성 쇼크로 인한 사망률에 영향을 끼칠 수 있을 것이라는 그의 주장에 대한 반응은 회의적이었다.

1947년, 제르비니Zerbini는 십이지장궤양 수술 후 쇼크 상태가 진행된 사례를 발표했다.[7] 그가 환자에게 즉각적으로 아스코르빈산 2그램을 정맥주사하자 환자는 몇 분 내로 쇼크 상태에서 벗어났다. 그리고 이에 뒤따라 고용량 아스코르빈산 투여가 지속적으로 이루어졌고, 환자의 회복은 순조로웠다. 제르비니는 그의 보고가 그저 하나의 예에 지나지 않지만 이후 추가 연구의 필요성을 시사한다고 말했다. 1957년 파타키Pataky와 그의 동료들은 80건의 외과 수술에서 고용량 아스코르빈산을 사용해 혈관 내막을 통한 혈장의 흐름을 억제하고 수술 쇼크를 막을 수 있었다는 연구 결과를 발표했다.[7] 그리고 1958년 구 소련의 카셰브스카야Kashchevskaia는 아스코르빈산이 쇼크 상태와 직접적으로 연관이 있음을 밝혀냈다.[7]

스트라위츠Strawitz와 그의 동료들은 1958년 쥐를 대상으로 출혈성 쇼크에 대한 아스코르빈산과 메틸렌블루의 효과를 알아보기 위한 실험을 했다.[8] 그 결과 아스코르빈산과 메틸렌블루 모두 사망률을 낮춰주었고, 아스코르빈산은 생존 기간도 연장시켰다.

1963년 산톰Santome과 고메즈Gomez는 출혈성 쇼크에 대해 연구하면서 실험 동물로 개를 사용하여 과거 쥐를 대상으로 연구했던 세이어스Sayers 등의 이전 연구 결과를 확인했다.[9] 그들은 출혈성 쇼크 상황에서 혈중 아스코르빈산 수치가 증가하고 부신 내 아스코르빈산 수치가 감소하는 것을 발견했다. 여기서 혈중 아스코르빈산 수치의 증가는 총 혈액량이 줄어 있는 스트레스 상황에서 간이 급속히 아스코르빈산을 생성하며 그것을 혈액으로 쏟아내어 나타난 이차적인 결과로 여겨진다. 따라서 혈중 아스코르빈산 수치 증가와 동반된 부신 내 아스코르빈산 수치의 감소가 심각한 스트레스 상황에서 동물의 반응을 보여주는 보다 신뢰할 수 있는 지표일 것으로 보인다.

1967년 코사드 바로Kocsard-Varo는 미세순환(모세혈관 내의 혈액순환), 모세혈관 투과성과 아스코르빈산에 대해 논했다.[9] 그는 고혈압으로 인한 비출혈 발생 시, 코 점막 표면에 1:1,000 아드레날린 용액만 바르게 하거나 아스코르빈산만 별도로 주사하면 비출혈이 지속되는 반면, 아드레날린 용액 도포와 아스코르빈산 주사를 동시에 실시하면 비출혈이 마치 수도꼭지를 잠근 것처럼 즉각적으로 멈추어 재발하지 않는다는 흥미로운 사실을 발견했다(아스코르빈산은 혈액 내에서 아드레날린을 보호하는 작용을 하는 것으로 알려져 있다).

1968년 고어Gore와 그의 동료들은 아스코르빈산이 결핍된 기니피그의 모세혈관계에 대한 전자현미경 연구를 발표했다.[10] 그들은 모세혈관을 취약하게 만드는 미세 병변, 미세 불연속, 결함의 구조적 토대를 밝혀냈다.

지금까지 검토한 주요 연구를 보면 외상성, 출혈성, 수술적 쇼크의 예방과 치료에 있어서 아스코르빈산이 유용하게 사용될 수 있음을 분명히 알 수 있다. 그렇다면 과연 이런 데이터가 현재의 쇼크 치료에 얼마나 적용되고 있을까? 한 대형 의과대학병원의 쇼크 연구회 일원인 웨일Weil과 슈빈Shubin이 1969년에 발표한 쇼크 치료에 대한 논문에서는 아스코르빈산에 대한 언급을 찾아볼 수 없다.[11]

지금도 여전히 수많은 사람들이 교통사고나 전쟁에서 쇼크로 희생되고 있다. 이 영역에 대한 더 많은 연구가 시급하다.

28
임신

임신, 출산, 수유 시기는 포유류에게 생화학적으로 상당한 스트레스를 주는 기간이다. 자체적으로 아스코르빈산을 생산할 수 있는 능력을 지닌 쥐와 같은 포유류는 임신에 따른 스트레스와 싸우기 위해 신진대사량을 극대화 한다. 미국 과학 아카데미의 식품 영양학부에서 정한 임신, 수유기 여성을 위한 하루 최대 아스코르빈산 권장 섭취량은 60밀리그램이다.[1] 18~75세의 비 임신 여성을 위한 하루 권장 섭취량은 55밀리그램이다. 임신, 출산, 수유, 육아로부터 생기는 생화학적 스트레스를 이겨내고 인체의 항상성을 유지하기 위해 하루 5밀리그램의 아스코르빈산을 추가로 섭취한다는 것인데, 이는 매우 부족한 양이다.

하루 500~1,000밀리리터의 모유를 만들어야 하는 수유기 여성을 예로 들어보자. 잉갈스Ingalls에 따르면 이 정도의 모유는 신생아가 생후 3개월 동안 섭취해야 하는 평균량이다.[1] 이는 수유기 여성이 아기에게 영양을 공급하기 위해 하루 20~40밀리그램의 아스코르빈산이 추가로 필요하다는 것을 의미한다. 수유기 여성이 하루 60밀리그램의 아스코르빈산을 섭취하고 있다면, 자신의 생물학적 기능을 위해서는 겨우 20~40밀리그램의 아스코르빈산만 사용할 수 있다는 뜻이다. 이 양은 비 수유 여성의 일일 권장 섭취량보다도 15~35밀리그램 정도 적다. 바로 여기에 답이 있다.

임신과 태아 발육을 위해서 아스코르빈산은 필수적이다. 이는 아스코르빈산이 결핍된 동물에게서 발견되는 문제를 보면 쉽게 알 수 있다. 아스코르빈산이 발견되기 전인 1915년에도 임신으로 인한 스트레스 때문에 기니피그가 괴혈병에 취약해진다는 사실이 널리 알려져 있었다. 임신 초기의 기니피그를 괴혈병에 취약한 상태에 이르게 했을 때는 새끼를 유산했고, 임신 중반 이후에 그러한 상태에 놓았을 때는 사산하거나 미숙아 또는 괴혈병에 걸린 새끼를 출산했다. 괴혈병에 취약한 상태의 암컷 기니피그는 임신이 잘 되지 않았기 때문에, 1933년에 크라머Kramer와 그의 동료들이 기술했던 것처럼 난소계에 많은 변화를 일으켰다. 아스코르빈산이 결핍된 시점과 수준에 따라 적절한 양의 오렌지 주스를 먹이지 않았다면 임신한 기니피그는 유산하거나 제대로 출산하지 못했을 것이다. 1930년, 고트쉬Goettsch는 비타민 C가 결핍된 기니피그 암컷에게서 임신 가능기를 혼동하게 할 수 있으며, 수컷의 경우에는 불임을 야기할 수 있다고 했다. 그는 이 논문에서 1919년의 발표 결과를 인용하면서, 기니피그의 성적 활동에 괴혈병이 미치는 부정적인 영

향을 언급했다.[2]

1968년에는 패시케Paeschke와 바스터링Vasterling이 간단한 실험을 하다가 배란 주기가 소변 내 아스코르빈산의 변화에 따라 결정된다는 흥미로운 사실을 발견했다.[3] 소변 내 아스코르빈산이 감소되는 시점이 바로 배란 시점이라는 것이다. 1940년에는 필라리Pillary에 의해 이와 비슷한 실험이 진행되었다. 1963년에는 베르테티Bertetti와 노니스 마르자노Nonnis-Marzano의 연구결과에서 아스코르빈산이 인간 난자의 성숙 과정에 중요한 역할을 하는 물질인 것으로 나타났다. 이 논문은 총 85개의 논문과 자료를 분석한 문헌이다.

1958년에 2,000명 이상의 여성을 대상으로 한 래이해Räihä의 연구에서는 아스코르빈산 섭취가 적고 혈액 내 아스코르빈산 수치가 낮은 여성에게서 조숙아 출산 빈도가 높다는 마틴Martin의 연구 결과를 언급했다. 핀란드에서 발생한 20만 건 이상의 사산을 분석한 결과, 신선한 과일과 채소가 풍부하여 아스코르빈산 섭취율이 높은 여름과 초가을인 9월에 사산율이 가장 낮았고, 섭취율이 낮은 12~1월에 가장 높게 나타났다. 판카마Pankamaa와 래이해의 논문에서는 인간의 두뇌 발달 이상이 아스코르빈산 결핍에서 야기된다고 발표한 소바주 놀팅Sauvage Nolting의 1955년 학술 논문을 인용했다.[4]

대체적으로 태아보다는 엄마가 아스코르빈산 결핍으로 인해 더 많은 고통을 받는 것으로 보인다. 1942년에 맥데비트McDevitt가 관찰한 것처럼, 아스코르빈산은 엄마의 혈액에서 태반 속 태아에게 선별적으로 전달되는 것으로 보인다.[5] 출생 시점 태아의 혈액 속 아스코르빈산은 엄마

보다 높으며, 엄마의 아스코르빈산 섭취가 낮은 시점에도 태아는 엄마로부터 계속해서 아스코르빈산을 공급받는 것으로 보인다. 그럼에도 불구하고 1935년 잭슨Jackson과 파크Park,[5] 1915년 잉기어Ingier[2]가 보여준 것처럼 태아가 아스코르빈산을 충분히 공급받지 못할 수 있고, 이로 인해 선천적인 괴혈병이 유발될 수 있다.

1937년에서 1964년 사이에 아스코르빈산이 부족하면 급작스런 유산, 습관성 유산, 태아의 세포막 조기 파열이 발생할 수 있다는 학술논문이 연이어 발표되었고, 이러한 경우에 아스코르빈산을 이용한 치료요법이 효과가 있음이 증명되었다.[6]

스스로 아스코르빈산을 생산할 수 있는 포유류도 언제든지 스트레스를 완벽히 극복할 만큼 충분한 양을 생산할 수 있는 것은 아니며, 추가로 아스코르빈산을 공급받아야 하는 경우가 있다. 1941년 필립스Phillips와 연구진의 발표에 따르면, 임신이 잘 되지 않는 소에게 아스코르빈산을 주사한 결과, 60% 이상이 수유 중 임신에 성공했다.[7] 비슷하게 불임 혹은 임신이 어려운 황소에게도 아스코르빈산 주사가 효과를 발휘했다.

이 같은 근거를 통해 임신한 여성의 아스코르빈산 섭취 부족이 종족 번식 과정에서 심각한 문제를 일으킬 수 있다는 것이 공감대를 얻고 있다. 아스코르빈산 공급의 효과를 판단하기 위해 시행한 동물 실험에서만 이와 반대의 결과가 나왔으며, 이는 추가 확인이 필요한 부분이다. 분만과 출산의 스트레스를 줄이고, 산모와 아기가 건강하게 산후조리를 하기 위해 이상적인 아스코르빈산 섭취량에 관한 장기적이고 결정적인 조사가 필요하다.

기니피그를 대상으로 한 실험에서 나온 여러 상반된 데이터를 간단히 살펴보자. 1962년 전미 과학 아카데미의 연구소에서 발간한 〈실험용 동물의 영양소 권장량〉에는 기니피그 양육을 위해 두 가지 식단이 제시되었는데, 이는 수백 세대를 거치는 동안 기니피그를 양육한 방식일 것이다. 한 식단에는 하루 12.5밀리그램의 아스코르빈산을 제공하는 것으로 되어 있고, 다른 한 식단에는 하루 50밀리그램을 제공하는 것으로 되어 있었다. 기니피그의 무게가 평균 300그램 정도라는 점을 감안하면 체중 70킬로그램인 사람으로 환산할 때 각각 2.9그램과 11.7그램에 해당하는 양이다.

1951년, 뉴와일러 박사Dr. W. Neuweiler는 채식과 함께 25밀리그램의 아스코르빈산을 투여받은 임신한 기니피그에 관한 논문을 발표했다.[8] 논문에서 그는 일반적인 유독성의 징후는 없었지만, 태아 사망과 생식력 변화 등 재생산 과정에서의 이상 징후가 있었다고 말했다. 그는 실험에 사용한 기니피그의 구체적인 숫자는 밝히지 않았다.

1953년, 모리콴드Mouriquand와 에델Edel은 뉴와일러가 사용한 양보다 10배 많은 250밀리그램(70킬로그램인 사람으로 환산하면 117그램에 해당하는 양)의 아스코르빈산 투여 결과를 발표했다.[8] 수컷과 임신하지 않은 암컷 기니피그에게는 영향력이 없었지만, 3마리의 임신한 암컷에게서는 사산이 증가하고 임신 기간이 단축되었다. 반면 1955년 램덴Lamden과 슈바이커Schweiker는 100~200밀리그램(70킬로그램인 사람으로 환산하면 23~47그램에 해당하는 양)의 아스코르빈산을 임신한 기니피그의 복강 내

에 6주 간 주사했는데 건강한 새끼를 임신하고 출산하는 데 어려움이 없었다고 발표했다.[9]

1968년, 스틸M. L. Steel 박사는 〈아스코르빈산을 3단계에 걸쳐 주사한 기니피그의 발달과 번식〉이라는 논문을 내놓았다.[9] 이 논문에서 그는 각각 체중 당 4, 10, 100밀리그램(70킬로그램인 사람으로 환산하면 280밀리그램, 700밀리그램, 7그램에 해당하는 양)의 아스코르빈산을 사용했다. 그 결과, 가장 적은 레벨의 아스코르빈산을 섭취한 기니피그는 임신에 성공했으나 임신 상태를 지속하는 데에는 어려움이 컸으며, 유산과 사산 위험도 높은 것으로 나타났다. 반대로 아스코르빈산 섭취 레벨이 가장 높은 경우는 생식 능력의 분명한 기능 부전으로부터 모체를 보호하는 것으로 보인다. 그러나 새끼의 최종 생존률은 모체가 가장 적은 레벨을 섭취했을 때 가장 높은 것으로 나타났다.

이 결과는 암컷 기니피그에게 매일 1.5, 3, 6, 20밀리그램의 아스코르빈산을 제공한 1967년 킹의 발표 내용과 모순되기 때문에 추가 검증이 필요하다.[9] 킹의 연구에서는 성장률이 모든 그룹에서 비슷했고, 새끼의 숫자는 아스코르빈산 섭취량이 늘어남에 따라 증가했다. 가장 적은 양의 아스코르빈산을 먹은 그룹에서 생존률이 가장 낮았으며, 사산과 유산은 가장 높았다.

1962년, 구 소련의 샘브로스카야E. P. Samborskaia는 아스코르빈산이 기니피그와 실험용 쥐의 생식 시스템에 미치는 영향을 실험하고 동물의 성 주기와 장기의 변화를 보고했다. 스틸에 따르면 샘브로스카야가 매우 희귀한 시술 방법을 사용한 것으로 보이는데, 용액에 적신 탐폰을 질

속으로 넣는 방식으로 아스코르빈산을 동물에게 주입한 것이다.

1964년, 샘브로스카야는 임신한 기니피그에게 매일 50~500밀리그램(70킬로그램인 사람으로 환산하면 12~120그램에 해당하는 양)의 아스코르빈산을 투여한 실험에서 유산과 사산이 증가하고 생존가능성이 낮은 새끼를 출산하는 사례가 증가하는 것으로 보고했다. 1966년, 그는 매일 150밀리그램(70킬로그램인 사람으로 환산하면 35그램에 해당하는 양)의 아스코르빈산을 임신한 실험용 쥐 14마리에게 투여했더니, 이들 중 3마리가 임신 후 13~15일 사이에 유산했다고 보고했다.

샘브로스카야는 성인 여성에게도 시험을 시행했다. 임신 중절을 위해 산부인과를 찾은 20~40세 여성 20명에게 아스코르빈산 처방을 했고, 그 중 16명이 1~3일 내에 생리를 시작했으나 나머지 4명에게는 효과가 없었다. 아스코르빈산 처방은 3일 동안 매 24시간마다 6그램을 투여하는 방식이었다. 그는 이 처방이 에스트로겐 수치를 높여서 결국 낙태를 야기했다고 결론지었다. 구 소련의 많은 의학 논문은 구체적인 내용이 부족하다. 그의 연구 결과가 신뢰할 수 있는 것이었다면 낙태 합법화 이후에 아스코르빈산의 이용이 광범위하게 증가했어야 한다. 그러나 많은 사람들이 낙태의 위험이 있거나 습관적 낙태를 하는 경우에 이를 방지하기 위해, 즉 정반대의 목적으로 이 처방을 사용했다. 1957년 피어스Pearse와 트리슬러Trisler,[10] 1959년 아인슬리Ainslee가 그러했고,[10] 수많은 연구자들이 이를 참고문헌으로 인용했다.[6]

1971년에 클레너가 임신한 여성 300명을 대상으로 고용량 아스코르빈산의 질병 예방에 관해 연구한 결과를 보면 낙태에 대한 샘브로스카야의 연구는 더더욱 이해하기 어렵다.[11] 클레너의 환자들은 임신 기간 내내 대략 4~15그램의 아스코르빈산을 섭취했다.(임신 1기에는 매일 10그램, 2기에는 매일 20그램, 3기에는 매일 6그램, 4기에는 매일 10그램) 이들 중 20% 정도가 임신 1기에 하루 15그램의 아스코르빈산을 필요로 했다. 이 모든 과정에서 유산은 없었으며, 이 과정에 참여한 환자 중 한 명은 10번이나 잇달아 임신하여 10명의 건강한 아기를 출산했다. 출산을 위해 내원했을 때 80% 정도의 환자가 정맥주사로 10그램의 아스코르빈산을 투여받았다. 분만 시간은 짧아졌고 고통도 덜했다. 출산 후 배에 생기는 주름도 거의 보이지 않았으며, 분만 후 출혈도 없었다. 분만 시 회음부는 유연했으며, 회음부 절개도 선택적으로 시행했다. 매일 대용량 아스코르빈산을 섭취한 경우, 마지막 출산으로부터 15~20년 후에도 회음부의 탄력이 첫 번째 출산 이후와 비슷한 것으로 밝혀졌다. 독성 증상도 발견되지 않았으며, 심장 류머티즘을 앓고 있던 22명의 환자에게 심장 운동 부하cardiac stress도 나타나지 않았다.

고용량 아스코르빈산 처방에 있어서 가장 괄목할 만한 효과는 아기의 건강과 활동력이었다. 아기들은 모두 건강했고 소생술을 필요로 하는 경우는 하나도 없었다. 외양이 훌륭했고 활동력에도 문제가 없어서 간호사들이 그들을 '비타민 C 베이비'라고 따로 부를 정도였다. 펄츠Fultz는 네 쌍둥이 중 한 명이었는데, 이들은 미국 동남부에서 생존한 유일한 네 쌍둥이였다. 아기들은 생후 첫날 50밀리그램의 아스코르빈산을 투여받았으며, 이후 만 1세가 될 때까지 매일 1그램으로 복용을 늘려갔다. 이후 10살이 될 때까지 해마다 1그램씩 복용량을 늘렸고, 그 이후로는 해마다 10그램씩 복용을 늘리도록 권고받았다. 임신과 출산에 있어 이러한 고용량 비타민 C 요법은 널리 사용될 만하다.

1947년 스피처Spitzer, 1951년 타쉬Tasch는 분만을 유도하기 위해 아스코르빈산을 투여하면 출산 기간을 줄이는 동시에 출산 후에도 긍정적인 영향을 끼친다고 보고했다.[12] 1948년 맥코믹은 임신으로 살이 트는 것을 피하는 수단으로 아스코르빈산을 권장했다.[12] 향후 이와 더불어 생리통,[13] 과도한 생리[14] 및 생리불순[15]을 경감시키는 것에 관한 추가 연구도 분명히 유익할 것으로 보인다.

29

정신 질환

아스코르빈산에 관한 연구가 확장되면서 가장 의미 있었던 분야가 정신분열증과 관련된 분야다. 정신분열증을 치료하기 위한 화학 요법에 고용량 아스코르빈산과 고용량 비타민을 사용한 수많은 의학 연구가 진행되었다. 1967년에 발표된 12건의 정신과 논문에서 1,500건의 정신분열증 중 80%가 고용량 아스코르빈산과 고용량 비타민 치료법으로 다루어졌으며,[1] 그 결과로 회복되었거나 괄목할 만한 치유 성과를 나타냈다. 이 치료법은 미국과 캐나다 등지의 100여 곳의 병원에서 대략 1,500명의 의사들이 사용한 것으로 보인다.

이 분야의 연구와 치료법이 빠르게 퍼지고 있는 지금, 미국 정신분열증 재단에서는 해마다 3,000~5,000명 정도의 환자를 감당할 수 있는 연구기관과 시설을 만들려는 계획을 세우고 있다. 이 기관에서 시행할 정신 질환의 생화학적 연구는 향후 의사들을 교육하는 역할을 수행하게 될 것이다.

1884년 근대 신경화학의 아버지로 추앙되는 투디슘J. W. L. Thudichum은 많은 정신 질환이 불완전한 신진대사로 인해 유해 물질이 생산되어 뇌로 전달되기 때문에 일어난다고 보았다.[2] 그는 '체내에서 발효된 독성 물질'이라는 가설을 발전시켰고, 뇌의 화학작용에 관한 책을 출간했다. 그는 뇌의 생화학을 더 잘 이해하게 될 때, 이런 과정들이 보다 분명하게 드러날 것이라고 했다. 그는 뇌 화학구조의 성격과 독립적 활동을 규명하는 데에 출간 이후 10년을 보냈다. 이 연구가 지난 몇 세기 동안 예리한 통찰력을 인정받은 유일한 연구였다.

아스코르빈산의 발견과 합성은 1938년 와콜더Wacholder가 신경정신학을 위한 방대한 리뷰를 집대성하는 등의 대규모 연구가 시작되는 계기를 마련했다. 1940년 러크쉬Lucksch는 〈비타민 C와 정신분열증〉이라는 논문을 발표하였다. 같은 해에 구 소련의 솔로베바Soloveva도 아스코르빈산이 다양한 정신 질환에서 효과를 나타냈다고 발표했다. 1940년 베르케나우Berkenau는 정신 질환을 앓고 있는 환자 일부에게 아스코르빈산의 '포화'가 정체되고 있을지도 모른다고 지적했다. 1951년에는 로우-마우스Low-Maus가 〈비타민 C와 신경계〉라는 76개 문헌을 참조한 논문을 발표했다.[3]

1953~1955년 사이에 드 소바주 놀팅은 아스코르빈산과 정신 질환의 상관관계에 대한 논문 시리즈를 발간했다.[4] 1957년부터 1966년까지 전 세계 여러 지역에서 발간된 논문에서 정신 질환자는 아스코르빈산

필요량이 높고, 평균 이하의 신체 조건을 가지고 있으며, 잠재적 괴혈병 상태에 놓여 있다고 보고했다. 많은 논문에서 정신 질환자들이 아스코르빈산의 섭취를 높여야 한다고 권장했다.[5]

1966년 반더캄프VanderKamp는 정신분열증 환자는 일반인보다 약 10배 정도 높은 비율로 아스코르빈산을 대사한다는 사실을 발견했다.[6] 그는 10명의 정신분열증 환자에게 4시간마다 6~8그램의 아스코르빈산을 투여했는데, 10명 모두 상태가 호전되었다.

이 결과는 정신분열증 치료에 대용량 아스코르빈산을 사용하는 것이 유용하다는 것을 의미한다. 하지만 이것이 투디슘이 말한 체내에서 발효되어 정신 질환을 야기하는 독성 물질이 무엇인지, 이 독성 물질이 어떻게 작용하는지에 대한 정보를 주지는 못하고 있다.

1950년대 초반부터 호퍼A. Hoffer, 오스몬드H. Osmond와 동료들이 정신분열증에 관한 괄목할 만한 연구 논문 시리즈를 출간했으며,[7] 이 논문들은 투디슘의 견해를 확고히 하는 데에 중요한 역할을 했다. 이들 논문은 또한 정신과 물질을 별개로 생각하던 이전의 시대정신에서 정신과 물질이 서로 연관되었다는 새로운 정신과학으로의 변화를 의미한다. 이들 연구는 두 가지 간단한 관찰에 기초한 가설을 기반으로 한다.[8]

1. 부신의 정상적 분비물인 아드레날린과 환각제인 메스칼린mescaline 사이에는 화학적 동질성이 있다.
2. 메스칼린을 섭취했을 때 나타나는 증상은 극심한 정신분열 증상과 많은 면에서 비슷하다. 정신분열증 환자의 체내에서 유전적인 이상을 초래할

수 있는 아드레날린의 불완전 대사는 메스칼린을 집결시키는 심리적인 특성과 아드레날린 대사 물질을 만들어낼 수 있다.[9] 만약 이러한 물질이 체내에서 만들어진다면 정신분열증이 발생할 수 있다.

아드레날린의 불완전 대사는 아드레노크롬adrenochrome 생산을 증가시킬 수 있으며, 이로 인해 나타나는 것이 환각 작용이다. 호퍼와 오스먼드는 아드레노크롬이 정신분열증으로 생긴 여러 변화의 부분적인 원인이며, 아드레날린에서 아드레노크롬의 생산을 감소시키는 처치를 통해 정신분열증을 치료할 수 있다고 보았다. 그들은 노르아드레날린 형성을 감소시키기 위해 비타민과 나이아신을 대용량으로 사용했다. 임상 시험은 순조롭게 진행되었으며 고용량 비타민 B군이 실효성을 보여주었다. 아스코르빈산도 하루 1~6그램까지 단계별로 사용했는데, 아스코르빈산을 사용한 이유는 이것이 호퍼와 오스몬드 논문의 포괄적 주제였기 때문이었다.[5] 그들은 연구를 오랫동안 지속했으나 다른 새로운 개념들이 그러하듯 쉽게 받아들여지지 않았다. 최종 임상 결과, 이들의 방법은 효과가 있는 것으로 나타났다.

1967년 라이너스 폴링은 〈신체적 정신적 분자 교정 의약Orthomolecular Somatic and Psychiatric Medicine〉이라는 논문에서 질병을 치료하는 새로운 방법을 제안했다.[10] 치료법은 단순히 인체의 이상적인 분자 구조를 규정하는 것이었는데, 이는 인체 전반에 존재하며 생존을 위해 필수적인 구성 물질의 이상적인 농도를 말한 것이다.

정신이 제대로 작동하기 위해서는 비타민 B군과 아스코르빈산 등

대뇌 속에 많은 물질 분자가 있어야 하는데, 이상적인 수치가 유지되지 않으면 기능 부전이 일어날 수 있다고 알려져 있다. 이는 정신 질환에 일반적인 대사 물질을 대량으로 사용하는 것이 정당한 것임을 말해 주는 것이며, 이는 1968년에 발표된 〈분자 교정 정신의학Orthomolecular Psychiatry〉이라는 논문에 보다 상세히 기술되어 있다.

폴링은 1969년 런던에서 개최된 제2차 세계 사회정신의학 학회에서 최적량의 아스코르빈산을 섭취하면 신체적, 정신적으로 10% 정도의 기능 향상을 도모할 수 있다고 발표했다. 그는 "국가 지도자들과 인류 전체가 10%만 더 명확히 생각할 수 있다면 세계는 얼마나 달라지겠는가?"라고 의문을 던졌다.

지속적인 대용량 아스코르빈산 섭취가 인간의 지적 능력에 미치는 영향은 아직까지 한 번도 검증되지 않았다. 이는 비슷한 환경과 경제적 배경을 가진 두 그룹의 어린이를 대상으로 간단히 검증해볼 수 있을 것이다. 한 그룹은 저아스코르빈산혈증에 빠지지 않는 정도인 현재의 섭취량을 유지하고, 다른 한 그룹은 (가능하다면 출생 시부터) 클레너가 제안한 대로 매일 매해 조금씩 섭취량을 늘려 10세 이후로는 매일 10그램씩 섭취하게 하는 것이다. 이 같은 분자 교정 의학적인 접근 방법으로 눈에 띄는 지적 능력 발달이 가능한지 알아볼 수 있을 것이다.

다른 주제들에 비해 정신병과 관련한 내용은 많이 언급하지 못했다. 이 분야에 관심이 있는 독자들은 1971년에 발표된 자료와 거기에 언급된 191개의 참고문헌을 살펴보기 바란다.[11]

앞으로 조직화된 연구가 실시되면 고용량 아스코르빈산과 비타민 치료법의 장점이 보다 분명해질 것이라는 말과 함께 이 장을 마무리하고 자 한다. 고용량 아스코르빈산 치료법에 관한 보다 잘 정리된 연구가 시 작되기를 기대해본다.

30

미래

12장부터 29장까지 인용된 의학 연구 목록의 많은 부분은 괴혈병이 아닌 질병에 아스코르빈산을 활용하는 것에 관한 연구의 일부분이다. 이 엄청난 양의 연구 시간과 에너지는 전 세계에 흩어져 있는 수백 명의 연구자들이 실험 기술과 목적, 배경 등을 전혀 조율하지 않고 쏟아 부은 것이다. 그들의 총체적 노력은 실질적인 중요성을 띤 일부 문제를 해결해왔고, 미래 연구에 대한 다양한 방향을 제시했다. 조율되지 않은 수많은 노력은 엄청난 시간과 자금 낭비, 모순된 결과와 견해를 낳았다.

지난 40년 간의 연구로 임상적 괴혈병을 예방하는 데 필요한 아스코르빈산의 투여량이 확립되었지만, 우리는 아직 건강과 발병 저항력에 필요한 아스코르빈산의 최적 섭취량 및 투약 요건, 그리고 스트레스 상황에서 개인별로 그것이 어떻게 달라지는지와 같은 단순한 사항에 대해서 알지 못한다. 과거의 연구는 그 임의성과 조율된 협력의 부족, 궁극적인 해결책을 도출하는 수준까지 연구 조사를 추진하지 못한 것으로 인해 문제를 해결했다기보다 문제를 양산했다. 지난 40년 동안 훨씬 진일보한 발전이 있어야만 했다.

앞으로의 연구에서 이러한 오류를 피하고 아스코르빈산의 활용 가능성을 확대하기 위해 연구 노력을 조정·선도하고, 후원·감독할 중앙기관을 설립해야 한다. 이 기관은 유관 정보의 정보센터 역할을 할 것이며, 정기적으로 수 회에 걸쳐 진행 중인 연구 결과를 발간할 것이다. 가장 중요한 것은 이 기관의 인적 구성이다. 이 기관은 아스코르빈산의 현대적 개념에 관하여 광범위한 배경지식을 가진, 편견 없고 창의적인 과학자로 구성된 다학문적 그룹이어야 한다. 임상의, 의학박사, 생화학자와 있을 수 있는 모든 주제를 다룰 수 있는 상이한 분과 학문 출신 의·과학자로 구성되어야 한다.

메릴랜드 주 바세스다 시에 소재한 국립보건원에서 이러한 역량을 발휘할 수 있는 '저아스코르빈산혈증 및 초 고농도 아스코르빈산 의약과Hypoascorbemia and Mega-ascorbic Medicine'라는 새로운 담당부서를 설립하여 운영할 수도 있다. 의회가 이러한 노력의 필요성과 미국민의 공중보건에 대한 긍정적 효과에 대해 확신을 갖게 된다면, 의회가 이것을 달성하기 위해 보건부 및 복지부를 이끌 수도 있을 것이다. 바라건대 비타민 C 결핍증에 관한 미래 연구가 이루어지고 이러한 중요성이 현실화되어, 앞에서 제안한 것처럼 국립 암 관리국과 비슷한 포괄적 목적과 목표를 달성하기 위한 국립 고용량 아스코르빈산 관리국National Megascorbic

Authority이 마침내 설립되기 바란다.

12장부터 29장까지의 소재가 아스코르빈산 연구 대상의 전부는 아니다. 다른 연구 조사 분야, 예컨대 다발성 경화증, 메니에르 증후군, 혈우병, 불면증 등에 아스코르빈산이 긍정적 효과를 보인 연구보고서를 검증하는 것도 기관 프로그램의 일부가 될 수 있다. 정신분열증에 대한 고용량 비타민 치료는 공적지원을 받고 있는 미국 정신분열증 학회와 헉슬리 바이오소셜 연구소Huxley Institute for Biosocial Research가 활발하게 연구 중이다. 이 기관들이 위에서 언급한 기관과 긴밀히 협력하고 연구할 수 있을 것이다.

설립될 기관의 주 목적은 유전학 개념에서 정상 조건과 스트레스 조건 하에서 아스코르빈산 섭취 최적량, 개인별 변이와 반응을 확립하는 것이다. 이 기관은 고용량 아스코르빈산을 이용한 질병 예방법과 치료법의 안정성을 확인하고, 최단 시간 내에 이러한 치료법을 응용하여 활용 가능하도록 만들어야 한다.

고용량 아스코르빈산을 이용한 질병 예방과 치료법이 좀 더 폭넓게 활용되지 못한 또 다른 요인은 이러한 목적을 위해 사용할 수 있는 편리한 투약 방식이 부족하다는 것이다. 경구 투여의 경우, 쉽게 구할 수 있는 최대 정제의 함량이 500밀리그램에 불과하며, 씹는 정제의 경우에는 250밀리그램이 최대치다. 하루 10그램의 아스코르빈산을 섭취하고 싶다면 20개의 큰 정제를 삼키거나 40개의 씹는 약을 먹어야 한다. 비교적 쉽게 구할 수 있는 분말 아스코르빈산이나 아스코르빈산나트륨은 스푼으로 측정해서(스푼 크기는 대략 3그램) 물이나 과일주스에 용해하면 편리하고 먹기 좋다. 이것은 또한 여러 개의 큰 정제를 먹는 불편함을 없앨 수 있는 방법이다. 경구 투여용으로 2~3그램의 아스코르빈산을 공급하는 좋은 향이 첨가된 씹을 수 있는 작은 조각 형태의 제제가 나온다면 좋을 것이다.

현재는 고용량 아스코르빈산 치료법을 주사 형태로 사용하고자 하는 의사에게 상황이 더 심각하다. 현재 구할 수 있는 유일한 주사용 아스코르빈산은 기껏해야 아스코르빈산 1그램을 함유한 소형 앰풀 형태가 전부다. 의사가 30~40그램의 치료 주사를 시술하고 싶으면 적어도 30~40개의 소형 유리 앰풀을 따서 내용물을 혼합해야만 필요한 투여량을 확보할 수 있다. 주사에 적합한 20~40그램의 아스코르빈산나트륨을 함유한 살균 소독 용액이 들어 있는 대형 앰풀이 널리 보급되어야 한다. 마찬가지로, 정맥 경로를 통해 좀 더 장기적인 비경구 수액 치료법을 실시하기 위해 리터당 최대 30그램의 아스코르빈산나트륨을 함유한 비경구 용액이 필요하다. 현재 보급되는 유일한 제품은 비타민 혼합제로, 이는 기껏해야 리터당 약 1그램의 비타민 C를 함유하고 있다. 앞서 언급한 형태의 고용량 제품을 구할 수 있어야 진료실의 의사들이 고용량 아스코르빈산 요법을 응급 진료와 일상 치료에 널리 사용할 수 있을 것이다.

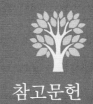

참고문헌

12. 감기

1. C. W. Jungeblut. A Further Contribution to the Vitamin C Therapy in Experimental Poliomyelitis. Journal of Experimental Medicine, vol. 70: p. 327. 1939.

2. G. Berquist. Svenska laktidning, vol. 37: pp. 1149~1158. 1940.

3. A. G. Kuttner. Effect of Large Doses of Vitamins A, B, C and D on the Incidence of Upper Respiratory Infections in a Group of Rheumatic Children. Journal Clinical Investigation, vol. 19: pp. 809~812. 1940.

4. D. W. Cowan et al. Vitamins for the Prevention of Colds. Journal American Medical Association, vol. 120: pp. 1268~1271. 1942.

5. A. J. Glazebrook and S. Thomson. The Administration of Vitamin C in Large Institution and Its Effect on General Health and Resistance to Infection. Journal of Hygiene, vol. 12: pp. 1~19. 1942.

6. G. Dahlberg et al. Ascorbic Acid as a Prophylactic Agent Against Common Colds. Acta Medica Scandinavica, vol. 119: pp. 540~561. 1944.

7. W. Franz and H. L. Heyl. Blood Levels of Ascorbic Acid in Bioflavonoid and Ascorbic Acid Therapy of the Common Cold. Journal American Medical Association, vol. 162: pp. 1224~1226. 1956.

8. H. E. Tebrock et al. Usefulness of Bioflavonoids and Ascorbic Acid in Treatment of Common Cold. Journal American Medical Association, vol. 162: pp. 1227~1233. 1956.

9. G. A. Shekhtman. On the Significance of Continuous Addition of Vitamin C to Food in a Military Sector. Voenno-Meditsinskii Zhurnal (Moskva), vol. 3: pp. 46~49, 1961.

10. S. L. Ruskin. Calcium Cevitamate (Calcium Ascorbate) in the Treatment of Acute Rhinitis. Annals Otology, Rhinology and Laryngology, vol. 47: pp. 502~511. 1938.

11. O. E. Van Alyea. The Acute Nasal Infection. Nebraska State Medical Journal, vol. 27 : pp. 265~274. 1942.

12. N. W. Markwell. Vitamin C in the Prevention of Colds. Medical Journal of Australia, vol. 34: pp. 777~778. 1947.

13. P. Albanese. Treatment of Respiratory Infections with High Doses of Vitamin C. El Dia Medico, vol. 19: pp. 1738~1740. 1947.

14. A. S. Woolstone. Treatment of the Common Cold. British Medical Journal, vol. 2: p. 1290. 1954.

15. H. Miegl. Acute Infections of the Upper Respiratory Tract and Their Treatment with Vitamin C. Wiener Medizinische Wochenschrift, vol. 107: pp. 989~992, 1957. The Use of Vitamin C in Otorhinolaryngology. Ibid., vol. 108: pp. 859~864. 1958.

16. C. Bessel-Lorch. Common Cold Prophylaxis in Young People at a Ski Camp. Medizinische Welt, vol. 44: pp. 2126~2127. 1959.

17. G. Ritzel. Critical Evaluation of Vitamin C as a Prophylactic and Therapeutic Agent in Colds. Helvetia Medica Acta, vol. 2: pp. 63~68. 1961.

18. L. Pauling. Vitamin C and the Common Cold. San Francisco, California: W. H. Freeman and Company. 1970.

13. 바이러스 질환

1. C. W. Jungeblut. Inactivation of Poliomyelitis Virus by Crystalline Vitamin C (Ascorbic Acid). Journal of Experimental Medicine, vol. 62: pp. 517~521. 1935.

2. M. Holden and R. J. Resnick. In Vitro Action of Synthetic Crystalline Vitamin C (Ascorbic Acid) on Herpes Virus. Journal of Immunology, vol. 31: pp. 455~462. 1936.

M. Holden and E. Molloy. Further Experiments on Inactivation of Herpes Virus by Vitamin C (1-ascorbic acid). Ibid., vol. 33: pp. 251~257. 1937.

3. I. J. Kligler and H. Bernkopf. Inactivation of Vaccinia Virus by Ascorbic Acid and Glutathione. Nature, vol. 139: pp. 965~966. 1937.

4. W. Langenbusch and A-Enderling. Einfluss der Vitamine auf das Virus der Maul-und Klavenseuch. Zentralblatt fur Bakteriologie, vol. 140: pp. 112~115. 1937.

5. G. Amato. Azione dell'acido ascorbico sul virus fisso della rabbia e sulla tossina tetanica. Giornale di Batteriologia, Virologia et Immunologia (Torino), vol. 19: pp. 843~849. 1937.

6. I. Lominski. Inactivation du bacteriophage par l'acide ascorbique. Comptes Rendus des Séances de la Société de Biologie et de Ses Filiales (Paris), vol. 122: pp. 766~768. 1936.

7. M. Lojkin. Contributions of the Boyce Thompson Institute, vol. 8, No. 4. 1936. L. F. Martin. Proceedings Third International Congress of Microbiology, New York, p. 281, 1940.

8. C. W. Jungeblut. Further Observations on Vitamin C Therapy in Experimental Poliomyelitis. Journal of Experimental Medicine, vol. 65: pp. 127~146. 1937. Ibid., vol. 66: pp. 459~477, 1937. Ibid., vol. 70: pp. 315~332. 1939.

9. A. B. Sabin. Vitamin C in Relation to Experimental Poliomyelitis, Journal of Experimental Medicine, vol. 69: pp. 507~515. 1939.

10. F. R. Klenner. The Treatment of Poliomyelitis and Other Virus Diseases with Vitamin C. Southern Medicine and Surgery, vol. 111: pp. 209~214. 1949. Massive Doses of Vitamin C and the Virus Diseases. Ibid., vol. 113: pp. 101~107. 1951. The Vitamin and Massage Treatment for Acute Poliomyelitis. Ibid., vol. 114: pp. 194~197. 1952. The Use of Vitamin C as an Antibiotic. Journal of Applied Nutrition, vol. 6: pp. 274~278. 1953. The Folly in the Continued Use of a Killed Polio Virus Vaccine. Tri-State Medical Journal, pp. 1~8. Feb. 1959.

11. O. Gsell and F. Kalt. Treatment of Epidemic Poliomyelitis with High Doses of Ascorbic Acid. Schweizerische Medizinische Wochenschrift, vol. 84: pp. 661~666. 1954.

12. H. Baur. Poliomyelitis Therapy with Ascorbic Acid. Helvetia Medica Acta, vol. 19: pp. 470~474. 1952.

13. E. Greer. Vitamin C in Acute Poliomyelitis. Medical Times (Manhasset), vol. 83: pp. 1160~1161. 1955.

14. O. A. Bessey et al. Pathologic Changes in Organs of Scorbutic Guinea Pigs. Proceedings Society Experimental Biology and Medicine, vol. 31 : pp. 455~460. 1934.

15. W. O. Russell and C. P. Calloway. Pathologic Changes in the Liver and Kidneys of Guinea Pigs Deficient in Vitamin C. Archives of Pathology, vol. 35: pp. 546~552. 1943.

16. G. C. Willis. The Influence of Ascorbic Acid upon the Liver. Canadian Medical Association Journal, vol. 76: pp. 1044~1048. 1957.

17. H. Baur and H. Staub. Therapy of Hepatitis with Ascorbic Acid Infusions. Schweizerische Medizinische Wochenschrift, vol. 84: pp. 595~597. 1954.

18. F. Spengler. Vitamin C und der Diuretische Effekt bei Leberzirrhose. München Medizinische Wochenschrift, vol. 84: pp. 779~780. 1937.

19. H. Kirchmair. Treatment of Epidemic Hepatitis in Children with High Doses of Ascorbic Acid. Medizinische Monatschrift, vol. 11: pp. 353~357. 1957. Ascorbic Acid Treatment of Epidemic Hepatitis in Children. Deutsche Gesundheitwesen, vol. 12: pp. 773~774. 1957. Epidemic Hepatitis in Children and Its Treatment with High Doses of Ascorbic Acid. Ibid., vol. 12: pp. 1525~1536. 1957.

20. H. B. Calleja and R. H. Brooks. Acute Hepatitis Treated with High Doses of Vitamin C. Ohio State Medical Journal, vol. 56: pp. 821~823. 1960.

21. D. Baetgen. Results of the Treatment of Epidemic Hepatitis in Children with High Doses of Ascorbic Acid in the Years 1957~1958. Medizinische Monatschrift, vol. 15: pp. 30~36. 1961.

22. W. L. Dalton. Massive Doses of Vitamin C in the Treatment of Viral Diseases. Journal Indiana State

Medical Association, vol. 55: pp. 1151~1154. 1962.

23. I. Dainow. Treatment of Herpes Zoster with Vitamin C. Dermatologia, vol. 68: pp. 197~201. 1943.

24. M. Zureick. Treatment of Shingles and Herpes with Vitamin C Intravenously. Journal des Praticiens, vol. 64: p. 586. 1950.

25. F. R. Klenner. Virus Pneumonia and Its Treatment with Vitamin C. Southern Medicine and Surgery, vol. 110: pp. 36~46. 1948.

26. J. M. Paez de la Torre. Ascorbic Acid in Measles. Archives Argentinos de Pediatria, vol. 24: pp. 225~227. 1945.

27. R. Vargas Magne. Vitamin C in Treatment of Influenza. El Dia Medico, vol. 35: pp. 1714~1715. 1963.

28. J. B. Enright. Geographical Distribution of Bat Rabies in the United States, 1953~1960. American Journal of Public Health, vol. 52: pp. 484~488. 1962.

29. G. L. Humphrey et al. Fatal Case of Rabies in a Woman Bitten by a Bat. Public Health Reports, vol. 75: pp. 317~326, 1960. J. R. Kent. Human Rabies Transmitted by the Bite of a Bat. New England Journal of Medicine, vol. 263: pp. 1058~1065. 1960.

14. 세균 감염

1. G. C. D. Gupta and B. C. Guha. The Effect of Vitamin C and Certain Other Substances on the Growth of Microorganisms. Annals Biochemistry and Experimental Medicine, vol. 1: pp. 14~26. 1941.

2. C. H. Boissevain and J. H. Spillane. Effect of Ascorbic Acid on Growth of Tuberculosis Bacillus. American Review of Tuberculosis, vol. 35: pp. 661~662. 1937.

3. M. Sirsi. Antimicrobial Action of Vitamin C on M. Tuberculosis and Some Other Pathogenic Organisms. Iridiati Journal of Medical Sciences (Bombay), vol. 6: pp. 252~255. 1952.

4. Q. Myrvik et al. Studies on the Tuberculoinhibitory Properties of Ascorbic Acid Derivatives and Their Possible Role in Inhibition of Tubercle Bacilli by Urine. American Review of Tuberculosis, vol. 69: pp. 406~418. 1954.

5. E. Harde and M. M. Phillippe. Observations on the Antigenic Activities of Combined Diphtheria Toxin and Vitamin C. Comptes Rendus Hebdomadaires des Séances de l'Academie des Sciences, vol. 199: pp. 738~739. 1934.

C. L. Jungeblut and R. L. Zwemer. Inactivation of Diphtheria Toxin in Vivo and in Vitro by Crystalline Vitamin C (Ascorbic Acid). Proceedings Society of Experimental Biology and Medicine, vol. 32: pp. 1229~1234. 1935.

A. Sigal and C. G. King. The Influence of Vitamin C Deficiency upon the Resistance of Guinea Pigs to Diphtheria Toxin. Journal of Pharmacology and Experimental Therapeutics, vol. 61: pp. 1~9. 1937.

I. J. Kligler et al. Effect of Ascorbic Acid on Toxin Production of C. Diphtheriae in Culture Media. Journal of Pathology and Bacteriology (London), vol. 45: pp. 414~429. 1937.

6. C. W. Jungeblut. Inactivation of Tetanus Toxin by Crystalline Vitamin C (Ascorbic Acid). Journal of Immunology, vol. 33: pp. 203~214. 1937.

I. J. Kligler et al. Influence of Ascorbic Acid on the Growth and Toxin Production of C1. tetani and on the Detoxication of Tetanus Toxin. Journal of Pathology and Bacteriology (London), vol. 46: pp. 619~629. 1938.

E. Schulze and V. Hecht. Uber die Wirkung der Ascorbinsaure zur Diphtherie-Formol-Toxoid und Tetanus Toxin. Klinische Wochenschrift, vol. 16: pp. 1460~1463. 1937.

K. Kuribayashi et al. Effect of Vitamin C on Bacterial Toxins. Japanese Journal of Bacteriology, vol. 18: pp. 136~142. 1963.

7. T. Kodama and T. Kojima. Studies of the Staphylococcal Toxin, Toxoid and Antitoxin; Effect of Ascorbic Acid on Staphylococcal Lysins and Organisms. Kitasato Archives of Experimental Medicine, vol. 16: pp. 36~55. 1939.

8. Z. Takahashi. Nagoya Journal of Medical Science, vol. 12: p. 50. 1938.

   E. Cottingham and C. A. Mills. Influence of Temperature and Vitamin Deficiency upon Phagocytic Functions. Journal of Immunology, vol. 47: pp. 493~502. 1943.

   L. R. DeChatelet et al. Ascorbic Acid: Possible Role in Phagocytosis. Paper read at 62nd Meeting, American Society of Biological Chemists, San Francisco, June 18' 1971.

   M. R. Cooper et al. Stimulation of Leukocyte Hexose Monophosphate Shunt Activity by Ascorbic Acid. Infection and Immunity, vol. 3: pp. 851~853. 1971.

9. J. M. Faulkner and F. H. L. Taylor. Vitamin C and Infection. Annals of Internal Medicine, vol. 10: pp. 1867~1873. 1937.

   L. J. Harris et al. Influence of Infection on the Vitamin C Content of the Tissues of Animals. Lancet, vol. 2: pp. 183~186. 1937.

   D. Perla and J. Marmorsten. Role of Vitamin C in Resistance. Archives of Pathology, vol. 23: pp. 543~575, 683~712. 1937.

10. M. McConkey and D. T. Smith. The Relation of Vitamin C Deficiency to Intestinal Tuberculosis in the Guinea Pig. Journal of Experimental Medicine, vol. 58: pp. 503~512. 1933.

11. E. de Savitsch et al. The Influence of Orange Juice on Experimental Tuberculosis in Guinea Pigs. National Tuberculosis Association Transactions, vol. 30: pp. 130~135. 1934.

    M. R. Greene et al. Role of Chronic Vitamin C Deficiency in Pathogenesis of Tuberculosis in Guinea Pigs. American Review of Tuberculosis, vol. 33: pp. 585~624. 1936.

    K. E. Birkhaug. The Role of Vitamin C in the Pathogenesis of Tuberculosis in the Guinea Pig. I to V. Acta Tuberculosis Scandinavica, vol. 12: pp. 89~98, 98~104, 359~372. 1938. Ibid., vol. 13: pp. 45~51, 52~66. 1939.

12. F. Heise. Supervitaminosis C. Proceedings Society Experimental Biology and Medicine, vol. 35: pp. 337~338. 1936. Vitamin C Immunity in Tuberculosis in Guinea Pigs. American Review of Tuberculosis, vol. 39: pp. 794~795. 1939.

13. P. Kleimenhagen. Effect of Ascorbic Acid on Experimental Tuberculosis in Guinea Pigs. Zeitschrift fur Vitaminforschung, vol. 11: pp. 209~227. 1941.

    M. M. Steinbach and S. J. Klein. Vitamin C in Experimental Tuberculosis. American Review of Tuberculosis, vol. 43: pp. 403~414. 1941.

    S. V. Boyden and M. E. Andersen. Diet and Experimental Tuberculosis in the Guinea Pig. Acta Pathologica et Microbiologica Scandinavica (Kobenhavn), vol. 39: pp. 107~116. 1956.

14. F. H. Heise and G. J. Martin. Ascorbic Acid Metabolism in Tuberculosis. Proceedings Society Experimental Biology and Medicine, vol. 34: pp. 642~644. 1936.

    F. Hasselbach. Vitamin C und Lungentuberkulose. Veraussetzungen Beabachtungen und Erfahrungen bei der Behandlung Lungentuberkuloser. Zeitschrift fur Tuberkulose und Erkranken der Thoraxovgane (Leipsig), vol. 75: pp. 336~347. 1936.

    M. A. Abbasy et al. Journal Society Chemical Industry, vol. 55: pp. 841 to end. 1936.

    J. C. Degeller. Acta Brevie Neerland Physiologie, Pharmacologie et Microbiologie, vol. 6: pp. 64 to end. 1936.

    W. W. Jetter and T. S. Bombalo. The Urinary Output of Vitamin C in Active Tuberculosis in Children. American Journal of Medical Science, vol. 195 : pp. 362~366. 1938.

    H. Alexander. Vitamin C and Tuberculosis. Deutsches Tuberkulose-Blatt, vol. 14: pp. 125~130. 1940.

M. Pijoan and B. Sedlacek. Ascorbic Acid in Tuberculous Navajo Indians, American Review of Tuberculosis, vol. 48: pp. 342~346. 1943.

J. E. Sylvestre and M. Giroux. Vitamin C Therapy of Pulmonary Tuberculosis. Laval Medical (Quebec), vol. 10: pp. 417~427. 1945.

15. H. A. Getz et al. A Study of the Relation of Nutrition to the Development of Tuberculosis. American Review of Tuberculosis, vol. 64: pp. 381~393. 1951.

16. F. Hasselbach. Therapy of Tuberculosis Pulmonary Hemorrhages with Vitamin C. Fortschrift der Therapie, vol. 7: pp. 407~411. 1935.

M. Radford et al. Blood Changes Following Continuous Daily Administration of Vitamin C and Orange Juice to Tuberculous Patients. Review of Tuberculosis, vol. 35: pp. 784 to end. 1937.

G. Borsalino. La Fragilita Capillare Nella Tuberculosi Polmonare e le Sue Modificazioni per Azione Della Vitamin C. Giornale di Clinica Medica (Bologna), vol. 18: pp. 273~294. 1937.

G. J. Martin and F. H. Heise. Vitamin C Nutrition on Pulmonary Tuberculosis. American Journal Digestive Diseases and Nutrition, vol. 4 : pp. 368~373. 1937.

C. K. Petter. Vitamin C and Tuberculosis. The Journal Lancet (Minneapolis), vol. 57: pp. 221~224. 1937.

E. Albrecht. Vitamin C as an Adjuvant in the Therapy of Lung Tuberculosis. Medizinische Klinik (Münchem), vol. 34: pp. 972~973. 1938.

A. Josewich. Value of Vitamin C Therapy in Lung Tuberculosis. Medical Bulletin of the Veterans Administration, vol. 16: pp. 8~11. 1939.

I. Baksh and M. Rabbani. Vitamin C in Pulmonary Tuberculosis. Indian Medical Gazette, vol. 74: pp. 274~277. 1939.

17. G. S. Erwin et al. Hypovitaminosis C and Pulmonary Tuberculosis. British Medical Journal, vol. 1: pp. 688~689. 1940.

A. Kaplan and M. E. Zounis. Vitamin C in Pulmonary Tuberculosis. American Review of Tuberculosis, vol. 42: pp. 667~673. 1940.

G. C. Sweany et al. The Body Economy of Vitamin C in Health and Disease. Journal American Medical Association, vol. 116: pp. 469~474. 1941.

H. R. B. Vitorero and J. Doyle. Treatment of Intestinal Tuberculosis with Vitamin C. Medical Weekly, vol. 2: pp. 636~640. 1938.

E. Bogen et al. Vitamin C Treatment of Mucous Membrane Tuberculosis. American Review of Tuberculosis, vol. 44: pp. 596~603. 1941.

M. N. Rudra and S. K. Roy. Haematological Study in Pulmonary Tuberculosis and the Effect upon It of Large Doses of Vitamin C. Tubercle, vol. 27: pp. 93~94. 1946.

H. J. Babbar. Therapeutic Effect of Ascorbic Acid in Tuberculosis. Indian Medical Gazette, vol. 83: pp. 409~410. 1948.

18. J. Charpy. Ascorbic Acid in Very Large Doses Alone or with Vitamin D_2 in Tuberculosis. Bulletin de l'Academie Nationale de Médecine (Paris), vol. 132: pp. 421~423. 1948.

19. A. Hochwald. Observations on the Effect of Ascorbic Acid on Croupous Pneumonia. Wien Archiv fur Innere Medizin, vol. 29: pp. 353~374. 1936.

I. Gander and W. Niederberger. Vitamin C in the Treatment of Pneumonia. Münchener Medizinische Wochenschrift, vol. 51: pp. 2074 to end. 1936.

W. Gunzel and G. Kroehnert. Experiences in the Treatment of Pneumonia with Vitamin C. Fortschrifte der Therapie, vol. 13: pp. 460~463. 1937.

E. Kienart. Treatment of Croupous Pneumonia With Vitamin C. Münchener Medizinische Wochenschrift, vol. 23: pp. 913 to end. 1939.

F. Szirmai. Value of Vitamin C in Treatment of Acute Infectious Diseases. Deutsches Archive fur Klinische Medizin, vol. 85: pp. 434~443. 1940.

W. Stein. The Role of Vitamin and Adrenal Cortex Hormone in the Treatment of Pneumococcal Pneumonias. Medical Bulletin of the Veterans Administration, vol. 18: pp. 156~160. 1941.

G. Biilmann. Ascorbic Acid Treatment of Croupous Pneumo nia. Acta Medica Scandinavica, suppl. 123: pp. 102~106. 1941.

D. D. Chacko. A Note on the Use of Vitamin C in Arteriosclerosis. Journal of the Christian Medical Association of India, vol. 27: p. 211. 1952.

20. O. Grootten and N. Bezssonoff. Action of Vitamin C on Diphtheria Toxin. Annales de l'Institute Pasteur, vol. 56: pp. 413~426. 1936.

T. Otani. On the Vitamin C Therapy of Whooping Cough. Klinische Wochenschrift, vol. 15: pp. 1884~1885. 1936. Influence of Vitamin C (1-Ascorbic Acid) upon the Whooping Cough Bacillus and Its Toxin. Oriental Journal of Diseases of Infants, vol. 25 : pp. 1~4. 1939.

21. M. J. Ormerod, et al. A Further Report on the Ascorbic Acid Treatment of Whooping Cough. Canadian Medical Association Journal, vol. 37: pp. 268~272. 1937.

A. Plate. Treatment of Whooping Cough with Vitamin C. Kinderaerztliche Praxis (Leipsig), vol. 8: pp. 70~71. 1937.

D. Gairdner. Vitamin C in the Treatment of Whooping Cough. British Medical Journal, vol. 2: pp. 742~744. 1938.

E. L. Vermillion and G. E. Stafford. A Preliminary Report on the Use of Cevitamic Acid in the Treatment of Whooping Cough. Journal of the Kansas Medical Society, vol. 39: pp. 469 and 479. 1938.

22. T. Sessa. Vitamin Therapy of Whooping Cough. Riforma Medica, vol. 56: pp. 38~43. 1940.

J. Meier. Vitamin C Treatment of Pertussis. Annales de Pédiatrie (Paris), vol. 164: pp. 50~53. 1945.

23. L. Pfeiffer. Ascorbic Acid Therapy of Whooping Cough. Helvetica Paediatrica Acta (Basel), vol. 2: pp. 106~112. 1947.

J. C. DeWit. Treatment of Whooping Cough with Vitamin C. Kindergeneeskunde, vol. 17: pp. 367~374. 1949.

24. L. M. Bechelli. Vitamin C Therapy of the Lepra Reaction. Revista Brasileira de Leprologia (Sao Paulo), vol. 7: pp. 251~255. 1939.

C. Gatti and R. J. Gaona. Ascorbic Acid in the Treatment of Leprosy. Archiv Schiffe-und Tropenhygiene, vol. 43: pp. 32~33. 1939.

R. G. Ugarizza. Ascorbic Acid in the Treatment of Leprous Septicemia. Archiv Schiffe-und Tropenhygiene, vol. 43: pp. 33~34. 1939.

D. L. Ferreira. Vitamin C in Leprosy. Publicacöes Medicas, vol. 20: pp. 25~28. 1950.

H. Floch and P. Sureau. Vitamin C Therapy in Leprosy. Bulletin de la Société de Pathologie Exotique et de Ses Filiales (Paris), vol. 45: pp. 443~446. 1952.

25. N. Farah. Enteric Fever Treated with Suprarenal Cortex Extract and Vitamin C Intravenously. Lancet, vol. 1 : pp. 777~779.1938.

J. Drummond. Recent Advances in the Treatment of Enteric Fever. Clinical Proceedings (South Africa), vol. 2: pp. 65~93. 1943.

26. E. H. Sadun et al. Effect of Ascorbic Acid Deficiency on the Resistance of Guinea Pigs to Infection with Endamoeba Histolytica of Human Origin. American Journal of Tropical Medicine, vol. 31 : pp. 426~437. 1951.

T. A. Veselovskaia. Effect of Vitamin C on the Clinical Course of Dysentery. Voenno-Meditsinskii Zhurnal (Moskva), No. 3: pp. 32~37. 1957.

V. S. Sokolova. Application of Vitamin C in Treatment of Dysentery. Terapevticheskii Arkhiv (Moskva), vol. 30: pp. 59~64. 1958.

27. J. Dujardin. Use of High Doses of Vitamin C in Infections. Presse Medical, vol. 55: p. 72. 1947.

28. W. J. McCormick. Vitamin C in the Prophylaxis and Therapy of Infectious Diseases. Archives of Pediatrics, vol. 68: pp. 1~9, 1951. Ascorbic Acid as a Chemotherapeutic Agent. Ibid. vol. 69: pp. 151~155. 1952.

29. F. Caels. Contribution to the Study of the Effect of High Doses of Vitamin C in Oto-Rhino-Laryngological Infections. Acta Oto-Rhino-Laryngologica Belgica (Bruxelles), vol. 7: pp. 395~410. 1953.

30. E. C. Mick. Brucellosis and Its Treatment. Archives of Pediatrics, vol. 72: pp. 119~125. 1955.

31. S. Tanabe. Vitamin C Content of Mucous Membranes of Paranasal Sinuses. Otolaryngology (Tokyo), vol. 35: pp. 25~30. 1963.

15. 암

1. E. L. Kennaway et al. Effect of Aromatic Compounds upon the Ascorbic Acid Content of the Liver in Mice. Cancer Research, vol. 4: pp. 367~376. 1944.

M. Daff et al. Effect of Carcinogenic Compounds on the Ascorbic Acid Content of the Liver in Mice and Rats. Cancer Research, vol. 8: pp. 376~380. 1948.

G. A. Elson et al. Effect of 1:2:5 :6 Dibenzanthrene on the Ascorbic Acid Content of the Liver of Rats Maintained on High and Low Protein Diets. British Journal of Cancer, vol. 3: pp. 148~156. 1949.

D. Boyland et al. Stimulation of Ascorbic Acid Synthesis by Carcinogenic and Other Foreign Compounds. Biochemical Journal, vol. 81: pp. 163~168. 1961.

2. E. L. Kennaway et al. Carcinogenic Agents and the Metabolism of Ascorbic Acid in the Guinea Pig. British Journal of Cancer, vol. 9: pp. 606~610. 1955.

3. W. O. Russell et al. Studies on Methylcholanthrene Induction of Tumors in Scorbutic Guinea Pigs. Cancer Research, vol. 12: pp. 216~218. 1952.

T. R. Miller and B. Sokoloff. A Vitamin C-Free Diet in Radiation Therapy of Malignant Disease. Journal of Roentgenology, vol. 73: pp. 472~480. 1955.

4. W. G. Deucher. Vitamin C Metabolism in Tumor Patients. Strahlentherapie, vol. 67: pp. 143~151. 1940.

D. Palenque. On the Treatment of Chronic Myeloid Leukemia with Vitamin C. Semana Medica Espanola, vol. 6: pp. 101~105. 1943.

H. Schirmacher and J. Schneider. Limits and Possibilities of Supervitaminization for Inoperable and X-ray Resistant Carcinoma. Zeitschrift fur Geburtshilfe und Gynaekologie (Stuttgart), vol. 144: pp. 172~182. 1955.

E. Piche and K. Weghaupt. Treatment of Advanced Carcinomas of Female Genitalia with Large Doses of Vitamin A and C. Wiener Medizinische Wochenschrift, vol. 106: pp. 391~392. 1956.

S. B. Tagi-Zade. Vitamin C Metabolism in Cancer Patients During Radiotherapy. Meditsinskaia Radiologiia (Moskva), vol. 6: pp. 10~16. 1961.

T. Szenes. Effect Of Ascorbic Acid During Roentgen Irradiation Of Tumors. Strahlentherapie, vol. 71: pp. 463~471. 1942.

5. L. Benade, T. Howard and D. Burk. Synergistic Killing of Ehrlich Ascites Carcinoma Cells by Ascorbate and 3-Amino-1, 2, 4-Triazole. Oncology, vol. 23: pp. 33~43. 1969.

J. U. Schlegel et al. Studies in the Etiology and Prevention of Bladder Carcinoma. The Journal of Urology, vol. 101: pp. 317~324. 1969.

6. von Wendt. Zeitschrift fur die Gesamte Innere Medizin und Ihre Grenzgebiete (Stuttgart), vol. 4: 267. 1949. vol. 5: p. 255, 1950. vol. 6: pp. 255~256. 1951. Hippokrates (Stuttgart), H. 9, 1951.

L. Huber. Hypervitaminization with Vitamin A and Vitamin C: In Cases of Inoperable Cancer of the Uterus. Zentralblatt fur Gynaekologie, vol. 75: pp. 1771~1777. 1953.

E. Schneider. Vitamin C and A in Cancer. Deutsche Medizinische Wochenschrift, vol. 79: pp. 584~586. 1954.

Mechanism of Resistance to Cancer Shown by a Skin Reaction. Wiener Medizinische Wochenschrift, vol. 105: pp. 430~432. 1955. Hypervitamin Therapy of Cancer. Medizinische, pp. 183~187. 1956.

7. W. J. McCormick. Cancer: The Preconditioning Factor in Pathogenesis. Archives of Pediatrics, vol. 71: pp. 313~322. 1954. Cancer: A Collagen Disease, Secondary to a Nutritional Deficiency? Ibid., vol. 76: pp. 166~171. 1959.. Cancer: A Preventable Disease, Secondary to a Nutritional Deficiency. Clinical Physiology, vol. 5 : pp. 198~204. 1963.

8. A. Goth and I. Littmann. Ascorbic Acid Content in Human Cancer Tissue. Cancer Research, vol. 8: pp. 349~351. 1948.

9. F. L. Warren. Aerobic Oxidation of Aromatic Hydrocarbons in Presence of Ascorbic Acid. Biochemical Journal, vol. 37: pp. 338~341. 1943.

10. D. J. Stephen and E. E. Hawley. Portion of Reduced Ascorbic Acid in Blood. Journal of Biological Chemistry, vol. 115: pp. 653~658. 1936.

11. H. Eufinger and G. Gaehtgens. Effect of Vitamin C on the Pathologic Concentrations of White Blood Cells. Klinische Wochenschrift vol. 15: pp. 150~151. 1936.

H. Schnetz. Vitamin C and Leucocyte Numbers. Klinische Wochenschrift, vol. 17: pp. 267~269. 1938.

12. P. Plum and S. Thomsen. Remission in the Course of Aleukemic Leukemia. Ugeskrift for Laeger (Kobenhavn), vol. 98: pp. 1062~1067. 1936.

S. Heinild and Schiedt. Remissions During Course of Leukemia Treated with Ascorbic Acid. Ugeskrift for Laeger (Kobenhavn), vol. 98: pp. 1135~1136. 1936.

W. Thiele. Effect of Vitamin C on the White Blood Cells and Chronic Myeloid Leukemia. Klinische Wochenschrift, vol. 17: pp. 150~151. 1938.

C. L. C. van Nieuwenhuizen. Effect of Vitamin C on the Blood Picture of Patient with Leukemia. Nederlands Tijdschrift voor Geneeskunde (Amsterdam), vol. 7: pp. 896~902. 1943.

13. A. Vogt. Vitamin C Treatment of Chronic Leukemias. Deutsche Medizinische Wochenschrift, vol. 66: pp. 369~372. 1940.

E. D. Kyhos et al. Large Doses of Ascorbic Acid in Treatment of Vitamin C Deficiencies. Archives of Internal Medicine, vol. 75: pp. 407~412. 1945.

A. L. Waldo and R. E. Zipf. Ascorbic Acid Level in Leukemia Patients. Cancer, vol. 8: pp. 187~190. 1955.

14. E. Greer. Alcoholic Cirrhosis; Complicated by Polycythemia Vera and then Myelogenous Leukemia and Tolerance of Large Doses of Vitamin C. Medical Times (Manhasset), vol. 82: pp. 865~868. 1954.

16. 심혈관계 질환과 뇌졸중

1. J. F. Rinehart and S. R. Mettier. The Heart Valves and Muscle in Experimental Scurvy with Superimposed Infection. American Journal of Pathology, vol, 10: pp. 61~79. 1934.

2. M. L. Menten and C. G. King. The Influence of Vitamin C Level upon Resistance to Diphtheria Toxin. Journal of Nutrition, vol. 10: pp. 141~153. 1935.

3. S. Taylor. Scurvy and Carditis. Lancet, vol, 1: pp. 973~979. 1937.

4. J. C. Paterson. Some Factors in the Causation of Intimal Hemorrhages and in the Precipitation of Coronary Thrombi. Canadian Medical Association Journal, vol. 44: pp. 114~120. 1941.

5. R. W. Trimmer and C. J. Lundy. A Nutrition Survey in Heart Disease. American Practitioner, vol. 2: pp. 448~450. 1948.

6. G. C. Willis. An Experimental Study of the Intimal Ground Substance in Atherosclerosis. Canadian Medical Association Journal, vol. 69: pp. 17~22, 1953.

7. G. C. Willis et al. Serial Arteriography in Atherosclerosis. Canadian Medical Association Journal, vol. 71: pp. 562~568. 1954.

8. G. C. Willis and S. Fishman. Ascorbic Acid Content of Human Arterial Tissue. Canadian Medical Association Journal, vol. 72: pp. 500~503. 1955.

9. W. J. McCormick. Coronary Thrombosis: A New Concept of Mechanism and Etiology. Clinical Medicine, pp. 839~845. July 1957.

10. J. Vogel. The Pathological Anatomy of the Human Body. Philadelphia: Lea and Blanchard. 1847.

11. N. Anitschkow and S. Chalatow. Ueber Experimentelle Cholesterinsteatese und ihre Bedeutung fur die Entstehung Einigger Pathologischer Prozese. Zentralblatt Allgemeine Pathologie, vol. 24: p. 1. 1913.

12. R. R. Becker et al. Ascorbic Acid Deficiency and Cholesterol Synthesis. Journal American Chemical Society, vol. 75: p. 2020. 1953.

13. E. Ginter et al. The Effect of Chronic Hypovitaminosis C on the Metabolism of Cholesterol and Atherogenesis in Guinea Pigs. Journal of Atherosclerosis Research, vol. 10: pp. 341~352. 1969.

14. F. M. Dent et al. American Journal of Physiology, vol. 163: p. 700. 1950.

E. M. Dent and W. M. Booker. Federation Proceedings, vol. 10: p. 191. 1951.

W. M. Booker, et al. Cholesterol-Ascorbic Acid Relationship. American Journal of Physiology, vol. 189: pp. 335~337. 1957.

15. C. F. Shaffer. Ascorbic Acid and Atherosclerosis. American Journal of Clinical Nutrition, vol. 23: pp. 27~30. 1970.

16. V. N. Kolmakov. Effect of Vitamin C on Hypercholesterolemia in Fasting Rabbits. Voprosy Meditsinskoi Khimii (Moskva), vol. 3: pp. 414~419. 1957.

A. L. Myasnikov. Influence of Some Factors on Development of Experimental Cholesterol Atherosclerosis. Circulation, vol. 17: pp. 99~113. 1958.

R. N. Chakravarti et al. Studies in Experimental Atherosclerosis. Indian Journal of Medical Research, vol. 45: pp. 315~318. 1957.

H. K. Datey et al. Ascorbic Acid and Experimental Atherosclerosis. Journal of the Association of Physicians of India (Bombay), vol. 16: pp. 567~570. 1968.

B. Sokoloff et al. Aging, Atherosclerosis and Ascorbic Acid Metabolism. Journal American Geriatric Society, vol. 14: pp. 1239~1260. 1966.

17. S. Banerjee and A. Baudyopadhyay. Plasma Lipids in Scurvy: Effect of Ascorbic Acid Supplement and Insulin Treatment. Proceedings Society Experimental Biology and Medicine, vol. 112: pp. 372~374. 1963.

E. Ginter et al. Influence of Chronic Vitamin C Deficiency on Composition of Blood Serum. Journal of Nutrition, vol. 99: pp. 261~269. 1969.

18. C. Sitaramayya and T. Ali. Studies on Experimental Hypercholesterolemia and Atherosclerosis. Indian Journal of Physiology and Pharmacology (Lucknow), vol. 6: pp. 192~204. 1962.

19. K. R. Sebrov. Prophylaxis and Treatment of Arteriosclerosis with Ascorbic Acid. Terapevticheskii Arkhiv (Moskva), vol. 28: pp. 58~65. 1956.

V. T. Uverskaia. Influence of Ascorbic Acid on Cholesterolemia and Acid-Base Balance in Patients with Hypertensive Disease and Atherosclerosis. Trudy Leningradskogo Sanitarnogigienicheskogo Meditsinskego Instituta, vol. 40: pp. 150~158. 1958.

E. P. Federova. Long Term Ascorbic Acid Therapy for Patients with Coronary Atherosclerosis. Sovetskaia Meditsina (Moskva), vol. 25: pp. 56~60. 1960.

I. A. Tiapina. The Effect of Ascorbic Acid on Blood Lipids in Essential Hypertension and Atherosclerosis. Cor et Vasa (Praha), vol. 3: pp. 98~106. 1961.

J. T. Anderson and A. Keys. Safflower Oil, Hydrogenated Safflower Oil and Ascorbic Acid Effects on Serum Cholesterol in Man. Federation Proceedings (Bethesda), vol. 16: p. 380. 1957.

A. Cortinovis et al. Ascorbic Acid and Atherosclerosis. Giornale di Gerontologia (Firenze), vol. 8: pp. 28~31. 1960.

B. Sokoloff et al. Effect of Ascorbic Acid on Certain Blood Fat Metabolism Factors in Animals and Man. Journal of Nutrition, vol. 91: pp. 107~118. 1967.

20. G. C. Willis. The Reversibility of Atherosclerosis. Canadian Medical Association Journal, vol. 77: pp. 106~109. 1957.

R. O. Mumma. Ascorbic Acid as a Sulfating Agent. Biochimica et Biophysica Acta, vol. 165 : pp. 571~573. 1968.

R. O. Mumma et al. L-Ascorbic Acid 3-Sulfate, Preparation and Characterization. Carbohydrate Research, vol. 19: pp. 127~132. 1971.

R. O. Mumma and A. J. Verlangieri. In Vivo Sulfation of Cholesterol by Ascorbic Acid 3-Sulfate as a Possible Explanation for the Hypocholestemic Effects of Ascorbic Acid. Federation Proceedings, vol. 30, No. 2, March-April 1971.

C. R. Spittle. Atherosclerosis and Vitamin C. Lancet, vol. 2 pp. 1280~1281. 1971.

E. M. Baker, III. Ascorbate Sulfate: A Urinary Metabolite of Ascorbic Acid in Man. Science, vol. 173: pp. 826~827. 1971.

21. S. Lindsay and I. L. Chaikoff. Naturally Occurring Arterio-sclerosis in Non-Human Primates. Journal Atherosclerosis Research, vol. 61: pp. 36~61. 1966.

22. C. Sitaramayya and T. Ali. Studies on Experimental Hypercholesterolemia and Atherosclerosis. Indian Journal of Physiology and Pharmacology, vol. 6: pp. 192~204. 1962.

23. R. Tislowitz. Comptes Rendus des Séances dela Société Biologie et de Ses Filiales (Paris), vol. 121: pp. 914~916. 1936.

M. A. Abbasy. The Diuretic Action of Vitamin C. Biochemical Journal, vol. 31: pp. 339~342. 1937.

24. W. Evans. Vitamin C in Heart Failure. Lancet, vol. 1: pp. 308~309. 1938.

25. C. F. Shaffer. The Diuretic Effect of Ascorbic Acid. Journal American Medical Association, vol. 124: pp. 700~701. 1944. Ascorbic Acid as a Diuretic. Lancet, vol. 2: p. 186. 1944.

C. F. Shaffer et al. The Use of Oral Mercuhydrin Combined with Ascorbic Acid in Cardiac Decompensation. American Journal Medical Sciences, vol. 219: pp. 674~678. 1950.

G. R. Kenawy et al. Studies on the Diuretic Action of Vitamin C in Normal Animals and Human Beings and Its Clinical Value in Pathological Retention of Water. Internationale Zeitschrift fur Vitaminforschung (Bern), vol. 24: pp. 40~61. 1952.

26. I. M. Scheinker. Changes in Cerebral Veins in Hypertensive Brain Disease and Their Relation to Cerebral Hemorrhage. Archives of Neurology and Psychiatry, vol. 54: pp. 395~408. 1945.

27. E. T. Gale and M. W. Thewlis. Vitamin C and P in Cardiovascular and Cerebrovascular Disease. Geriatrics, vol. 8: pp. 80~87. 1953.

28. I. Stone. On the Genetic Etiology of Scurvy. Acta Geneticae Medicae et Gemellologiae, vol. 15: pp. 345~350. 1966.

17. 관절염과 류마티스

1. Arthritis. Public Health Service Publication No. 1444-A, U. S. Department of Health, Education and Welfare, Washington, D. C. April 1966.

2. J. M. Rivers. Ascorbic Acid in Metabolism of Connective Tissue. New York State Journal of Medicine, vol. 65: pp. 1235~1238. 1965.

3. W. V. Robertson. The Biochemical Role of Ascorbic Acid in Connective Tissue. Annals New York Academy of Sciences, vol. 92: pp. 159~167. 1961.

4. S. Udenfriend. Formation of Hydroxyproline in Collagen. Science, vol. 152: pp. 1335~1340. 1966.

5. N. Stone and A. Meister. Function of Ascorbic Acid in the Conversion of the Proline to Collagen Hydroxyproline. Nature, vol. 194: p. 555. 1962.

6. J. F. Rinehart. Further Observations on Pathologic Similarities between Experimental Scurvy Combined with Infection and Rheumatic Fever. Journal of Experimental Medicine, vol. 59: pp. 97~114 (with 11 Plates). 1934.

   J. F. Rinehart. Studies Relating Vitamin C Deficiency to Rheumatic Fever and Rheumatoid Arthritis: Experimental, Clinical and General Considerations. I. Rheumatic Fever. Annals Internal Medicine, vol. 9: pp. 586~599. 1935. II. Rheumatoid (Atrophic) Arthritis, Ibid. vol. 9: pp. 671~689. 1935.

   J. F. Rinehart. An Outline of Studies Relating Vitamin C Deficiency in Rheumatic Fever. Journal of Laboratory and Clinical Medicine, vol. 21: pp. 597~608. 1936.

   J. F. Rinehart et al. Reduced Ascorbic Acid Content of Blood Plasma in Rheumatoid Arthritis. Proceedings Society Experimental Biology and Medicine, vol. 35: pp. 347~352. 1936.

   J. F. Rinehart. Vitamin C and Rheumatic Fever. International Clinics, vol. 2: pp. 22~35. 1937.

   J. F. Rinehart, et al. Metabolism of Vitamin C in Rheumatoid Arthritis. Archives of Internal Medicine, vol. 61: pp. 537~561. 1938.

7. M. A. Abbasy et al. Vitamin C and Juvenile Rheumatism. Lancet, vol. 2: pp. 1413~1417. 1936.

   L. J. Harris et al. Vitamin C and Infection. Lancet, vol. 2: pp. 177~180. 1937.

   M. A. Abbasy et al. Excretion of Vitamin C in Pulmonary Tuberculosis and in Rheumatoid Arthritis. Lancet, vol. 2: pp. 181~183. 1937.

   L. J. Harris et al. Influence of Infection on the Vitamin C Content of the Tissues of Animals. Lancet, vol. 2: pp. 183~186. 1937.

   G. Mouriquand et al. Osteoses and Penosteoses from Chronic Dietary Deficiencies. Presse Medicate, No. 81: pp. 1419~1420. October 9, 1937.

   A. D. Kaiser. Rheumatic Infection: Is Vitamin C Deficiency a Factor? New York State Journal of Medicine, vol. 38: pp. 868~873. 1938.

   A. D. Kaiser and B. Slavin. The Incidence of Hemolytic Streptococci in the Tonsils of Children as Related to the Vitamin C Content of Tonsils and Blood. Journal of Pediatrics, vol. 13: pp. 322~333. 1938.

   A. K. Sherwood. Vitamin C and Arthritis. Northwest Medicine, vol. 37: pp. 288~289. 1938.

   T. Mouriquand. Chronic Rheumatism and Avitaminosis. Annales de Médecine, vol. 46: pp. 249~266. 1939~40.

8. C. B. Perry. Rheumatic Heart Disease and Vitamin C. Lancet, vol. 2: pp. 426~427. 1935.

   M. P. Schultz. Cardiovascular and Arthritic Lesions in Guinea Pigs with Chronic Scurvy and Hemolytic Streptococcic Infections. Archives of Pathology, vol. 21: pp. 472~495. 1936.

   J. Sendroy, Jr., and M. P. Schultz. Studies of Ascorbic Acid and Rheumatic Fever. Journal of Clinical Investigation, vol. 15: pp. 369~383. 1936.

9. M. P. Schultz. Studies on Ascorbic Acid and Rheumatic Fever. II. Test of Prophylactic and Therapeutic

Action of Ascorbic Acid. Journal of Clinical Investigation, vol. 15: pp. 385~391. 1936.

10. F. H. Mosse. A Case of Rheumatic Fever Treated with Vitamin C. Chinese Medical Journal, vol. 53: pp. 72~77. 1938.

11. M. G. Hall et al. The Vitamin C Requirement in Rheumatoid Arthritis. Annals Internal Medicine, vol. 13: pp. 415~423. 1939.

12. R. H. Jacques. Relation Between Reduced Ascorbic Acid Levels of the Blood Plasma and Rheumatoid Arthritis. Journal of Bone and Joint Surgery, vol. 22: pp. 324~326. 1940.

13. I. M. Vilyanski. Ascorbic Acid Therapy and Acute Articular Rheumatism. Klinicheskaia Meditsina (Moskva), vol. 19: p. 121. 1941.

14. R. H. Freyberg. Treatment of Arthritis with Vitamin and Endocrine Preparations. Emphasis of Their Limited Value. Journal American Medical Association, vol. 119: pp. 1165~1167. 1942.

15. E. F. Trant and F. L. Matousek. The Relation of Ascorbic Acid to Chronic Arthritis. Illinois Medical Journal, vol. 95: pp. 38~39. 1949.

16. J. F. Rinehart. Rheumatic Fever and Nutrition. Annals Rheumatic Diseases (London), vol. 3: pp. 154~167. 1943.

17. B. F. Massell. Antirheumatic Activity of Ascorbic Acid in Large Doses. New England Journal of Medicine, vol. 242: pp. 614~615. 1950.

18. H. Baufeld. Ascorbic Acid in the Treatment of Polyarthritis. Deutsche Gesundheitswesen (Berlin), vol. 7: p. 1077. 1952.

19. E. Greer. A Current Case of Rheumatic Fever. Medical Times, vol. 81: pp. 483~484. 1953.

20. W. J. McCormick. The Rheumatic Diseases: Is There a Common Etiologic Factor? Archives of Pediatrics, vol. 72: pp. 107~112. 1955.

21. E. K. Afanasieva. The Role of Ascorbic Acid in the Prophylaxis and Therapy of Rheumatic Fever. Trudy Leningradskogo Sanitarnogigienicheskogo Meditsinskogo Instituta, vol. 48: pp. 34~43. 1959.

18. 노화

1. J. Bjorksten. Dr. Shannon Is Unhappy. The Chemist, pp. 377~379. October 1965.

J. Bjorksten. Aging, Primary Mechanism. Gerontologia, vol. 8: pp. 179~192. 1963.

2. I. Stone. The Genetic Disease Hypoascorbemia. A Fresh Approach to an Ancient Disease and Some of Its Medical Implications. Acta Geneticae Medicae et Gemellologiae, vol. 16: pp. 52~62. 1967.

3. F. Verzár. The Aging of Collagen. Scientific American, p. 104. April 1963.

J. Bjorksten. Aging: Present Status of Our Chemical Knowledge. Journal American Geriatric Society, vol. 10: pp. 125~139. 1962.

E. M. Sinex. Biochemistry of Aging. Science, vol. 134: pp. 1402~1405. 1961.

A. Harman. Aging: A Theory Based on Free Radical and Radiation Chemistry. Journal of Gerontology, vol. 11: pp. 298~300. 1952.

H. G. Fels. Molecular Aging and Senescence. Gerontologia, vol. 12: pp. 109~121. 1966.

W. Reichel. The Biology of Aging. Journal of the American Geriatrics Society, vol. 14: pp. 431~446. 1960.

4. F. M. Sinex. Aging and the Lability of Irreplaceable Molecules. Journal of Gerontology, vol. 12: pp. 191~197. 1957.

A. Aslan and A. Vrabiesco. A Study of the Evolution in Regard to Age of Certain Physical Constants of Collagen. Gerontologia, vol. 11: pp. 34~44. 1965.

F. Verzár and H. Spichtin. The Role of the Pituitary in Aging of Collagen. Gerontologia, vol. 12: pp.

48~56. 1966.

C. D. Nordschow. Aspects of Aging in Human Collagen: An Exploratory Thermoelastic Study. Experimental and Molecular Pathology, vol. 5: pp. 350~373. 1966.

R. Goodman. Speculations on Vascular Changes With Age. Journal of the American Geriatrics Society, vol. 18: pp. 765~779. 1970.

5. A. L. Tappel. Will Antioxidant Nutrients Slow Aging Processes? Geriatrics, vol. 23: pp. 97~105. 1968.

6. A. Comfort. Gerontology: Antioxidants Slow Aging. Chemical and Engineering News, p. 13. September 1, 1969.

7. B. Sokoloff et al. Aging, Atherosclerosis and Ascorbic Acid Metabolism. Journal of the American Geriatrics Society. vol. 14: pp. 1239~1260. 1966.

8. M. Yavorsky et al. The Vitamin C Content of Human Tissues. Journal of Biological Chemistry, vol. 106: pp. 525~529. 1934.

E. A. Rafsky and B. Newman. Vitamin C Studies in the Aged. American Journal of Medical Sciences, vol. 201: pp. 749~756. 1941.

M. W. Thewlis and E. T. Gale. Nutrition in the Aged. Journal of the American Institute of Homeopathy, vol. 40: pp. 266~268. 1947.

H. D. Chope. Relation of Nutrition to Health in Aging Persons. California Medicine, vol. 81: pp. 335~338. 1954.

H. D. Chope and L. Breslow. Nutritional Status of the Aging. American Journal of Public Health, vol. 46: pp. 61~67. 1956.

A. F. Morgan. Nutritional Status of Aging. Journal of Nutrition, vol. 55: pp. 431~448. 1955.

9. K. W. Denson and E. F. Bowers. The Determination of Ascorbic Acid in White Blood Cells. Clinical Science, vol. 21: pp. 157~162. 1961.

E. F. Bowers and M. M. Kubik. Vitamin C Levels in Old People and the Response to Ascorbic Acid. British Journal of Clinical Practice, vol. 19: pp. 141~147. 1965.

B. I. Smolianski. Vitamin C. Requirements in Early and Advanced Old Age. Voprosy Pitanii (Moskva), vol. 24: pp. 23~26. 1965.

J. Andrews and M. Brook. Leucocyte-Vitamin C Content and Clinical Signs in the Elderly. Lancet, vol. 1: pp. 1350~1351. 1966.

J. Andrews et al. Influence of Abode and Season on the Vitamin C Status of the Elderly. Gerontologia Clinica (Basel), vol. 8: pp. 257~266. 1966.

D. J. O'Sullivan, et al. Ascorbic Acid Deficiency in the Elderly. Irish Journal of Medical Science, vol. 1: pp. 151~156. 1968.

M. L. Mitra. Vitamin C Deficiency in the Elderly and Its Manifestations. Journal American Geriatrics Society, vol. 18: pp. 67~71. 1970

10. G. E. Slotkin and R. S. Fletcher. Ascorbic Acid in Pulmonary Complications Following Prostatic Surgery: A Preliminary Report. Journal of Urology, vol. 52: pp. 566~569. 1944.

11. B. L. Smolyanskii. Effect of Ascorbic Acid on Functional State of Adrenal Cortex in Elderly Persons. Terapevticheskii Arkhiv, vol. 35: pp. 71~77. 1963.

B. K. Patnaik. Change in the Bound Ascorbic Acid Content of Muscle and Liver of Rats in Relation to Age. Nature, vol. 218: p. 393. 1968.

19. 알레르기 질환

1. S. Raffel and R. R. Madison. The Influence of Ascorbic Acid on Anaphylaxis in Guinea Pigs. Journal of

Infectious Diseases, vol. 63: pp. 71~76. 1938.

M. Walzer. A Critical Review of the Recent Literature on Vitamin C in Relation to Hypersensitiveness. Journal of Allergy, vol. 10: pp. 72~94. 1938.

2. G. Pacheco and M. Para. Vitamine C et Anaphylaxie. Comptes Rendus des Séances de la Société de Biologie et de Ses Filiales, vol. 129: pp. 419~421. 1938.

H. Yoshikawa. On the Antiallergic Effect of Vitamin C. Nagasaki Igakkai Zassi, vol. 17: pp. 165~168. 1938.

3. S. Yokoyama. On the Influence of Vitamine C on Anaphylactic Shock. Kitasato Archives of Experimental Medicine, vol. 17: pp. 17~37. 1940.

H. M. Guirgis. Anti-anaphylactic Effect of Vitamin C in the Guinea Pig. Journal of Pharmacy and Pharmacology, vol. 17: p. 387. 1965.

W. Dawson and G. B. West. The Influence of Ascorbic Acid on Histamine Metabolism in Guinea Pigs. British Journal of Pharmacology, vol. 24: pp. 725~734. 1965.

4. B. Csaba and S. Toth. The Effect of Ascorbic Acid on Anaphylactic Shock in Dogs. Journal of Pharmacy and Pharmacology, vol. 18: p. 325. 1966.

H. Herxheimer. Protection against Anaphylactic Shock by Various Substances. British Journal of Pharmacology, vol. 10: pp. 160~163. 1955.

5. H. N. Holmes and W. Alexander. Hay Fever and Vitamin C. Science, vol. 96: pp. 497~499. 1942.

H. N. Holmes. Food Allergies and Vitamin C. Annals of Allergy, vol. 1: p. 235. 1943.

R. Korbsch. Cevitamic Acid Therapy of Allergic Inflammatory Conditions. Medizinische Klinik, vol. 34: p. 1500. 1938.

6. L. Pelner. The Importance of Vitamin C in Bodily Defenses. Annals of Allergy, vol. 2: pp. 231~232. 1944.

I. Pelner. Sensitivity to Sulfonamide Compounds Avoided by Combined Use with Ascorbic Acid. New York State Journal of Medicine, vol. 43: p. 1874. 1943.

L. Pelner. The Effect of Ascorbic Acid in the Sensitivity to Salicylates in a Case of Rheumatic Fever. Journal of Laboratory and Clinical Medicine, vol. 28 : pp. 28~30. 1942.

7. S. Hebald. Clinical Evaluation of Ascorbic Acid in the Treatment of Hay Fever. Journal of Allergy, vol. 15: pp. 236~238. 1944.

D. L. Engelsher. Questionable Value of Vitamin C for Hay Fever. Journal American Medical Association, vol. 126: p. 318. 1944.

8. S. Ruskin. High Dosage Vitamin C in Allergy. American Journal of Digestive Diseases, vol. 12: pp. 281~313. 1945.

S. Friedlander and S. M. Feinberg. Vitamin C in Hay Fever: Therapy and Blood Levels. Journal of Allergy, vol. 16: pp. 140~145. 1945.

9. S. Ruskin. Sodium Ascorbate in the Treatment of Allergic Disburbances. The American Journal of Digestive Diseases, vol. 14: pp. 302~306. 1947.

S. Ruskin. The Epinephrine Potenticity Effect of Sodium Ascorbate in Allergy. Eye, Ear, Nose and Throat Monthly, vol. 27: pp. 63~69. 1948.

E. A. Brown and S. Ruskin. The Use of Cevitamic Acid in the Symptomatic and Coseasonal Treatment of Pollinosis. Annals of Allergy, vol. 7: pp. 65~70. 1949.

10. G. A. Goldsmith et al. Vitamin C (Ascorbic Acid) Nutrition in Bronchial Asthma. Archives of Internal Medicine, vol. 67: pp. 597~608. 1941.

N. B. Silbert. Vitamin C. Critical Review. Medical Times, vol. 79: pp. 370~376. 1951.

11. W. Dawson and G. B. West. The Nature of the Antagonism of Bronchospasm in the Guinea

Pig by Ascorbic Acid. Journal of Pharmacy and Pharmacology, vol. 17: pp. 595~596, 1965. W. Dawson et al. Actions of Sodium Ascorbate on Smooth Muscle. British Journal Pharmacology and Chemotherapeutics, vol. 31: pp. 269~275. 1967.

20. 안 질환

1. H. Heath. Distribution and Possible Functions of Ascorbic Acid in the Eye. Experimental Eye Research, vol. 1: pp. 362~367. 1962.

2. E. Linnér. Intraocular Pressure Regulation and Ascorbic Acid. Acta Societatis Medicorum Upsaliensis (Stockholm), vol. 69: pp. 225~232. 1964.

 E. Linnér. The Pressure Lowering Effect of Ascorbic Acid in Ocular Hypertension. Acta Ophthalmologica, vol. 47: pp. 685~689. 1969.

3. M. Virno et al. Sodium Ascorbate as an Osmotic Agent to Reduce Intracranial and Intraocular Pressures. Policlinico Sezione Pratica (Rome), vol. 72: pp. 1746~1752. 1965.

 J. Virno et al. Sodium Ascorbate as an Osmotic Agent in Glaucoma. Bollettino d'Oculistica (Bologna), vol. 44: pp. 542~550. 1965.

 M. Virno et al. Intravenous Glycerol-Vitamin C (Sodium Salt) as Osmotic Agents to Reduce Intraocular Pressure, American Journal of Ophthalmology, vol. 62: pp. 824~833. 1966.

 M. Virno et al. Oral Treatment of Glaucoma with Vitamin C. The Eye, Ear, Nose and Throat Monthly, vol. 46: pp. 1502~1508. 1967.

 M. Virno et al. Hypotensive Intraocular Effects of High Oral Doses of Ascorbic Acid in Glaucoma Therapy. Bollettino d'Oculistica (Bologna), vol. 46: pp. 259~274. 1967.

4. G. B. Bietti. The Value of Osmotic Hypotonizing Means for the Treatment of Ocular Hypertension. Transactions Ophthalmological Societies United Kingdom, vol. 86: pp. 247~254. 1966.

 G. B. Bietti. Further Contributions on the Value of Osmotic Substances as Means to Reduce Intra-Ocular Pressure. Transactions Ophthalmological Society of Australia, vol 26: pp. 61~71. 1967.

 A. Missiroli et al. Therapeutic Possibilities of Oral Glycerol Ascorbic Acid in Treatment of Glaucoma. Bollettino d'Oculistica (Bologna), vol. 46: pp. 877~890. 1967.

 R. Neuschuler et al. Retinal Arterial Pressure in Normal Subjects with Oral Glycerol and Intravenous Sodium Ascorbate. Bollettino d'Oculistica, vol. 46: pp. 865~876. 1967.

 A. Missiroli et al. Ocular Tension and Ascorbic Acid Content of Aqueous Humor. Bollettino d'Oculistica, vol. 47: pp. 32~40. 1968.

 J. Pecori Giraldi et al. Ascorbic Acid Content of Aqueous Humor and Blood Serum after Oral Administration of Vitamin C to Rabbits. Bollettino d'Oculistica, vol. 47: pp. 227~234. 1968.

 G. B. Bietti. Vitamin C as an Intraocular Pressure Lowering Agent. Bericht; Deutsche Ophthalmologische Gesellschaft (Mimchen), vol. 68: pp. 190~206. 1968.

5. C. Hilsdorf. On the Decrease in Intraocular Pressure with Intravenous Sodium Ascorbate. Monatsblatter fur Augenheilkunde, vol. 150: pp. 352~358. 1967.

 R. EsUa et al. Effect of Ascorbic Acid on Intraocular Pressure and Aqueous Humor of Rabbit Eye. Acta Ophthalmologica (Kobenhavn), vol. 44: pp. 631~636. 1966.

6. Summary of Progress in Eye Disorders. Revised 1966. Public Health Service Publication No. 1155, U. S. Department of Health, Education and Welfare, Washington, D. C., p. 5.

7. Eye Lenses Are Made lip of Protein Helixes. Chemical and Engineering News, p. 44. April 5, 1965.

8. Z. Dische and H. Zil. Studies on the Oxidation of Cysteine to Cystine in Lens Proteins during Cataract Formation. American Journal of Ophthalmology, vol. 38: pp. 104~113. 1951.

9. H. V. Nema and S. P. Srivastava. Ascorbic Acid in Aqueous and Serum in Normal and Mature Cataractous Indian Patients. Journal All-India Ophthalmological Society, vol. 11: pp. 58~61. 1963.

D. P. Sinha and K. P. Sinha. Observations on Glutathione and Ascorbic Acid Content in Human and Cataractous Lens. Journal Indian Medical Association, vol. 46: pp. 646~649. 1966.

R. N. Consul and P. N. Nagpal. Quantitative Study of the Variations in the Levels of Glutathione and Ascorbic Acid in Human Lenses with Senile Cataract. The Eye, Ear, Nose and Throat Monthly, vol. 47: pp. 336~339. 1968.

10. T. K. Lyle and D. W. McLean. Vitamin C (Ascorbic Acid) Its Therapeutic Value in Inflammatory Conditions of the Cornea. British Journal of Ophthalmology, vol. 25: pp. 286~295. 1941.

T. C. Summers. Penicillin and Vitamin C in the Treatment of Hypopyon Ulcer. British Journal of Ophthalmology, vol. 30: pp. 128~134. 1946.

T. A. S. Boyd and F. W. Campbell. Influence of Ascorbic Acid on the Healing of Corneal Ulcers in Man. British Medical Journal, vol. 2: pp. 1145~1148. 1950.

F. W. Campbell and I. D. Ferguson. The Role of Ascorbic Acid in Corneal Vascularization. British Journal of Ophthalmology, vol. 34: pp. 329~334. 1950.

F. W. Campbell et al. Ascorbic Acid and Healing of Heat Injuries in the Guinea Pig Cornea. British Journal of Nutrition, vol. 4: pp. 32~42. 1950.

T. A. S. Boyd. Influence of Local Ascorbic Acid Concentrations on the Collagenous Tissue Healing in the Cornea. British Journal of Ophthalmology, vol. 39: pp. 204~214. 1955.

11. V. Muhlmann et al. Vitamin C Therapy of Incipient Senile Cataract. Archives de Oftalmologia de Buenos Aires, vol. 14: pp. 552~575. 1939.

S. M. Bouton, Jr. Vitamin C and the Aging Eye. Archives of Internal Medicine, vol. 63: pp. 930~945. 1939.

D. T. Atkinson. Malnutrition as an Etiological Factor in Senile Cataract. The Eye, Ear, Nose and Throat Monthly, vol. 31: pp. 79~83. 1952.

12. G. Erlanger. Iontophoresis, a Scientific and Practical Tool in Ophthalmology. Ophthalmologica, vol. 128: pp. 232~246. 1954.

13. J. C. Weber and F. M. Wilson. Biochemical Studies of Subretinal Fluid. Archives of Ophthalmology, vol. 71: pp. 556~557. 1964.

21. 궤양

1. D. T. Smith and M. McConkey. Peptic Ulcers (Gastric, Pyloric and Duodenal): Occurrence in Guinea Pigs on a Diet Deficient in Vitamin C. Archives of Internal Medicine, vol. 51: pp. 413~426. 1933.

H. Hanke. The Role of Vitamin C Deficiency in Gastric Ulcers. Deutsche Zeitschrift fur Chirurgie, vol. 249: pp. 213~223. 1937.

2. H. E. Archer and George Graham. The Subscurvy State in Relation to Gastric and Duodenal Ulcer. Lancet, vol. 2: pp. 364~367. 1936.

T. H. Ingalls and H. A. Warren. Asymptomatic Scurvy. Its Relation to Wound Healing and Its Incidence in Patients with Peptic Ulcer. New England Journal of Medicine, vol. 217: pp. 443~446. 1937.

B. Portnoy and J. F. Wilkinson. Vitamin C Deficiency in Peptic Ulceration and Haematemosis. British Medical Journal, vol. 1: pp. 554~560. 1938.

H. A. Warren et al. Ascorbic Acid Requirements in Patients with Peptic Ulcer. New England Journal of Medicine, vol. 220: pp. 1061~1063. 1939.

H. Field, Jr. et al. Vitamins in Peptic Ulcer. Annals of Internal Medicine, vol. 14: pp. 588~592. 1940.

J. B. Ludden et al. Studies on Ascorbic Acid Deficiency in Gastric Diseases: Incidence, Diagnosis and Treatment. American Journal of Digestive Diseases, vol. 8: pp. 249~252. 1941.

J. H. Roe et al. The Relation of Nutrition to Gastric Function, II. The Effect of Vitamin C Deficiency. American Journal of Digestive Diseases, vol. 8: pp. 261~266. 1941.

V. M. Crescenzo and D. Cayer. Plasma Vitamin C Levels in Patients with Peptic Ulcer. Gastroenterology, vol. 8: pp. 757~761. 1947.

L. A. Rosenblum. Management of Peptic Ulcer with Unrestricted Diet and a New Combination of Therapeutic Agents. The American Journal of Gastroenterology, vol. 28: pp. 507~517. 1957.

E. C. Nash. A Comparative Study of an Antacid with and without Vitamin C in the Treatment of Peptic Ulcer. American Practitioner and Digest of Treatments, vol. 3: pp. 117~120. 1952.

C. Debray et al. Treatment of Gastro-Duodenal Ulcers with Large Doses of Ascorbic Acid. Semaine Thérapeutique (Paris), vol. 44: pp. 393~398. 1968.

R. L. Russell et al. Ascorbic Acid Levels in Leucocytes of Patients with Gastrointestinal Hemorrhage. Lancet, vol. 2: pp. 603~606. 1968.

3. J. Nasio. Effect of Ascorbic Acid upon Cinchophen Experimental Peptic Ulcer. The Review of Gastroenterology, vol. 14: pp. 340~344. 1947.

E. Aron. Protective Effect of Ascorbic Acid on Drug Induced Peptic Ulcers. Thérapie (Paris), vol. 13: 185~190. 1958.

R. I. Russell and A. Goldberg. Effect of Aspirin on the Gastric Mucosa of Guinea Pigs on a Scorbutogenic Diet. Lancet, vol. 2: pp. 606~608. 1968.

4. S. Lazarus. Vitamin C Nutrition in Haematemesis and Malaena. British Medical Journal vol. 2: pp. 1011~1015 1937.

E. deJ. Zerbini. Vitamin C in Gastric Resection for Peptic Ulcer. Archives of Surgery, vol. 54: pp. 117~120. 1947.

J. M. Williamson et al. Leucocyte Ascorbic Acid Levels in Patients with Malabsorption or Previous Gastric Surgery. British Medical Journal, vol. 2: pp. 23~25. 1967.

M. M. Cohen. Leucocyte Ascorbic Acid Levels. British Medical Journal, vol. 2: p. 243. 1967.

W. P. Small and W. Sircus. Leucocyte Ascorbic Acid Levels. British Medical Journal, vol. 2: pp. 375~376 1967. Malabsorption, Gastric Surgery and Ascorbic Acid Nutrition Reviews, vol. 25: pp. 237~239. 1967.

M. M. Cohen and A. M. Duncan. Ascorbic Acid Nutrition in Gastroduodenal Disorders. British Medical Journal vol 4: pp. 516~518. 1967.

R. Esposito and R. Valentini. Vitamin C and Gastroduodenal Disorders. British Medical Journal, vol. 5 : p. 118. 1968.

5. Peptic Ulcer. Public Health Service Publication No. 280, Revised 1965, U. S Department of Health, Education and Welfare, Washington, D. C.

The Medical Letter on Drugs and Therapeutics, vol. 11 No. 26, December 26, 1969. Drug and Therapeutic Information Inc., 305 East 45 Street, New York, N. Y. 10017.

22. 신장과 방광 질환

1. J. U. Schlegel et aL The Role of Ascorbic Acid in the Prevention of Bladder Tumor Formation. Transactions of the American Association of Genito-Urinary Surgeons vol 61. pp. 85~89. 1969.

J. U. Schlegel et al. Studies in the Etiology and Prevention of Bladder Carcinoma. Journal of Urology, vol. 101: pp. 317~324. 1969.

2. P. Dite et al. Changes in Plasma Levels of Vitamin C during Hemodialysis in Patients with Chronic

Uremia. La Tunisie Médicate, vol. 46 : pp. 329~335. 1968.

J. F. Sullivan and A. B. Eisenstein. Ascorbic Acid Depletion in Patients Undergoing Chronic Hemodialysis. The American Journal of Clinical Nutrition, vol. 23: pp. 1339~1346. 1970.

M. F. Mason et al. Effect of p-Aminobenzoic Acid and Vitamin C upon Duration of Survival of Nephrectomized Rats. Proceedings Society Experimental Biology and Medicine, vol. 75: pp. 303~304. 1950.

3. S. N. Gershoff. The Formation of Urinary Stones. Metabolism, vol. 13: pp. 875~887. 1964.

K. Lonsdale. Human Stones. Science, vol. 159: pp. 1199~1207 1968.

4. W. J. McCormick. Lithogenesis and Hypovitaminosis. Medical Record, vol. 159 pp. 410~413. 1946.

5. M. Frank et al. Prevention of Urolithiasis. Archives of Environmental Health, vol. 13: pp. 625~630. 1966.

6. M. P. Lamden and G. A. Chrystowski. Urinary Oxalate Excretion by Man Following Ascorbic Acid Ingestion, Proceedings Society Experimental Biology and Medicine, vol. 85: pp. 190~192. 1954.

K. Takenouchi et al. On the Metabolites of Ascorbic Acid, Especially Oxalic Acid, Eliminated in Urine, Following Administration of Large Amounts of Ascorbic Acid. Journal of Vitaminology, vol. 12: pp. 49~58. 1966.

H. Takaguchi et al. Urinary Oxalic Acid Excretion by Man Following Ingestion of Large Amounts of Ascorbic Acid. Journal of Vitaminology, vol. 12: pp. 307~312. 1966.

M. El-Dakhakhny and M. El-Sayed. The Effect of Some Drugs on Oxalic Excretion in Urine. Arzneimittel-Forschung (Aulendorf), vol. 20: pp. 264~267. 1970.

23. 당뇨병과 저혈당

1. O. A. Bessey et al. Pathologic Changes in the Organs of Scorbutic Guinea Pigs. Proceedings Society for Experimental Biology and Medicine, vol. 31: pp. 455~460. 1934.

A. Sigal and C. G. King. The Relationship of Vitamin C to Glucose Tolerance in the Guinea Pig. Journal of Biological Chemistry, vol. 116: pp. 489~492. 1936.

A. Sigal and C. G. King. Influence of Vitamin C Deficiency upon Resistance of Guinea Pigs to Diphtheria Toxin Glucose Tolerance, Journal of Pharmacology and Experimental Therapeutics, vol. 61: p. 1~9. 1937.

2. S. Banerjee. Vitamin C and Carbohydrate Metabolism. Nature, vol. 152: p. 329. 1943.

S. Banerjee. Vitamin C and Carbohydrate Metabolism. Part I. Effect of Vitamin C on the Glucose Tolerance Test in Guinea Pigs. Annals of Biochemistry and Experimental Medicine, vol. 3: pp. 157~164. 1943.

S. Banerjee. Part II. Effect of Vitamin C on the Glycogen Value of the Liver of Guinea Pigs. Annals of Biochemistry and Experimental Medicine, vol. 3: pp. 165~170. 1943.

S. Banerjee. Part IV. Effect of Vitamin C on the Insulin Content of the Pancreas of Guinea Pigs, Annals of Biochemistry and Experimental Medicine, vol. 4: pp. 33~36. 1944.

S. Banerjee. Part V. Effect of Vitamin C on the Histology of the Pancreas of Guinea Pigs. Annals of Biochemistry and Experimental Medicine, vol. 4: pp. 37~40. 1944.

S. Banerjee and N. C. Ghosh. Relation of Scurvy to Glucose Tolerance Test, Liver Glycogen and Insulin Content of Pancreas of Guinea Pigs. Journal of Biological Chemistry, vol. 168: pp. 207~211. 1947.

S. Banerjee et al. Studies on Carbohydrate Metabolism in Scorbutic Guinea Pigs. Journal of Biological Chemistry, vol. 230: pp. 261~270. 1958.

S. Banerjee and S. D. Varma. Effect of Scurvy on Active Transport of Glucose by Small Intestine in

Vitro. Proceedings Society Experimental Biology and Medicine, vol. 116: pp. 216~218 1964.

3. E. Altenburger Relationship of Ascorbic Acid on the Storage and Metabolism of Glycogen in the Liver. Klinsche Wochenschrift, vol. 15: pp. 1129~1131. 1936.

   C. T. Stewart et al. Factors Determining Effect of Insulin on Metabolism of Glucose in Ascorbic Acid Deficiency and Scurvy in the Monkey. American Journal of Diseases of Children, vol. 84: pp. 677~690. 1952.

   E. P. Ralli and S. Sherry. Effect of Insulin on Plasma Level and Excretion of Vitamin C. Proceedings Society Experimental Biology and Medicine, vol. 43: pp. 669~672. 1940.

   S. Sherry and E. P. Ralli. Further Studies of the Effects of Insulin on the Metabolism of Vitamin C. Journal of Clinical Investigation, vol. 27: p. 225. 1948.

   H. Haid. Vitamin C in Blood in Insulin Shock. Zeitschrift fur Klinische Medizin, vol. 139: p. 485. 1941.

   E. Wille. Vitamin C and Carbohydrate Metabolism. Deutsche Medizinische Wochenschrift, vol. 65 : pp. 1117~1120. 1939.

4. H. Bartelheimer. Vitamin C in the Treatment of Diabetes. Die Medizinische Welt, vol. 13: 117~120. 1939.

   J. M. Rogoff et al. Vitamin C and Insulin Action. Pennsylvania Medical Journal, vol. 47: pp. 579~582. 1944.

   R. Pfleger and F. Scholl. Diabetes and Vitamin C. Wiener Archiv fur Innere Medizin, vol. 31: pp. 219~229. 1937.

5. Editorial. The Tolbutamide Controversy. Journal American Medical Association, vol. 213: p. 861. 1970.

6. W. Stepp et al. Vitamin C and Blood Sugar. Klinische Wochenschrift, vol. 14: pp. 933~934. 1935.

7. M. G. Goldner and G. Gomori. Production of Diabetes Mellitus in Rats with Alloxan. Proceedings Society Experimental Biology and Medicine, vol. 54: p. 287. 1943.

   J. W. Patterson. Diabetogenic Effect of Dehydroascorbic Acid. Endocrinology, vol. 45: p. 344. 1949.

   J. W. Patterson. The Diabetogenic Effect of Dehydroascorbic Acid and Dehydroisoascorbic Acid. Journal Biological Chemistry, vol. 183: pp. 81~88. 1950.

   J. W. Patterson. Course of Diabetes and Development of Cataracts after Injecting Dehydroascorbic Acid and Related Substances. American Journal of Physiology, vol. 165: pp. 61~65. 1951.

   S. Levey and B. Suter. Effect of Ascorbic Acid on Diabetogenic Action of Alloxan. Proceedings Society Experimental Biology and Medicine, vol. 63: pp. 341~343. 1946.

   S. Banerjee. Effect of Scurvy on Glutathione and Dehydroascorbic Acid in Guinea Pig Tissues. Journal Biological Chemistry, vol. 195: pp. 271~276. 1952.

8. I. Stone. Studies of a Mammalian Enzyme System for Producing Evolutionary Evidence on Man. American Journal of Physical Anthropology, vol. 23: pp. 83~85. 1965.

   I. Stone. On the Genetic Etiology of Scurvy. Acta Geneticae Medicae et Gemollologiae, vol. 15: pp. 345~349. 1966.

   I. Stone. The Genetic Disease, Hypoascorbemia: A Fresh Approach to an Ancient Disease and Some of Its Medical Implications. Acta Geneticae Medicae et Gemollologiae, vol. 16: pp. 52~62. 1967.

   I. Stone. Hypoascorbemia: The Genetic Disease Causing the Human Requirement for Exogenous Ascorbic Acid. Perspectives in Biology and Medicine, vol. 10: pp. 133~134. 1966.

24. 화학적 스트레스 - 독과 독소

1. M. Vauthey. Protective Effect of Vitamin C against Poisons. Praxis (Bern), vol. 40: pp. 284~286. 1951.

   J. V. Mavin. Experimental Treatment of Acute Mercury Poisoning of Guinea Pigs with Ascorbic Acid.

Revista de la Sociedad Argentina de Biologia (Buenos Aires), vol. 17: pp. 581~586. 1941.

M. Mokranjac and C. Petrovic. Vitamin C as an Antidote in Poisoning by Fatal Doses of Mercury. Comptes Rendus Hebdomadaires dies Séances de l'Academie des Sciences, vol. 258: pp. 1341~1342. 1964.

D. W. Chapman and C. F. Shaffer. Mercurial Diuretics. Archives of Internal Medicine, vol. 79: pp. 449~456. 1947. A. Ruskin and A. Ruskin. Effect of Mercurial Diuretics upon Respiration of Rat Heart and Kidney. III. Texas Reports on Biology and Medicine, vol. 10: p. 429. 1952.

2. H. N. Holmes et al. Effect of Vitamin C on Lead Poisoning. Journal of Laboratory and Clinical Medicine, vol. 24: pp. 1119~1127. 1939.

S. W. Marchmont-Robinson. Effect of Vitamin C on Workers Exposed to Lead Dust. Journal of Laboratory and Clinical Medicine, vol. 26: pp. 1478~1481. 1941.

L. Pillemer et al. Vitamin C in Chronic Lead Poisoning. American Journal of Medical Science, vol. 200: pp. 322~327. 1940.

H. Han-Wen et al. Treatment of Lead Poisoning. II. Experiments on the Effect of Vitamin C and Rutin. Chinese Journal Internal Medicine, vol. 7 : pp. 19—20. 1959.

A. M. Dannenberg et al. Ascorbic Acid in the Treatment of Chronic Lead Poisoning. Journal American Medical Association, vol. 114: pp. 1439~1440. 1940.

G. A. Uzbekov. Ascorbic Acid and Cysteine as Detoxicants in Lead Poisoning. Voprosy Meditsinskoi Khimii (Moskva), vol. 6: pp. 183~187. 1960.

J. Gontzea et al. The Vitamin C Requirements of Lead Workers. Internationale Zeitschrift fur Augenwardte Phisiologie Einschliesslich Arbeits Physiologie (Berlin), vol. 20: pp. 20~33. 1963.

3. E. W. McChesney et al. Detoxication of Neoarsphenamine by Means of Various Organic Acids. Journal of Pharmacology and Experimental Therapeutics, vol. 80: pp. 81~92. 1942.

A. F. Abt. The Human Skin as an Indicator of the Detoxifying Action of Vitamin C (Ascorbic Acid) in Reactions Due to Arsenicals Used in Antisyphilitic Therapy. U. S. Naval Medical Bulletin, vol. 40: pp. 291~303. 1942.

K. D. Lahiri. Advancement in the Treatment of Arsenical Intolerance. Indian Journal of Venereal Diseases and Dermatology, vol. 9: pp. 1~2. 1943.

E. W. McChesney. Further Studies on the Detoxication of the Arsphenamines by Ascorbic Acid. Journal of Pharmacology and Experimental Therapeutics, vol. 84: pp. 222~235. 1945.

N. Marocco and E. Rigotti. Kidney Protective Effect of Vitamin C in Arsenic Poisoning. Minerva Urologica, vol. 14: pp. 207~212. 1962.

4. M. H. Samitz et al. Studies on the Prevention of Injurious Effects of Chromates in Industry. Industrial Medicine and Surgery, vol. 31: pp. 427~432. 1962.

M. H. Samitz et al. Ascorbic Acid in the Prevention of Chrome Dermatitis. Archives of Environmental Health, vol. 17: pp. 44~45. 1968.

D. J. Pirozzi et al. The Effect of Ascorbic Acid on Chrome Ulcers in Guinea Pigs. Archives of Environmental Health, vol. 17: pp. 178~180. 1968.

5. A. Renzo. Salts of Gold and Vitamin C. Btasil-Medico, vol. 51: pp. 1135~1136. 1937.

D. Peryassu. Vitamin C and the State of Intolerance to Gold, Bismuth and Arsenobenzene. Hospital-Rio de Janeiro, vol. 17: pp. 127~158. 1940.

6. J. B. Lurie. Benzene Intoxication and Vitamin C. Transactions of the Association of Industrial Medical Officers, vol. 15: pp. 78~79. 1965.

H. Thiele. Chronic Benzene Poisoning. Pracovni Lekarstvi, vol. 16: pp. 1~7. 1964.

S. Forssman and K. O. Frykholm. Benzene Poisoning II. Acta Medica Scandinavia, vol. 128: pp.

256~280. 1947.

I. M. Filipov. Effect of Low DDT Doses upon the Ascorbic Acid Biosynthesis in Rats. Voprosy Pitaniia (Moskva), vol. 23: pp. 70~73. 1964.

7. P. K. Dey. Protective Action of Ascorbic Acid and Its Precursors on the Convulsive and Lethal Actions of Strychnine. Indian Journal Experimental Biology, vol. 5: pp. 110~112. 1967. Also Die Naturwissenschaften, vol. 52: p. 164. 1965.

E. Schulteiss and J. Tarai. Effect of Ascorbic Acid on Side Effects Caused by Digitalis Therapy of Heart Disease of the Aged. Zeitschrift fur die Gesamte Innere Medizin und Ihre Grenzgebiete (Leipsig), vol. 14: pp. 267~268. 1959.

8. I. Dainow. Ascorbic Acid in the Prevention and Treatment of Accidents due to the Sulfamides. Dermatologica (Basle), vol. 83: pp. 43~44. 1941.

L. Pelner. Sensitivity to Sulfonamide Compounds Probably Avoided by Combined Use with Ascorbic Acid. New York State Journal of Medicine, vol. 43: p. 1874. 1943.

S. L. Ruskin. Vitamin C-Sulfonamide Compounds in the Healing of Wounds. Archives of Otolaryngology, vol. 40: pp. 115~122. 1944. (For references to aspirin toxicity see Reference 3, Chapter 21.)

E. B. Vedder and C. Rosenberg. Journal of Nutrition, vol. 16: p. 57. 1938.

9. K. Hwi et al. A Study of the Therapeutic Effect of Large Dosage of Injected Ascorbic Acid on the of the Central Nervous System as in Acute Poisoning due to Barbiturates. Acta Pharmaceutica Sinica (Peking), vol. 12: pp. 764~765. 1965.

R. Ghione. Morphine Spasm and C-Hypervitaminosis. Vitaminologia (Turin), vol. 16: pp. 131~136. 1958.

10. K. H. Beyer et al. The Relation of Vitamin C to Anesthesia. Surgery, Gynecology and Obstetrics, vol. 79: pp. 49~56. 1944.

11. P. K. Dey. Efficacy of Vitamin C in Counteracting Tetanus Toxin Toxicity. Naturwissenschaften, vol. 53: p. 310. 1966.

F. R. Klenner. Recent Discoveries in the Treatment of Lockjaw with Vitamin C and Tolsenol. Tri-State Medical Journal. July 1954.

I. Nitzesco et al. Antitoxic Powers of Vitamin C. Bulletin Academie de Médicin de Roumanie, vol. 3: pp. 781~782. 1938.

12. A. Buller-Souto and C. Lima. Action of Vitamin C on the Toxins of Gas Gangrene and Others. Memorias do Institute Butantan, vol. 12: pp. 265~296. 1938. (Also published in Comptes Rendus des Séances de la Société de Biologie et de Ses Filiales (Paris); See Chemical Abstracts, 1939.)

13. J. H. Perdomo. Snake Venom and Vitamin C. Revista de la Faculatad de Medicina (Bogota), vol. 15: pp. 769~772. 1947.

F. K. Khan. Antidotes of Cobra Venom. Journal Indian Medical Association, vol. 12: p. 313. 1943.

F. R. Klenner. The Use of Vitamin C as an Antibiotic. Journal Applied Nutrition, vol. 6: pp. 274~278. 1953.

W. J. McCormick. Ascorbic Acid as a Chemotherapeutic Agent. Archives of Pediatrics, vol. 69: pp. 151~155. 1952.

F. R. Klenner. The Black Widow Spider. Tri-State Medical Journal, December 1957.

14. G. Holland and W. Chlosta. Vitamin C and Mushroom Poisoning. Deutsche Medizinische Wochenschrift, vol. 65: p. 1852. 1939.

15. K. H. Beyer. Protective Action of Vitamin C against Experimental Hepatic Damage. Archives Internal Medicine, vol. 71: pp. 315~324. 1943.

M. A. Soliman et al. Vitamin C as Prophylactic Drug Against Experimental Hepatotoxicity. Journal

Egyptian Medical Association, vol. 48: pp. 806~812. 1965.

25. 물리적 스트레스

1. C. L. Pirani. Review: Relation of Vitamin C to Adrenocortical Function and Stress Phenomena. Metabolism, vol. 1 : pp. 197~222. 1952.

2. J. Zook and G. R. Sharpless. Vitamin C in Artificial Fever. Proceedings Society Experimental Biology and Medicine, vol. 39: pp. 233~236. 1938.

   E. M. Thompson et al. The Effect of High Environmental Temperature on Basal Metabolism and Serum Ascorbic Acid Concentration of Women. Journal of Nutrition, vol. 68: pp. 35~47. 1959.

   A. Henschel et al. Vitamin C and Ability to Work in Hot Environments. American Journal of Tropical Medicine, vol. 24: pp. 259~265. 1944.

   W. L. Weaver. The Prevention of Heat Prostration by Use of Vitamin C. Southern Medical Journal, vol. 41: pp. 479~481. 1948.

   L. A. Shoudy and G. H. Collings, Jr. Clinical Trial of Vitamin Bi and Vitamin C in the Prevention of Heat Disease. Industrial Medicine, vol. 14: pp. 573~575. 1945.

   F. T. Agarkov. New Possibilities of Increasing Heat Resistance of the Body in Light of Experimental Data. Patologicheskaia Fiziologiia i Ekspermental'naia Terapiia (Moskva), vol. 6: pp. 70~73. 1962.

3. D. H. Klasson. Ascorbic Acid in the Treatment of Burns. New York State Journal of Medicine, pp. 2388~2392. October 15, 1951.

4. F. R. Klennen Observations on the Dose and Administration of Ascorbic Acid When Employed Beyond the Range of a Vitamin in Human Pathology. Journal of Clinical Nutrition, vol. 23: pp. 61~88. 1971.

5. M. B. Coventry and G. B. Logan. Emergency Treatment of Burns in Children. Postgraduate Medicine, vol. 15: pp. 150~156. 1954.

   C. E. Emery, Jr., et al. Effect of Thermal Injury on Ascorbic Acid and Tyrosine Metabolism. Proceedings Society Experimental Biology and Medicine, vol. 106: pp. 267~270. 1961.

   J. Kalina and B. Hejda. Vitamin C in Patients with Burns. Acta Chirurgicae Plasticae, vol. 7: pp. 139~145. 1965.

6. L. P. Dugal. Vitamin C in Relation to Cold Temperature Tolerance. Annals New York Academy of Sciences, vol. 92, Article 1: pp. 307~317. 1961.

   L. P. Dugal and M. Therien. Ascorbic Acid and Acclimatization to Cold Environment. Canadian Journal of Research, vol. 25, Sec. E:pp. 111~136. 1947.

   L. P. Dugal and G. Fortier. Ascorbic Acid and Acclimatization to Cold in Monkeys. Journal of Applied Physiology, vol. 5: pp. 143~146. 1952.

   J. Leblanc et al. Studies on Acclimatization and on the Effect of Ascorbic Acid in Men Exposed to Cold. Canadian Journal Biochemistry and Physiology, vol. 32: pp. 407~427. 1954.

   N. Glickman et al. The Tolerance of Man to Cold as Affected by Dietary Modifications: High Versus Low Intake of Certain Water-Soluble Vitamins. American Journal of Physiology, vol. 146: pp. 538~558. 1946.

7. G. Ungar. Effect of Ascorbic Acid on the Survival of Traumatized Animals. Nature (London), vol. 1: pp. 637~638. 1942.

   W. A. Andreae and J. S. L. Browne. Ascorbic Acid Metabolism After Trauma in Man. Canadian Medical Association Journal, vol. 55: pp. 425~432. 1946.

   M. F. Merezhinskii. Preservation of Ascorbic Acid and Glutathione Resources in Tissues of Animals

Suffering from Trauma and Supplied with Various Amounts of Vitamin C. Chemical Abstracts, vol. 57: pp. 15712~15713. 1962.

8. W. Pfannstiel. Luftfahrtmed Abhandl, vol. 2: p. 234. 1938; and G. Dorholt. Ibid. vol. 2: p. 240, 1938. Cited in Krasno et al.

J. M. Peterson. Ascorbic Acid and Resistance to Low Oxygen Tension. Nature, vol. 148: p. 84. 1941.

L. R. Krasno et al. Effect of Repeated Exposure of Human Subjects to 18,000 Feet Without Supplemental Oxygen. Aviation Medicine, vol. 21: pp. 283~292, 312. 1950. I. Wesley et al. The Use of Vitamin C in Aviation Medicine. Vojnosanitetski Pregled (Beograd), vol. 16: pp. 207~211. 1959.

M. M. Brooks. Methylene Blue, an Antidote to Altitude Sickness. Aviation Medicine, vol. 19: pp. 298~299. 1948.

9. R. Seltser and P. E. Sartwell. The Effect of Occupational Exposure to Radiation on the Mortality of Physicians. Journal American Medical Association, vol. 190: pp. 90~92. 1964.

E. B. Lewis. Leukemia, Multiple Myeloma and Aplastic Anemia in American Radiologists. Science, vol. 142: pp. 1492~1494. 1963.

10. C. H. Kretzschmer et al. The Effect of X rays on Ascorbic Acid Concentration in Plasma and in Tissues. British Journal of Radiology, vol. 20: pp. 94~99. 1947.

M. M. Monier and R. J. Weiss. Increased Excretion of Dehydroascorbic Acid and Diketogulonic Acids by Rats after X-ray Irradiation. Proceedings Society Experimental Biology and Medicine, vol. 81: pp. 598~599. 1952.

H. L. Oster et al. Effect of Whole Body X-Irradiation on Ascorbic Acid of Rat Tissues. Proceedings Society Experimental Biology and Medicine, vol. 84: pp. 470~473. 1953.

A. Hochman and I. Block-Frankenthal. The Effect of Low and High X-ray Dosage on the Ascorbic Acid Content of the Suprarenal. British Journal of Radiology, vol. 26: pp. 599~600. 1953.

Z. Ya. Dolgova. Ascorbic Acid Exchange During the Action of X rays on the Organism. Meditsinskaya Radiologiya (Moskva), vol. 7: pp. 67~70. 1962.

11. C. Carrie and O. Schnettler. Prevention of Leucopenia after Roentgen Irradiation. Strahlentherapie, vol. 66: pp. 149~154. 1939.

A. Clausen. Treatment of X-ray Leucopenia with Vitamin C. Acta Radiologica, vol. 23: pp. 95~98. 1942.

W. S. Wallace. Studies in Radiation Sickness II. Southern Medical Journal, vol. 34: pp. 170~173. 1941.

V. Kalnins. The Effect of X-ray Irradiation on the Mandibles of Guinea Pigs Treated with Large and Small Doses of Ascorbic Acid. Journal of Dental Research, vol. 32: pp. 177~188. 1953.

V. S. Yusipov. Effect of Ascorbic Acid on the Carbohydrate Function of the Liver and the Survival Rate of Animals with Acute Radiation Sickness. Meditsinskaia Radiologiia (Moskva), vol. 4: p. 78. 1959.

V. S. Yusipov. The Role of Ascorbic Acid in Radiation Sickness. Meditsinskaia Radiologiia (Moskva), vol. 4: pp. 79~81. 1959.

12. E. Genazzani and E. Miele. Ionizing Radiations and Lysozyme. II. Bollettino della Societa Italiana di Biologia Sperimentale (Napoli), vol. 35: pp. 1798~1801. 1959.

B. Shapiro et al. Ascorbic Acid Protection Against Inactivation of Lysozyme and Aldolase by Ionizing Radiation. U. S. Air Force School of Aerospace Medicine, SAM-TR-65-71: pp. 1~3. November 1965.

B. Shapiro and G. Kollman. Protection by Ascorbic Acid Against Radiation Damage in Vitro. Journal of the Albert Einstein Medical Center (Philadelphia), vol. 15: pp. 63~70. 1967.

26. 환경오염과 흡연자 괴혈병

1. National Academy of Sciences. Effects of Chronic Exposure to Low Levels of Carbon Monoxide on

Human Health, Behavior and Performance, Washington, D. C., p. 15. 1969.

2. J. W. Swinnerton et al. The Ocean: A Natural Source of Carbon Monoxide. Science, vol. 167: pp. 984~986. 1970.

3. V. M. Nizhegorodov, Effects of Chronic Carbon Monoxide Poisoning on 24~Hour Vitamin C Requirements in Animals. Zdravo-okhr (Byeloruss), vol. 8: pp. 50~53. 1962.

   F. R. Klenner. The Role of Ascorbic Acid in Therapeutics. Tri-State Medical Journal, November 1955.

   P. P. Gray, I. Stone and H. Rothchild. The Action of Sunlight on Beer. Wallerstein Laboratories Communications, vol. 4: pp. 29~40. 1941.

4. G. Ungar and M. Bolgert. Attempts to Prevent Fatal Pulmonary Lesions from the Inhalation of Irritating Vapors with Ascorbic Acid and with Histaminase. Comptes Rendus des Séances de la Sociétéde Biologie et de Ses Filiales (Paris), vol. 129: pp. 1107~1109. 1938.

   S. Mittler. Protection against Death due to Ozone Poisoning. Nature, vol. 181: pp. 1063~1964. 1958.

5. L. H. Strauss and P. Scheer. Effect of Nicotine on Vitamin C Metabolism. International Zeitschrift fur Vitaminforschung, vol. 9: pp. 39~48. 1939.

   W. J. McCormick. Ascorbic Acid as a Chemotherapeutic Agent. Archives Pediatrics, vol. 69: pp. 151~155. 1952.

   A. Bourquin and E. Musmanno. Effect of Smoking on the Ascorbic Acid Content of Whole Blood. Journal Digestive Diseases, vol. 20: pp. 75~77. 1953.

   S. A. Andrzejewski. Studies on the Toxicity of Tobacco and Tobacco Smoke. Acta Medica Polona, vol. 5: pp. 407~408. 1966.

   A. Goyanna. Tobacco and Vitamin C. Brasil Medico, vol. 69: pp. 173~177. 1955.

   G. Dietrich and M. Buchner. Contribution to the Vitamin C Metabolism of Smokers. Deutsche Gesundeheitwesen, vol. 15: pp. 2494~2495. 1960.

   Cl. H. Durand et al. Latent Hypovitaminosis and Tobacco. Concourse Medicate, vol. 84: pp. 4801~4806. 1962.

   J. H. Calder, R. C. Curtis and H. Fore. Comparison of the Vitamin C in Plasma and Leukocytes of Smokers and Nonsmokers. Lancet, vol. 1: p. 556. 1963.

   Z. M. Rupniewska. Duration of Smoking and Content of Ascorbic Acid in the Body. Polski Tygodnik Lekarski (Warszawa), vol. 20: pp. 1069~1071. 1965.

   M. Brook and J. J. Grimshaw. Vitamin C Concentration of Plasma and Leucocytes as Related to Smoking Habit, Age, and Sex of Humans. American Journal of Clinical Nutrition, vol. 21: pp. 1254~1258. 1968.

   O. Pelletier. Smoking and Vitamin C Levels in Humans. American Journal of Chemical Nutrition, vol. 21: pp. 1259~1267.

6. J. U. Schlegel et al. Studies on the Etiology and Prevention of Bladder Carcinoma. Journal of Urology, vol. 101: pp. 317~324. 1969.

   Ascorbic Acid: An Anticancer Vitamin? Medical World News, p. 24. June 21, 1968.

27. 상처, 골절, 쇼크

1. Scientific Conference on Vitamin C. Annals New York Academy of Sciences, vol. 92, Article 1. 1961.

   A. F. Abt and S. von Schuching. Catabolism of L-Ascorbic-I-C14 Acid as a Measure of its Utilization in the Intact and Wounded Guinea Pig on Scorbutic Maintenance and Saturation Diets. Annals New York Academy of Sciences, vol. 92: pp. 148~158. 1961.

   W. van B. Robertson. The Biochemical Role of Ascorbic Acid in Connective Tissue. Annals New York of Sciences, vol. 92: pp. 159~167. 1961.

B. S. Gould. Ascorbic Acid-Independent and Ascorbic Acid Dependent Collagen-Forming Mechanisms. Annals New York Academy of Sciences, vol. 92: pp. 168~174. 1961.

J. H. Crandon et al. Ascorbic Acid Economy in Surgical Patients. Annals New York Academy of Sciences, vol. 92: pp. 246~267. 1961.

H. M Fullmer et al. Role of Ascorbic Acid in the Formation and Maintenance of Dental Structures. Annals New York Academy of Sciences, vol. 92: pp. 286~294. 1961.

R. E. Lee. Ascorbic Acid and the Peripheral Vascular System. Annals New York Academy of Sciences, vol. 92: pp. 995~301. 1961.

Personal communication from Dr. Marvin D. Steinberg, Director, Department of Podiatry, Jewish Memorial Hospital, New York, New York.

2. B. Chakrabarti and S. Banerjee. Dehydroascorbic Acid Level in Blood of Patients Suffering from Various Infectious Diseases. Proceedings Society Experimental Biology and Medicine, vol. 88: pp. 581~583. 1955.

A. Hoffer and H. Osmond. Scurvy and Schizophrenia. Diseases of the Nervous System, vol. 24: pp. M2. May 1963.

3. J. N. Bhaduri and S. Banerjee. Ascorbic Acid, Dehydroascorbic Acid and Glutathione Levels in Blood of Patients Suffering from Infectious Diseases. Indian Journal of Medical Research, vol. 48: pp. 208~211. 1960.

4. G. Ungar. Effect of Ascorbic Acid on the Survival of Traumatized Animals. Nature, vol. 149: pp. 637~638. 1942.

G. Ungar. Experimental Traumatic "Shock." Lancet, vol. 1: pp. 421~424. 1943.

C. P. Stewart et al. Intravenous Ascorbic Acid in Experimental Acute Haemorrhage. Lancet, vol. 1: pp. 818~820. 1941.

E. McDevitt et al. Vitamin C in Peripheral Vascular Failure. Southern Medical Journal, vol. 37: pp. 208~211. 1944.

C. D. de Pasqualini. The Effect of Ascorbic Acid on Hemorrhagic Shock in the Guinea Pig. American journal of Physiology, vol. 147: pp. 598~601. 1946.

5. H. N. Holmes. The Use of Vitamin C in Traumatic Shock. The Ohio State Medical Journal, vol. 42: pp. 1261~1264. 1946.

6. S. M. Levenson et al. Ascorbic Acid, Riboflavin, Thiamin and Nicotinic Acid in Relation to Severe Injury, Hemorrhage and Infection in the Human. Annals of Surgery, vol. 124: pp. 840~856. 1946.

F. A. Simeone. Hemorrhagic Shock: Metabolic Effects. Science, vol. 141: pp. 536~542. 1963.

7. E. deJ. Zerbini. Vitamin C in Gastric Resection for Peptic Ulcer. Archives of Surgery, vol. 54: pp. 117~120. 1947.

Z. Pataky, et al. Vitamin C in the Control and Prevention of Surgical Shock. Zentralblatt fur Chirurgie, vol. 82: pp. 883~887. 1957.

L. A. Kashchevskaia. Dynamics of Blood Ascorbic Acid in State of Shock. Biulleten Eksperimental 'noi Biologii i Meditsinv (Moskva), vol. 42: pp. 60~66. 1957.

8. J. G. Strawitz et al. The Effect of Methylene Blue and Ascorbic Acid in Hemorrhagic Shock. Surgical Forum, vol. 9: pp. 54~58. 1958.

9. J. A. Santome and O. A. Gomez. Ascorbic Acid and Hem-orrhagic Shock. I. Changes in Plasma and Whole Blood. Acta Physiologica Latino-Americana, vol. 13: pp. 150~154. 1961. II. Changes in the Whole Adrenal Gland and in the Adrenal Cortex. Acta Physiologica Latino-Americana, vol. 13: pp. 155~158. 1963.

G. Kocsard-Varo. The Physiologic Role of Adrenalin, Nor Adrenalin and Vitamin C in Homeostasis. Journal Oto-Laryngological Society of Australia (Melbourne), vol. 2: pp. 68~74. 1967.

10. I. Gore et al. Capillary Hemorrhage in Ascorbic Acid Deficient Guinea Pigs. Ultrastructural Basis. Archives of Pathology, vol. 85: pp. 493~502. 1968.

11. M. H. Weil and H. Shubin. The "VIP" Approach to the Bedside Management of Shock. Journal American Medical Association, vol. 207: pp. 337~340. 1969.

28. 임신

1. E. L. Kennaway and M. M. Tipler. The Ascorbic Acid Content of the Liver in Pregnant Rats. British Journal of Experimental Biology, vol. 28: pp. 351~353. 1947.

Food and Nutrition Board, National Academy of Sciences. Recommended Dietary Allowances, Seventh Revised Edition, Washington, D.C. 1968.

T. H. Ingalls. Ascorbic Acid Requirements in Early Infancy. New England Journal of Medicine, vol. 218: pp. 872~875.1938.

C. E. Snelling and S. H. Jackson. Blood Studies of Vitamin C During Pregnancy, Birth and Early Infancy. Journal of Pediatrics, vol. 14: pp. 447~451. 1939.

2. A. Ingier. A Study of Barlow's Disease Experimentally Produced in Fetal and Newborn Guinea Pigs. Journal of Experimental Medicine, vol. 24: pp. 525~539. 1915.

O. B. Saffry and J. C. Finerty. Injection of Corpora Lutea Extract in Pregnant Guinea Pigs on a Vitamin C-Limited Diet. Transactions Kansas Academy of Science, vol. 42: pp. 483~485. 1939.

M. M. Kramer et al. Disturbances of Reproduction and Ovarian Changes in the Guinea Pig in Relation to Vitamin C Deficiency. American Journal Of Physiology, vol. 106: pp. 611~622. 1933.

M. Goettsch. Relationship Between Vitamin C and Some Phases of Reproduction in the Guinea Pig. American Journal of Physiology, vol. 95: pp. 64~70. 1930.

3. K. D. Paeschke and H. W. Vasterling. Photometrischer Askorbinsaure-Test zur Bestimmung der Ovulation. Zentralblatt fur Gynakologie, vol. 24: pp. 817~820. 1968.

A. P. Pillay. Vitamin C and Ovulation. Indian Medical Gazette, vol. 75: pp. 91~93. 1940.

C. Bertetti and C. Nonnis-Marzano. On the Biological Im-portance of Ascorbic Acid During Vitellogenesis of the Human Egg. Biologica Latina (Milano), vol. 16: pp. 77~98. 1963.

4. N. Räihä. On the Phcental Transfer of Vitamin C. Acta Physiologica Scandinavica, vol. 45: Supplement 155: pp. 5~53. 1958.

M. P. Martin et al. The Vanderbilt Cooperative Study of Maternal and Infant Nutrition. Journal of Nutrition, vol. 62: pp. 201~224. 1957.

P. Pankamaa and N. Raiha. Vitamin C Deficiency as a Factor Influencing Seasonal Fluctuations in the Frequency of Stillbirth. Études Néo-Natales, vol. 6: pp. 145~148. 1957.

W. J. J. De Sauvage Nolting. Hersengroeistoornissen door Vita-min C gebrek. Geneeskundige Gids, vol. 3: pp. 349~351. 1955.

5. E. McDevitt et al. Selective Filtration of Vitamin C by the Placenta. Proceedings Society for Experimental Biology and Medicine, vol. 51: pp. 289~290. 1942.

C. P. Manahan and N. J. Eastman. The Cevitamic Acid Content of Fetal Blood. Bulletin Johns Hopkins Hospital, vol. 62: pp. 478~481. 1938.

R. L. Mindlin. Variations in the Concentration of Ascorbic Acid in the Plasma of the Newborn Infant. Journal of Pediatrics, vol. 16: pp. 275~284. 1940.

L. B. Slobody et al. A Comparison of the Vitamin C in Mothers and Their Newborn Infants. Journal of

Pediatrics, vol. 29: pp. 41~44. 1946.

H. M. Teel et al. Vitamin C in Human Pregnancy and Lactation. American Journal Diseases of Children, vol. 56: pp. 1004~1010. 1938.

D. Jackson and E. A. Park. Congenital Scurvy. Journal of Pediatrics, vol. 7: pp. 741~753. 1935.

6. L. Ley. Therapy of Habitual Abortion with Vitamin C. Mimchener Medizinische Wochenschrift, vol. 84: pp. 1814~1816. 1937.

H. Teil. Can Hypovitaminosis C Cause Habitual Abortion? Zentrallblatt fur Gynakologie, vol. 63: pp. 1784~1792, 1838~1844. 1939.

C. T. Javert and H. J. Stander. Plasma Vitamin C and Prothrombin Concentration in Pregnancy and in Treatment, Spontaneous and Habitual Abortion. Surgery, Gynecology and Obstetrics, vol. 75: pp. 115~122. 1943.

W. E. King. Vitamin Studies in Abortions. Surgery, Gynecology and Obstetrics, vol. 80: pp. 139~142. 1945.

R. B. Greenblatt. Habitual Abortion. Obstetrics and Gynecology, vol. 2: pp. 530~534. 1953.

L. V. Dill. Therapy of Late Abortion. Medical Annals (District of Columbia), vol. 23: pp. 667~669. 1954.

C. T. Javert. Pathology of Spontaneous Abortion II. Relationship of Decidual Hemorrhage to Spontaneous Abortion and Vitamin C Deficiency. Texas State Journal of Medicine, vol. 50: pp. 652~657. 1954.

C. T. Javert. Repeated Abortion. Obstetrics and Gynecology, vol. 3: pp. 420~434. 1954.

G. W. Preuter. A Treatment for Excessive Uterine Bleeding. Applied Therapeutics, vol. 3: pp. 351~355. 1961.

G. L. Wideman et al. Ascorbic Acid Deficiency and Premature Rupture of Fetal Membranes. American Journal of Obstetrics and Gynecology, vol. 88: pp. 592~595. 1964.

7. P. H. Phillips et al. The Relationship of Ascorbic Acid to Reproduction in the Cow. Journal of Dairy Sciences, vol. 24: pp. 153~158. 1941.

8. W. Neuweiler. Hypervitaminosis and Its Relation to Pregnancy. International Zeitschrift fur Vitaminforschimg, vol. 22: pp. 392~396. 1951.

G. Mouriquand and V. Edel. On Hypervitaminosis C. Comptes Rendus de la Société de Biologie de Lyon, vol. 147: pp. 1432~1434. 1953.

9. M. P. Lamden and C. E. Schweiker. Effects of Prolonged Massive Administration of Ascorbic Acid to Guinea Pigs. Federation Proceedings, vol. 14: pp. 439~440. 1955.

M. L. Steel Growth and Reproduction of Guinea Pigs Fed Three Levels of Ascorbic Acid. Ph. D. thesis, Cornell University, September 1968.

C. G. King. Ascorbic Acid Intake and Viable Young of Guinea Pigs. Proceedings 7th International Congress of Nutrition, vol. 5: p. 595. 1967.

10. E. P. Samborskaia. Characteristics of the Effect of Ascorbic Acid on the Reproductive System of Laboratory Animals. Biulleten Eksperimental 'noi Biologii i Meditsiny (Moskva), vol. 54: pp. 110~114. 1962.

E. P. Samborskaia. Effect of Large Doses of Ascorbic Acid on Course of Pregnancy in the Guinea Pig. Biulleten Eksperimental 'noi Biologii i Meditsiny, vol. 57: pp. 105~108. 1964.

E. P. Samborskaia. The Mechanism of Artificial Abortion by the Use of Ascorbic Acid. Biulleten Eksperimental 'noi Biologii i Meditsiny, vol. 62: pp. 96~98. 1966.

H. A. Pearse and J. D. Trisler. A Rational Approach to the Treatment of Habitual Abortion and Menometrorrhagia. Clinical Medicine, vol. 4: pp. 1081~1084. 1957.

H. Ainslee. Treatment of Threatened Abortion. Obstetrics and Gynecology, vol. 13: pp. 185~189. 1959.

11. F. R. Klenner. Observations on the Dose and Administration of Ascorbic Acid When Employed Beyond the Range of a Vitamin in Human Pathology. Journal of Applied Nutrition, vol. 23: pp. 61~88. 1971.

12. W. Spitzer. Oxytocic Action of Ascorbic Acid. British Medical Journal, vol. 2: pp. 976~977. 1947.

H. Tasch. Relation between Ascorbic Acid and Labor Pains. Zentralblatt fur Gynakologie, vol. 73: pp. 999~1008. 1951.

W. J. McCormick. The Striae of Pregnancy: A New Etiological Concept. L'Union Médicate du Canada, vol. 77: pp. 916~920. 1948.

13. M. LeCoq. Vitamin C and Dysmenorrhea. Gazette Médicate de France, vol. 67: pp. 1111~1112. 1960.

14. E. Derankova. Therapy of Gynecologic Hemorrhages. Sovetskoe Vrachebnoe Zhumal, vol. 42: pp. 25~28. 1938.

G. E. Morris. Hyperhemorrhea due to Scurvy. Post Graduate Medicine, vol. 14: pp. 443~445. 1953.

J. D. Cohen and H. W. Rubin. Functional Menorrhagia. Current Therapeutic Research, vol. 2: pp. 539~542. 1960. Annotations. Menorrhagia. Lancet, vol. 1: pp. 1090~1091. 1963.

15. L. Bonnin. Augmentation of Stilbesterol Effect in Menopausal Women by Vitamin C. New York State Journal of Medicine, vol. 45: pp. 895~896. 1945.

C. J. Smith. Non-Hormonal Control of Vaso-Motor Flushing in Menopausal Patients. Chicago Medicine, vol. 67: pp. 193~195. 1964.

29. 정신 질환

1. Newsletter, American Schizophrenia Foundation, October 1967.

2. J. L. W. Thudichum. A Treatise on the Chemical Constitution of the Brain. London: Balliere, Tindall and Cox, 1884.

3. K. Wacholder. To What Extent is Vitamin C of Interest in Neurology and Psychiatry? Fortschrift der Neurologie, Psychiatrie und Ihrer Grenzgebiete (Stuttgart), vol. 10: pp. 260~288. 1938.

F. Lucksch. Vitamin C and Schizophrenia. Wiener Klinischer-Wochenschrift vol. 53: pp. 1009~1011. 1940.

Z. A. Soloveva. Ascorbic Acid Therapy of Asthenic Depressive States. Zhurnal Neuropathologii i Psikhiatrii imeni S. S. Korsakova (Moskva), vol. 9: pp. 52~56. 1940.

W. A. Caldwell and S. W. Hardwick. Vitamin Deficiency and Psychoses. Journal of Mental Science, vol. 90: pp. 95~108. 1944.

E. Low-Maus. Vitamin C and the Nervous System. Medicina Clinica (Barcelona), vol. 19: pp. 299~303. 1952.

P. Berkenau. Vitamin C in Senile Psychoses. Journal of Mental Science, vol. 86: pp. 675. 1940.

4. W. J. J. De Sauvage Nolting. Vitamin C and Schizophrenia. Geneeskundige Gids, vol. 31: pp. 424~425. 1953.

W. J. J. De Sauvage Nolting. Is There a Relationship Between Psychopathy and Vitamin C? Geneeskundige Gids, vol. 32: pp. 269~271. 1954.

W. J. J. De Sauvage Nolting. Influence of Vitamin C on Development of Mental Disorders and Feeble-Mindedness. Geneeskundige Gids, vol. 33: pp. 115~118. 1955.

W. J. J. De Sauvage Nolting. Role of Vitamin C in Etiology of Mental Disease. Geneeskundige Gids, vol. 33: pp. 349~351. 1955.

A. G. Ramsay et al. The Vitamin C Nutritional Status and Capillary Fragility in Chronic Mental Patients.

Journal of Gerontology, vol. 12: pp. 39~43. 1957.

B. D. Punekar. Blood Ascorbic Acid Levels of Mental Patients in Different Age Groups: Clinical Categories and Economic Status. Indian Journal of Medical Research, vol. 49: pp. 828~833. 1961.

N. W. De Smit and C. De Waart. Relation Between Puerperal Amentia and Plasma Level of Ascorbic Acid. Nederlands Tijdschrift voor Geneeskunde (Amsterdam), vol. 106: pp. 159~162. 1962.

M. H. Briggs et al. Comparison of the Metabolism of Ascorbic Acid in Schizophrenia, Pregnancy and in Normal Subjects. New Zealand Medical Journal, vol. 61: pp. 555~558. 1962.

A. Hoffer and H. Osmond. Scurvy and Schizophrenia. Diseases of the Nervous System, vol. 24: pp. 273~285. 1963.

G. Milner. Ascorbic Acid in Chronic Psychiatric Patients A Controlled Trial. British Journal of Psychiatry, vol. 109: pp. 294~299. 1963.

S. Slowik. Ascorbic Acid Levels in Body Fluids of Chronic Schizophrenics. Neurologia, Neurochimrgia i Psychiatria Polska, vol. 15: pp. 881~887. 1965.

M. Andren-Sandberg and S. Rayner. Experiments with a Vitamin C-Containing Drink in a Mental Hospital. Nordisk Medecin, vol. 74: pp. 1022~1023. 1965.

A. W. Griffiths. Ascorbic Acid Nutrition in Mentally Subnormal Patients. Journal of Mental Deficiency Research, vol. 10: pp. 94~104. 1966.

6. H. VanderKamp. A Biochemical Abnormality in Schizophrenia Involving Ascorbic Acid. International Journal of Neuropsychiatry, vol. 2: pp. 204~206. 1966.

7. A bibliography of 196 references containing, among others, the papers of the Hoffer group up to 1961 appeared in the Journal of Neuropsychiatry, vol. 2: pp. 371~374. 1961.

8. H. Osmond and A. Hoffer. A Brief Account of the Saskatchewan Research in Psychiatry. Journal of Neuropsychiatry, vol. 2: pp. 287~291. 1961.

9. J. Huxley et al. Schizophrenia as a Genetic Morphism. Nature, vol. 204: pp. 220~221. 1964.

10. L. Pauling. Orthomolecular Somatic and Psychiatric Medicine. Zeitschrift Vitalstoffe-Zivilisationskrankeheiten, H. I. 1968.

L. Pauling. Orthomolecular Psychiatry. Science, vol. 160: pp. 265~271. 1968.

L. Pauling. Conference On Social Psychiatry. As reprinted in Time, p. 41. August 22, 1969.

11. A. A. Boulton. Biochemical Research in Schizophrenia. Nature, vol. 231: pp. 22~28. 1971.

30. 미래

1. Y. Hirata and K. Suzuki. A New Information Concerning Progressive Muscular Atrophy and Vitamin C. Oriental Jounial of Diseases of Infants, vol. 18: pp. 83~86. 1935.

E. Y. Williams. Treatment of Multiple Sclerosis Medical Record, vol. 160: pp. 661~663. 1947.

L. J. Cass et al. Chronic Disease and Vitamin C. Geriatrics, vol. 9: pp. 375~380 (especially pp. 377 and 379). 1954.

2. J. Adam. Meniere's Syndrome and Avitaminosis. Journal of Laryngology and Otology, vol. 54: pp. 256~258. 1939.

H. Ohnell. Scorbutic Vertigo. Gastroenterology, vol. 71: pp. 129~141. 1946.

M. Atkinson. Meniere's Syndrome. Archives of Otolaryngology, vol. 51: pp. 149~164. 1950.

3. J. W. Norcross. Hemophilia and Avitaminosis C. Lahey Clinic Bulletin, vol. 2: pp. 219~222. 1942.

4. S. Mauer, et al. Effect of L-Cevitamic Acid on Insomnia. Illinois Medical Journal, vol. 74: pp. 84~85. 1938.